现代肿瘤诊疗新技术与新进展

XIANDAI ZHONGLIU ZHENLIAO
XINJISHU YU XINJINZHAN

主编 杨涛 张强 常新东 田双莲 王立刚

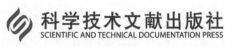

科学技术文献出版社
SCIENTIFIC AND TECHNICAL DOCUMENTATION PRESS

·北京·

图书在版编目（CIP）数据

现代肿瘤诊疗新技术与新进展 / 杨涛等主编. — 北京：科学技术文献出版社, 2018.5
ISBN 978-7-5189-4412-5

Ⅰ.①现… Ⅱ.①杨… Ⅲ.①肿瘤—诊疗 Ⅳ.①R73

中国版本图书馆CIP数据核字(2018)第097610号

现代肿瘤诊疗新技术与新进展

策划编辑：曹沧晔	责任编辑：曹沧晔	责任校对：赵 瑷	责任出版：张志平

出 版 者　科学技术文献出版社
地　　址　北京市复兴路15号　邮编 100038
编 务 部　(010) 58882938，58882087（传真）
发 行 部　(010) 58882868，58882874（传真）
邮 购 部　(010) 58882873
官方网址　www.stdp.com.cn
发 行 者　科学技术文献出版社发行　全国各地新华书店经销
印 刷 者　济南大地图文快印有限公司
版　　次　2018年5月第1版　2018年5月第1次印刷
开　　本　880×1230　1/16
字　　数　396千
印　　张　13
书　　号　ISBN 978-7-5189-4412-5
定　　价　148.00元

前　言

　　近年来，肿瘤疾病已经成为常见病、多发病，肿瘤的诊断治疗手段也有日新月异的发展。随着医学科学的进步，特别是对肿瘤基因和抑制肿瘤基因研究的深入，不仅使我们对肿瘤疾病发生的机制有了更深入的了解，而且可以利用这方面的研究成果用于肿瘤疾病的早期诊断和治疗。肿瘤的治疗方法除了传统的手术、放射治疗和化疗外，分子靶向治疗和基因治疗逐渐成为新的治疗方向。

　　本书全面系统地介绍了肿瘤疾病的基础知识和常见肿瘤的治疗，首先阐述了肿瘤的肿瘤内科治疗基础理论，然后系统介绍了胸部肿瘤、消化系统肿瘤、泌尿生殖系统肿瘤、神经系统肿瘤、血液系统肿瘤的综合诊疗手段。本书理论知识全面系统、内容翔实、图文并茂，并使用图表进行比较分析，简单明了，适合各级医院肿瘤科主治医师、住院医师及本科院校师生参考阅读。

　　本书编委均是高学历、高年资、精干的专业医务工作者，对各位同道的辛勤笔耕和认真校对深表感谢！鉴于本书涉及诸多专业，编写人员多，在各章内容的深度与广度上可能不太一致，且限于时间有限，书中可能存在不妥之处，望广大读者不吝指正，以便再版时修正。

编　者

2018 年 4 月

目　录

目 录

第一章

肿瘤内科治疗

第一节　概　述

肿瘤内科学（medical oncology）是在肿瘤治疗中逐渐发展起来的较新的学科，是研究用化学药物治疗恶性肿瘤，以达到治愈、好转或延长生存期和提高生存质量的治疗方法的学科。以化疗为主的抗肿瘤药物治疗在肿瘤综合治疗中的地位已被确立，形成了内科学的一个分支，即肿瘤内科学。

人类用药物治疗肿瘤的历史已有上下数千年。在第一次世界大战时，德军曾使用一种毒气——芥子气（硫芥），发现它有骨髓抑制作用。1935 年，为了战争的需要又合成了氮芥，数年后发现它有损伤淋巴组织的作用。之后，耶鲁大学的 Gilman 等研究了它对小鼠淋巴瘤的治疗作用，证明有效。于是，1942 年 10 月他开始第一次临床试用治疗淋巴瘤，结果肿瘤明显缩小，这揭示了化学药物用于治疗恶性肿瘤的可能性。然而，现代肿瘤内科的概念，一般以 1946 年 Gilman 和 Philips 发表氮芥用于治疗淋巴瘤的文章。这篇综述标志着现代肿瘤化疗的开始，即烷化剂的临床应用为开端。

1948 年 Farber 应用抗叶酸药——甲氨蝶呤（MTX）治疗急性白血病有效；1950 年 MTX 成功的治疗绒癌；1952 年又合成了嘌呤拮抗剂 6 - 巯基嘌呤（6 - MP），开始了抗代谢药物治疗恶性肿瘤的历史。1955 年长春碱类药物用于临床，开创了植物类药物。

1956 年放线菌素 D（ACTD）治疗肾母细胞瘤和绒毛膜癌取得疗效，开创了抗生素治疗恶性肿瘤的历史。1957 年按设想合成了环磷酰胺（CTX）和 5 氟尿嘧啶（5 - Fu），直至目前仍为临床常用的抗癌药。20 世纪 60 年代以后，逐步建立和完善抗癌药物研究的发展体系，从而使新的、有效的抗癌药物不断涌现。

1967 年分离出阿霉素（ADM），扩大了抗肿瘤适应证。1971 年顺铂（DDP）进入临床后逐渐扩展其使用范围，对多种肿瘤取得了较好疗效。而且，开始注意到正确使用抗癌药物的临床研究，包括合理地确定剂量、用药时间，毒副反应的监测及防治，抗癌药物的联合使用等。人们开始认识肿瘤细胞动力学及抗癌药物药代动力学，这就促进了临床肿瘤化疗学科的发展，并已有少数恶性肿瘤可经化疗治愈，如急性淋巴细胞白血病、霍奇金病（Hodgkin disease）、睾丸肿瘤等。Elion 和 Hitchings 因研究核酸合成对细胞生长的重要性，以及研制抗嘌呤类抗癌药的贡献，于 1988 年获得了诺贝尔奖。

20 世纪 70 年代从植物中提取并半合成的长春瑞滨（NVB）和紫杉醇（PTX），在 80 年代后期用于临床，并对乳腺癌和卵巢癌取得了较突出的疗效，成为当前最受关注的抗癌药物。

80 年代后期在肿瘤化疗不良反应方面，即针对化疗引起患者严重呕吐及骨髓抑制的对策方面取得了突破性进展，开发出新型的止吐药物 5 - HT$_3$ 受体拮抗剂（如昂丹司琼、格雷司琼等）、化疗保护剂（美司钠、氨磷汀等）、粒细胞集落刺激因子（G - CSF）和白介素 - 2（IL - 2）等。在止吐及升白细胞和血小板方面发挥其独特的疗效，为解决这些不良反应及推动肿瘤内科治疗的进步起了重要作用。随着临床药理学、细胞增殖动力学、分子生物学和免疫学的发展，临床肿瘤化疗学科也获得进一步发展，1968 年 Karnofsky 正式提出的肿瘤内科学这一名称，逐步形成了内科学分支的专门学科，确立了肿瘤内科治疗在肿瘤治疗中的地位。

近年来，新型抗癌药物如抑制微管蛋白解聚的紫杉醇类、拓扑异构酶抑制剂喜树碱衍生物、抗肿瘤单抗（如 Rituximab 和 Herceptin 等）和诱导分化药物（维甲酸类）相继用于临床，而且分子靶向性药物、肿瘤基因治疗、抗肿瘤转移、抗血管生成等方面也已取得了一些进展，成为医学界最为活跃的一个研究领域。

（杨　涛）

第二节　肿瘤化疗的基础理论

一、肿瘤细胞增生动力学

肿瘤细胞增生动力学是研究肿瘤细胞群体生长、增生、分化、丢失和死亡变化规律的学科。和正常体细胞相同，肿瘤细胞由 1 个细胞分裂成 2 个子代细胞所经历的规律性过程称为细胞增生周期，简称细胞周期，这一过程始于一次有丝分裂结束时，直至下一次有丝分裂结束。经历一个细胞周期所需的时间称为细胞周期时间。细胞周期时间短的肿瘤，单位时间内肿瘤细胞分裂的次数更多。处在细胞周期中的肿瘤细胞依次经历 4 个时相，即 G_1 期、S 期、G_2 期和 M 期。部分细胞有增生能力而暂不进行分裂，称为静止期（G_0 期）细胞。G_0 期的细胞并不是死细胞，它们不但可以继续合成 DNA 和蛋白质，完成某一特殊细胞类型的分化功能，还可以作为储备细胞，一旦有合适的条件，即可重新进入细胞周期。这一期的细胞对正常启动 DNA 合成的信号无反应，对化放疗的反应性也差。G_0 期细胞的存在是肿瘤耐药的原因之一。

处于细胞增生周期的肿瘤细胞占整个肿瘤组织恶性细胞的比值称为肿瘤的生长分数。恶性程度高，生长较快的肿瘤一般生长分数较高，对化放疗的反应较好；而恶性程度低，生长缓慢的肿瘤的生长分数较低，对化疗不敏感，反应性差。

二、生长曲线分析

细胞增殖是肿瘤生长的主要因素，内科治疗通过杀灭肿瘤细胞或延缓其生长而发挥作用。生长曲线分析通过数学模型描述肿瘤细胞在自然生长或接受治疗时数量随时间变化的规律。

1. SkipperSchabel – Wilcox 生长模型　20 世纪 60 年代，Skipper 等为肿瘤细胞增殖动力学做出了影响深远的开创性工作，建立了肿瘤细胞的指数生长模型和 Log – kill 模型（对数杀伤模型）。他们对小鼠 L1210 白血病移植瘤进行研究，观察到几乎所有肿瘤细胞都在进行有丝分裂，并且细胞周期时间是恒定的，细胞数目以指数形式增长，直至 10^9（体积约为 $1cm^3$）时引起小鼠死亡。在 L1210 白血病细胞的生长过程中，无论其大小如何，倍增时间是不变的。假设 L1210 白血病细胞的细胞周期时间为 11 个小时，则 100 个细胞变为 200 个细胞大约需要 11 个小时，同样用 11 个小时，10^5 个细胞可以增长至 2×10^5 个，而 10^7 个细胞可以增长至 2×10^7 个。类似地，如果 10^3 个细胞用 40h 增长到 10^4 个细胞，则用同样的时间 10^7 个细胞可以增长为 10^8 个细胞。

在 Skipper – Schabel – Wilcox 模型中，肿瘤细胞数目呈指数增长，其生长分数和倍增时间恒定，不受细胞绝对数和肿瘤体积大小的影响。如果用图形表示肿瘤细胞数目随时间的变化，在半对数图上是一条直线（图 1 – 1A）；而纵坐标取肿瘤细胞绝对数时，得到的是一条对数曲线（图 1 – 1B）。这条对数曲线形象地说明了恶性肿瘤细胞在相对短的时间内迅速增生的巨大潜力。

Log – kill 模型提示，对于呈指数生长的肿瘤，细胞毒类药物的细胞杀伤是按照一级动力学进行的，即对于特定的肿瘤，一定的药物剂量能够杀死细胞的比例是个常数，而无论肿瘤负荷大小如何。如果一周期药物治疗能将肿瘤细胞数目由 10^6 减少至 10^4，则同样的治疗能够使肿瘤负荷从 10^5 变成 10^3。研究还表明，对数杀伤的比例与药物的剂量相关（图 1 – 2）。

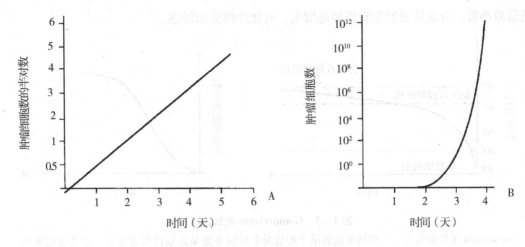

图 1-1　Skipper – Schabel – Wilcox 模型

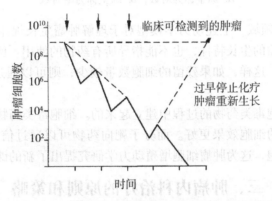

图 1-2　Log – kill 模型，化疗杀伤恒定比例的肿瘤细胞

图中每周期化疗细胞杀伤 3 个对数级细胞，化疗间期肿瘤细胞增生 1 个对数
级。虚线表示每周期化疗净杀伤 2 个对数级细胞

2. Goldie – Coldman 模型　Log – kill 模型提示，只要给予足够周期的化疗，肿瘤细胞的数目终将降到 1 个以下，而治愈肿瘤。但实际上，很多肿瘤不能治愈。这是由于肿瘤细胞存在异质性，部分细胞对化疗耐药。

肿瘤细胞具有遗传不稳定性，在增生过程中可以自发突变，由对特定剂量的某种药物敏感变为不敏感。Goldie 和 Coldman 对基因突变和耐药发生之间的关系做出了定量的阐释，提出耐药发生率与肿瘤大小（或肿瘤细胞数）以及肿瘤细胞自发突变率呈一定的函数关系。Goldie – Coldman 模型指出了肿瘤负荷对于疗效的重要性，为体积大的肿瘤难以治愈提供了生物学解释。

3. Gompertzian 生长模型　实验数据和临床观察表明，多数人类肿瘤的生长并不符合指数生长模型，而符合 Gompertzian 生长曲线（图 1-3）。这一曲线的起始端近于指数增长，但随着时间的推移和细胞数量的增加，其生长分数减小，倍增时间变长，最终细胞数量达到平台。在 Gompertzian 的起始端，肿瘤体积小，虽然生长分数高，肿瘤倍增时间短，但肿瘤细胞绝对数量增加较少；在曲线的中部，尽管总的细胞数和生长分数都不是最大的，但是它们的乘积达到最大，因此肿瘤数量增长的绝对值最大；在曲线的末端，肿瘤细胞数量很大，但是生长分数很小。

在 Gompertzian 模型中，肿瘤细胞的生长速度与肿瘤负荷相关。当有效治疗使肿瘤负荷减小后，肿瘤细胞的生长会加速。

4. Norton – Simon 模型　根据 Norton – Simon 模型，化疗杀伤肿瘤细胞的比例是随时间变化的，与此时 Gompertzian 生长曲线上的生长速率成正比。在 Gompertzian 生长曲线中，生长速率随着肿瘤的长大而逐渐变小，因此在 Norton – Simon 模型中，化疗对大肿瘤的杀伤比例低于小肿瘤，大肿瘤的缓解率较低。

当肿瘤负荷减小后，分裂较慢的细胞将加速增生，对化疗将更加敏感。

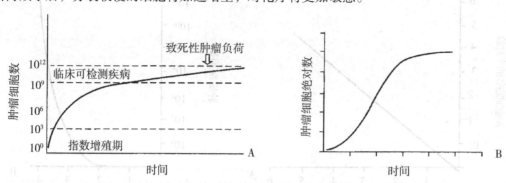

图 1-3 Gompertzian 生长曲线

Gomperzian 生长曲线显示当早期肿瘤数量少的情况下肿瘤细胞呈指数性快速生长，随着肿瘤体积的增大，生长速度相对变慢，出现相对的平台期
A. 纵坐标为对数；B. 纵坐标为绝对数

5. 动力学模型研究的新领域　上述动力学模型对于理解肿瘤生长规律和探索有效治疗方案具有重要意义，但并未涵盖所有肿瘤的生长特性，也不能指导所有药物的使用。例如，生物治疗不是成比例杀伤肿瘤细胞，而是定量杀伤，这样，如果残留的细胞数量较少，则可以通过免疫治疗提高抗肿瘤效应，达到治愈。

前述模型都是在研究细胞毒类药物的过程中建立起来的。细胞毒类药物对肿瘤细胞有一定的杀伤作用，并且对处于有丝分裂中的细胞效果更好。而分子靶向药物可以通过信号调控和使细胞稳定发挥作用，不一定需要杀灭肿瘤细胞，这为肿瘤细胞增殖动力学研究提出了新的课题。

三、肿瘤内科治疗的原则和策略

1. 联合化疗　联合化疗是肿瘤内科治疗最重要的原则之一。目前大多数肿瘤的标准化疗方案中都包括两种或多种抗肿瘤药。

联合化疗的依据在于：①由于肿瘤细胞的异质性，在治疗开始前就存在对某种化疗药物耐药的细胞，单一药物对这些耐药细胞是无效的，这些细胞会继续生长，成为肿瘤进展的根源；②根据 Goldie - Coldman 模型，随着肿瘤细胞的增生，由于基因的不稳定性，会产生随机突变，使得原来对某种药物敏感的肿瘤细胞产生耐药，并且肿瘤负荷越大，耐药的发生率越高。因此当治疗时应及早应用多种有效药物，尽快减少肿瘤负荷，降低或延缓对一种药物耐药的肿瘤发展为对其他药物耐药，以提高治愈率，延长生存期。

设计多药联合方案时，需要遵循一定的原则。这些原则包括：①选择的药物已证实在单独使用时确实有效；②联合使用的药物具有不同的作用机制；③联合使用的药物之间毒性尽量不相重叠；④联合使用的药物疗效具有协同或相加效应，而不能相互拮抗；⑤联合化疗方案经临床试验证实有效。

2. 多周期治疗　根据对数杀伤理论，化疗按比例杀灭肿瘤细胞，鉴于目前化疗药物的有效率，即使对于较小的肿瘤，单个周期的化疗也很难将肿瘤细胞数目减少到可治愈的数量级，并且化疗后残存的细胞将继续增生。通过定期给予的多次用药，实现肿瘤细胞数目的持续逐级递减，可以提高疗效。

3. 合适的剂量、时程和给药途径　化疗药物的毒性明显，多数情况下治疗窗狭窄，因此必需十分注意剂量的确定。临床研究确定了化疗方案中各种药物推荐的标准剂量，在治疗前和治疗过程中还需要根据患者的耐受性进行调整。在患者能耐受的前提下，应给予充足剂量的治疗，随意减少剂量会降低疗效。

在应用药物时，需要注意药物给药的持续时间、间隔时间和不同药物的先后顺序。细胞周期非特异性药物的剂量反应曲线接近直线，药物峰浓度是决定疗效的关键因素；对于细胞周期特异性药物，其剂量反应曲线是一条渐近线，达到一定剂量后，疗效不再提高，而延长药物作用时间，可以让更大比例的细胞进入细胞周期中对药物敏感的时相，提高疗效。因此，细胞周期非特异性药物常常一次性静脉推注，在短时间内一次给予本周期内全部剂量；而细胞周期特异性药物则通过缓慢滴注、肌内注射或口服来延长药物的作用时间。

4. 不同化疗周期的合理安排　序贯、交替、维持和巩固治疗，如前所述，根据 Goldie - Coldman 模型，避免肿瘤细胞发生耐药的最佳策略是尽早给予足够强度的多药联合治疗，最大限度地杀灭肿瘤细胞。交替化疗是将非交叉耐药的药物或联合化疗方案交替使用。序贯化疗指先后给予一定周期数的非交叉耐药的药物或化疗方案。维持治疗和巩固治疗都是在完成初始化疗既定的周期数并达到最大的肿瘤缓解疗效后，继续进行的延续性治疗，其中维持治疗采用初始治疗中包括的药物，而巩固治疗采用与初始治疗不同的药物。

（杨　涛）

第三节　化学治疗临床应用

一、肿瘤化疗的几个概念

1. 根治性化学治疗（curative chemotherapy）　根治性化疗即应最大限度地消灭恶性肿瘤细胞，并采用必要的巩固和强化治疗，以期达到治愈。有效的根治性化疗可分为几个阶段。

（1）诱导缓解化疗：是最大限度地杀灭肿瘤细胞降低肿瘤负荷，使肿瘤细胞数降至 10^9 以下，以达到临床完全缓解。

（2）修整扶正的阶段：使患者的免疫功能和骨髓功能得到恢复，有利于病情的巩固，以后再采取巩固治疗。

（3）缓解后的巩固与强化治疗：使肿瘤细胞继续受到杀伤，使肿瘤细胞数目降到 10^6 以下，可为机体正常或强化了的免疫细胞所消灭，从而达到治愈。如急性淋巴性白血病、恶性淋巴瘤、精原细胞瘤和绒毛膜上皮癌等采取积极的全身化疗，可取得完全缓解。

2. 辅助化疗（adjuvant chemotherapy）　指在采取有效的局部治疗（手术或放疗）后，主要针对可能存在的微转移癌，为防止复发转移而进行的化疗。例如，乳腺癌手术后辅助化疗已被证明能明显改善疗效，提高生存率。

3. 新辅助化疗（neoadjuvant chemotherapy）　也称之为初始化疗，指对临床表现为局限性肿瘤，可用局部治疗手段（手术或放疗）者，在手术或放疗前先使用化疗。其目的有：

（1）希望化疗后局部肿瘤缩小，降低肿瘤分期，从而提高手术切除率，缩小手术范围，减少手术造成的损伤，最大限度地保留器官。

（2）化疗可抑制或消灭可能存在的微小转移灶，从而改善预后，降低肿瘤细胞的活力，减少术后转移，了解化疗敏感性，指导术后化疗。新辅助化疗在肛管癌、膀胱癌、乳腺癌、喉癌、骨肉瘤及某些软组织肉瘤等起到有效作用。

4. 姑息性化疗（palliative chemotherapy）　对癌症的晚期病例，已失去手术治疗的价值，化疗也仅为姑息性。主要目的是减轻患者的痛苦，提高其生活质量，延长其寿命。

5. 研究性化疗（investigational chemotherapy）　肿瘤化学治疗是一门发展中的学科，研究探索新的药物和新的治疗方案、不断提高疗效是很有必要的。另外，对一些目前尚无公认有效治疗方案的肿瘤可以进行研究性化疗。

二、联合化疗设计的基本原则

1. 联合化疗方案组成原则　①构成联合化疗方案的各药，应该是单独使用时证明对该癌症有效者；②应尽量选择几种作用机制、作用时相不同的药物组成联合化疗方案，以便更好地发挥协同作用。常常应用时相特异性药物与时相非特异性药物配合；③应尽量选择毒性类型不同的药物联合，以免毒性相加，使患者难以耐受；④最重要的是，所设计的联合化疗方案应经严密的临床试验证明其确实有效。

2. 确定化疗治疗目标　根据治疗可能达到的效果，确定不同的治疗目标，并制定相应的策略与具体化疗方案；化疗方案均应选用标准化疗方案。

所谓标准治疗方案，是指已经过足够病例的临床研究，疗效已得到充分证实，且可以重复，得到普遍承认的治疗方案。根据顺序选择一线、二线、三线治疗方案。

三、剂量强度

剂量强度（dose intensity，DI）是指不论给药途径、用药方案如何，疗程中单位时间内所给药物的剂量，通常以 $mg/(m^2 \cdot w)$ 来表示。

剂量强度的基础是剂量－反应曲线，为线性关系。对药物敏感的肿瘤而言，剂量愈高疗效也愈大。在临床上，这种线性关系只见于对化疗比较敏感的淋巴瘤、睾丸肿瘤、乳腺癌和小细胞肺癌等的治疗。对有治愈可能的患者，应尽可能使用可耐受的最大剂量强度的化疗以保证疗效。

四、肿瘤内科治疗原则、适应证和禁忌证

（一）治疗原则

（1）首先，明确肿瘤诊断，肿瘤病理性质和分化程度，临床分期，此次化疗的目的。

（2）其次，是了解患者情况，包括年龄、平素体质状况、既往肿瘤治疗情况，心、肝、肾功能状况等。

（3）此次治疗可能选择方案及药物，对该肿瘤的敏感性、需要的有效剂量、给药途径、用法、疗程及患者可能承受的能力。

（4）时刻有肿瘤综合治疗的观念。

（二）适应证

（1）对化疗敏感的全身性恶性肿瘤，如白血病、多发性骨髓瘤和恶性淋巴瘤等患者为化疗的首选对象。

（2）已无手术和放疗指征的弥散性晚期肿瘤或术后、放疗后复发和转移患者。

（3）对化疗疗效较差的肿瘤，可采用特殊给药途径或特殊的给药方法，以便获得较好疗效。如原发性肝癌采用肝动脉给药或大剂量化疗加解救治疗的方法。

（4）癌性胸、腹腔和心包腔积液，采用腔内给药或双路化疗的方法。

（5）肿瘤引起的上腔静脉压迫、呼吸道压迫、颅内压增高患者，先作化疗，以减轻症状，再进一步采用其他有效的治疗措施。

（6）有化疗、内分泌药物治疗、生物治疗指征的患者。

（7）手术前后或放疗前后需辅助化疗的患者。

（三）禁忌证

（1）白细胞总数低于 $4.0 \times 10^9/L$ 或血小板计数低于 $50 \times 10^9/L$ 者。

（2）肝、肾功能异常者。

（3）心脏病心功能障碍者，不选用蒽环类抗癌药。

（4）一般状况衰竭者。

（5）有严重感染的患者。

（6）精神病患者不能合作治疗者。

（7）食管、胃肠道有穿孔倾向的患者。

（8）妊娠妇女，可先做人工流产或引产。

（9）过敏体质患者应慎用，对所用抗癌药过敏者忌用。

（四）注意事项

（1）需要综合治疗的患者，应系统安排合理的综合治疗计划。

（2）内科治疗必须在有经验医师的指导下进行，治疗中应根据病情变化和药物毒副反应随时调整治疗用药以及进行必要的处理。

（3）治疗过程中密切观察血常规、肝肾功能和心电图变化。定期检查血常规，一般每周检查 1 ~ 2 次，当白细胞和血小板降低时每周检查 2 ~ 3 次，直到化疗疗程结束后血常规恢复正常时为止；肝肾功能于每周期之前检查 1 次，疗程结束时再检查 1 次；心电图根据情况复查。

（4）年龄 65 岁以上或一般状况较差者应酌情减量用药。

（5）有骨髓转移者应密切注意观察。

（6）既往化疗、放疗后骨髓抑制严重者，用药时应密切观察血常规，并及时处理。

（7）全骨盆放疗后患者应注意血常规，并根据情况掌握用药。

（8）严重贫血的患者应先纠正贫血。

（五）停药指征

（1）白细胞低于 $3.0 \times 10^9/L$ 或血小板低于 $80 \times 10^9/L$ 时，应停药观察。

（2）肝肾功能或心肌损伤严重者。

（3）感染发热，体温在 38℃ 以上。

（4）出现并发症，如胃肠道出血或穿孔、肺大咯血。

（5）用药两个周期，肿瘤病变恶化，可停用此方案，改换其他方案。

五、耐药性

（一）概念

1. 天然抗药性（natural drug resistance） 肿瘤细胞在化疗开始前即有抗药性。

2. 获得性抗药性（acquired drug resistance） 一些肿瘤细胞开始时对化疗敏感，在化疗过程中，敏感细胞不断被杀灭，残留的肿瘤细胞逐渐获得抗药性。

3. 多药耐药性（multi - drug resistance，MDR） 有些癌细胞不仅对同类药产生抗药性，同时对非同类、多种作用机制和化学结构不同的药物也产生耐药，这种广谱耐药的现象称为"多药耐药性"。MDR 多见于植物类药和抗癌抗生素。

（二）肿瘤细胞耐药性机制

肿瘤细胞耐药性机制有以下几点：①药物的转运或摄取过程障碍；②药物的活化障碍；③靶酶质和量的改变；④增加利用内替的代谢途径；⑤分解酶增加；⑥修复机制增加；⑦由于特殊的膜糖蛋白增加，而使细胞排出药物增多；⑧DNA 链间或链内交联减少；⑨激素受体减少或功能丧失等。多药耐药（MDR）产生的机制包括转运蛋白（P - 糖蛋白、多药耐药相关蛋白、肺耐药蛋白）、谷胱甘肽（GSH）解毒酶系统、DNA 修复机制与 DNA 拓扑异构酶含量或性质的改变等。

（三）P - 糖蛋白（permeability - glycoprotein，PgP）耐药机制

P - 糖蛋白是一种能量依赖性药物输出泵，能将细胞内药物"泵"出细胞外，降低细胞内药物浓度，一般称为典型 MDR。P - 糖蛋白其分子量为 1.7×10^5，约 1 280 个氨基酸组成，它由 mdr - 1 基因编码，位于细胞膜。PgP 有两个端：N 端位于细胞膜内侧，具有药物结合的特殊功能，可与胞质中的药物结合；C 端位于细胞膜外侧，可将 N 端结合的药物"泵"出。当化疗药物入细胞内时，P - 糖蛋白选择性的把胞质内的化疗药物排除细胞外，降低细胞内药物浓度，减少化疗药物对"靶"分子的杀伤作用，而产生耐药。P - 糖蛋白整个过程需要 ATP 酶的参与，是一个主动耗能的过程。因此，PgP 是一种能量依赖性药物输出泵。

六、肿瘤药物的不良反应及处理

（一）抗肿瘤药物的双重性

一是抗肿瘤药具有杀伤癌细胞的作用，即其治疗作用（therapeutic action）；同时，对人体的某些正常组织器官细胞亦有一定损害，这就是抗肿瘤药的不良反应。不良反应包括不良反应、毒性反应、后效应和特殊反应等。

（二）按不良反应的性质分类

1. 一般分类　①急性毒性；②亚急性毒性；③慢性毒性。

2. WHO 分类　①急性毒性和亚急性毒性；②慢性毒性和后期毒性。

3. 临床分类　①立即反应：过敏性休克、心律失常、注射部位疼痛；②早期反应：恶心、呕吐、发热、过敏反应、流感样症状、膀胱炎；③近期反应：骨髓抑制、口腔炎、腹泻、脱发、周围神经炎、麻痹性肠梗阻、免疫抑制；④迟发反应：皮肤色素沉着、心毒性、肝毒性、肺毒性、内分泌改变、不育症、致癌作用。

4. 按脏器分类　造血器官；胃肠道；肝；肾和尿路系统；肺；心脏；神经系统；皮肤；血管和其他特殊器官；局部反应；全身反应：发热、倦怠、变态反应、感染、免疫抑制、致畸性和致癌性等。

5. 按转归分类　①可逆性；②非可逆性。

6. 按后果分类　①非致死性；②致死性。

（三）按程度分类

1. Karnofsky 分级　①轻度反应（＋）：不需治疗；②中度反应（＋＋）：需要治疗；③重度反应（＋＋＋）：威胁生命；④严重反应（＋＋＋＋）：促进死亡或致死。

2. WHO 分级　分 0、1、2、3、4 度。

3. ECOG 分级　分 0、1、2、3、4 度，因毒性死亡者为 5 度。

七、胃肠肿瘤化疗

（一）食管癌化学药物治疗

20 世纪 60 年代和 70 年代食管癌化学药物治疗（简称化疗）以单一药物为主，对象为晚期食管癌，由于病变过于广泛，患者全身状况差，病程进展快，并发症多，故疗效差，缓解期短，故认为食管癌对化疗不敏感。最常用的药物有博来霉素（BLM）、丝裂霉素 C（MMC）、多柔比星（ADM）、氟尿嘧啶（5 - FU）、甲氨蝶呤（MTX），有效率在 15% 左右，无完全缓解的报道，缓解期为 1～4 个月。自 20 世纪 80 年代顺铂应用以来，尤其多种药物联合应用以来，食管癌化疗的疗效有所提高，缓解期延长，而且部分病例获得完全缓解，给食管癌的化疗带来希望和生机。目前化疗不仅用于治疗晚期食管癌，而且用于与手术和放射治疗的综合治疗。

1. 适应证

（1）不宜手术或放射治疗的各期患者或术前、放射治疗前需要化疗的患者。

（2）术后有癌灶残留，癌旁组织的血管或淋巴管中有癌栓者。

（3）大剂量放射治疗后局部癌灶未能控制者。

（4）手术或放射治疗后的巩固治疗或治疗后复发转移的患者。

（5）骨髓及肝、肾、心、肺功能基本正常。

（6）预期生存时间在 8 周以上的患者。

2. 禁忌证　食管癌患者化疗的禁忌证为恶病质、骨髓及心、肺、肝、肾功能不全者。有食管穿孔、出血及感染等并发症的患者，有明确诊断的精神病患者亦不适于化疗。

3. 疗程设计

（1）疗程时间：应以肿瘤细胞增生周期的长短来确定。通常主张以多个治疗周期给药，应至少超过 2 个以上肿瘤细胞增生周期，从而使在第 1 个治疗周期没有被杀伤的肿瘤细胞可以在以后的治疗周期中被杀伤。食管癌属生长缓慢的肿瘤，其细胞增生周期时间为 5.4 ~ 8.1 天，倍增时间在 10 天以上，因此食管癌的化疗多以 21 ~ 28 天为 1 个治疗周期，3 ~ 4 个治疗周期为 1 疗程。

（2）疗程间隔：应以停药后化疗引起的毒副反应完全消失，机体正常功能基本恢复，而被杀伤的肿瘤细胞尚未修复的时间设计。由于骨髓造血干细胞及食管黏膜上皮细胞的增生周期均较食管癌细胞的增生周期短，故目前认为化疗每个周期间隔时间以 10 ~ 14 天，疗程间隔时间以 35 ~ 45 天为宜。

4. 单药化疗　单药化疗药物中 DDP、5 - FU、TAX、MTX 是治疗食管癌仍有发展潜力的药物。主要适用于治疗食管鳞癌。近年来随着发达国家食管腺癌发病率的增加，新型抗肿瘤化疗药如 taxol、CPT - 11 等的单药临床试验，包括了一定数量的食管腺癌。这些药物对食管癌只表现出中度抗瘤活性，很少有获完全缓解者，且缓解期缩短。

（1）氟尿嘧啶：属嘧啶类抗代谢药，抑制胸腺嘧啶核苷酸合成酶，阻断尿嘧啶脱氧核苷酸转变为胸腺嘧啶脱氧核苷酸，影响 DNA 的生物合成。本药属细胞周期特异性药物，对增殖细胞各期都有杀伤作用，但对 S 期的作用较强。一般静脉滴注给药，375mg/m²，每周 2 次，总量 8 ~ 12g 为 1 疗程。口服给药每天 150 ~ 300mg，分 3 次服用。其对食管癌的有效率为 30% 以上。

（2）博来霉素：从轮生链霉菌培养液中提取的碱性糖肽类化合物，具有广谱抗肿瘤作用。其作用机制系引起 DNA 单链及双链断裂，在细胞学上表现为染色体缺失或断片，属于细胞周期非特异性药物。一般用法为 10 ~ 20mg 静脉或肌内注射，每周 2 ~ 3 次，总剂量 300 ~ 600mg。其对食管癌的有效率可达 50% 左右，但缓解期短，仅 17 ~ 90 天，停药后易复发。

（3）长春地辛：为半合成的长春花生物碱，具有广谱抗肿瘤作用。它可抑制微管蛋白的聚合，阻断微管的形成，亦能破坏已形成的微管，使核分裂停止于中期。此药可改善食管癌患者的主观症状，使部分瘤体缩小。一般用法为 2 ~ 4mg/m² 静脉注射，每周 1 次，连用 6 周。其对食管癌的有效率约 30%。

（4）顺铂：系含铂无机络合物。它与 DNA 结合形成交叉连接，从而破坏了 DNA 的功能，为周期非特异广谱抗肿瘤药物，但对 G₁ 期细胞较敏感。一般用法为 20mg 静脉推注，每天 1 次，连用 5 天为 1 疗程，间隔 1 ~ 2 周重复应用。其对食管癌的有效率约 20%。近年来合成了一系列水溶性好、毒性较小的新一代铂化合物，其中卡铂已在临床上广泛使用。对食管癌的疗效较顺铂为佳。

（5）冬凌草：唇形科香茶菜属植物，其抗肿瘤成分为贝壳杉烯骨架类型的四环二萜类化合物，分子中环戊酮伴有环外亚甲基是其抗肿瘤活性基因。此药对 DNA 聚合酶有抑制作用，使肿瘤细胞 DNA 合成受阻，系细胞周期非特异性药物。国内研究表明其有效率超过 30%，能明显延长患者的存活期。

5. 联合化疗　临床和实验研究证明选择 2 ~ 3 种有效单药组成联合化疗方案，对实体瘤的疗效远较单药化疗为好，目前食管癌的化疗也已广泛采用联合化疗的方法，使临床疗效有了大幅度提高。但目前食管癌联合化疗的有效率报道差异很大，有效率在 15% ~ 86%。由于没有显著提高生存率，故近 10 年来化疗多与放射治疗、手术相结合应用。

治疗食管癌有一定临床疗效的化疗方案有 27 种之多，但应用最为广泛的是 BLM - DDP - VDS 及 DDP - 5 - FU 两种。前者也因其毒性，临床已渐趋少用，只有 DDP - 5 - FU 方案及以其为基础的派出方案，因临床疗效较高、耐受性较好、便于与放射治疗、手术联合等优势，而临床应用日渐增多。随着新药的出现，治疗食管癌的新型方案初步凸现出较好的效果。在 DDP - 5 - FU 方案基础上加用 leucovorin 的生化修饰方案（DDP - LV/5 - FU），加用 taxol 的 TAX - DDP - 5 - FU 方案，因对食管鳞癌、腺癌都有较高缓解率和轻度毒性及便于参与综合治疗，已成为目前我国治疗食管癌的常用方案。

6. 治疗周期

（1）初治患者，一般化疗 4 ~ 6 个周期，必要时 8 周后加强化疗。

（2）术前化疗 4 个周期。

（3）术后 4 周开始化疗 4 ~ 6 个周期，术后病理证实术前化疗方案有效者，仍用原化疗方案，无效者改换方案。

1）术后病理证实，癌侵及食管黏膜层和黏膜下层，细胞高分化者，术后一般可不化疗。但低分化者应化疗。

2）低分化，癌侵及食管壁肌层或侵及食管壁全层或有食管外癌转移者，术后化疗 4 个周期，8 周后化疗 4 个周期。

（4）放射治疗前化疗 2~4 个周期，放射治疗后酌情化疗 4 个周期。

（5）介入性化疗经导管直接向肿瘤供血动脉灌注化疗药物，可增加局部肿瘤组织的药物浓度，因而提高了疗效，减轻了不良反应，一般对下端效果较好，但对食管的多源性失血和插入动脉的选择还应进一步研究。常用的药物有 DDP（80mg/m^2）、CBP（300mg/m^2）、BLM/PYM（20~30mg/m^2）、5-FU（750mg/m^2）、MMC（10~15mg/m^2）、ADM（40mg/m^2）等，可选择 2~3 种不同作用的药物同时给药，4 周 1 次，3 次为 1 个疗程。介入性化疗可与放射治疗合并使用，也可做术前治疗，以增强肿瘤局部控制作用。

目前尚未明确食管癌动脉灌注化疗的最佳适应证，可根据病灶的位置、肿瘤分期和患者的一般状况而定。动脉灌注化疗可适用于：癌灶局限于食管一个动脉供血段，无明显远处转移灶；胸段食管癌可能侵及周围器官而不适宜手术，待灌注化疗使瘤体缩小后再行切除术；血管造影证实肿瘤有供应血管；符合化疗适应证，非禁忌证患者。有主要脏器功能不全，年迈体弱，血凝障碍和感染发热，食管有出血、穿孔倾向者禁用。

（6）化疗停药指征：①吞咽完全梗阻、食管出血或食管穿孔；②感染性发热，体温在 38°C 以上者；③呕吐频繁或引起电解质紊乱；④便血或严重腹泻，每天 5 次以上；⑤一般情况严重恶化或出现主要脏器毒性。

（7）肿瘤细胞的抗药性和不良反应：肿瘤细胞对化疗药物有着不同的敏感性，因此存在疗效差异。肿瘤细胞的抗药性包括天然抗药性及获得性抗药性，从而限制了抗肿瘤药物的应用范围与疗效发挥。化疗药物在抑制肿瘤生长、杀伤癌细胞的同时往往机体正常细胞亦有影响，从而产生各种不良反应。如胃肠道反应、骨髓抑制、心脏毒性、肺部毒性、神经系统毒性等。

辅助性放射治疗和化疗作为提高手术切除率和提高术后长期生存率的方法，因不良反应大，在提高治疗效率的同时也增加了死亡率，其有效性也正在进一步评估中。一项多中心前瞻性随机性研究比较了食管鳞癌患者术前联合放化疗后手术与单纯手术的疗效差异，发现总体生存率并无提高，而术后死亡率在联合治疗组要显著高于单纯手术组，且费用亦明显增高。但目前许多比较研究中 EUS 的应用有限或根本没有应用，故分期不准确可能影响了结论的可靠性，因此，联合治疗的作用尚有待进一步证实。

（二）胃癌化学治疗

胃癌对抗癌药相当不敏感，有天然抗药性并容易发生获得耐药与多药耐药。抗癌药本身还有不可避免的不良反应，胃癌治疗的可治愈手段是根治性切除。为了提高手术切除率以及根治后巩固疗效，围术期的辅助化疗是必要的。不能手术、非根治术及根治术后复发转移不可再切除的晚期患者，行以化疗为主的综合治疗。

1. 治疗的作用、目的与地位　胃癌化学治疗用于围术期辅助治疗及进展转移期（advanced or recurrent/metastatic gastric cancer，又称晚期）主导治疗，当确诊晚期时经荟萃文献 5 篇分析，PS 均为 0~2 级，随机分组，比较化疗组与最佳支持治疗组结果中位生存期，化疗组 10 个月，对照组 3.1 个月（P<0.006），1 年生存率为（35%~40%）：10%、2 年生存率（60%~10%）：0，且化疗组生活质量改善，从循证医学证明全身化疗使晚期患者受益。在围术期辅助化疗中新辅助化疗（术前化疗）效果已被公认。术后辅助化疗随机试验结果不同，有的报告术后化疗与单纯手术组 5 年生存率无显著差别，近年大多数认为Ⅲ期根治术后化疗有益，胃癌化疗的终点目标是延长生存期及提高生存质量。化疗在胃癌综合治疗中占有重要地位。

2. 化学治疗的适应证

（1）必须有病理学诊断。

（2）年龄应<75 岁，≥75 岁须十分慎重。

（3）体力状况评级（PS）0~2，预计生存率≥3 个月。

（4）术后辅助化疗指规范根治手术患者，晚期者必须具有明确客观可测病灶，肿瘤≥10cm，肝转移灶占肝总面积≥50%。肺转移≥25%，全身化疗难以获效，慎重使用。

（5）初治化疗效果好，复治（二线以上方案）有效率差，难以超过20%，复治选药应选择与以前化疗无交叉耐药者。

（6）术后辅助化疗后复发者，需与末次辅助化疗相隔1个月以上，可进行化疗。晚期初治化疗失败者应至少间隔1个月，检验指标正常时方可二线化疗。

（7）心、肝、肾、造血功能正常，血常规指标：WBC≥4.0×10^9/L，ANC≥2.0×10^9/L，PLT≥100×10^9/L，Hb 100g/L。

（8）无严重并发症：活动性消化道大出血、胃肠穿孔、黄疸、消化道梗阻、非癌性发热>38℃。

每周期（或疗程）化疗前由患者本人签署知情同意书，患者授权家属代签时，患者应写书面授权书，无知情同意书医师不得进行化疗。

3. 中止化学治疗标准

（1）本次化疗中病情进展时停止此方案。

（2）与化疗相关严重不良反应，出现以下1项及以上者。

1）不能进食，呕吐不能控制，出现水电解质紊乱。

2）严重腹泻，水样或血性便>5次/天。

3）WBC<2.0×10^9/L，ANC<1.0×10^9/L，PLT<60×10^9/L。

4）中毒性肝炎：ALT>正常5倍，胆红素>5.0mmol/L。

5）中毒性肾炎：BUN>10.0mmol/L、Cr>200μmol/L、蛋白尿、血尿。

6）心肌损害、心律失常、心力衰竭。

7）间质性肺炎、肺纤维变、肺水肿、过敏性肺炎。

8）严重药物过敏反应。

（3）出现严重消化系统并发症，合并严重感染。

（4）患者拒绝继续化疗，不必提出理由，但要本人签名。

4. 制订化疗方案遵守的原则

（1）从循证医学原则即全面、客观、明确利用证据制订化疗方案。

（2）药物选用、组合、给药剂量与方法有循证科学依据，不以个别报告、个人经验、主观推断为根据。

（3）国际公认大样本、随机对照分组、盲法试验（RCT）与系统评价（SR）为最可靠依据。

（4）以GCP（药品临床试验规范）作为遵循准则。

5. 评价全身化疗的指标

（1）中间指标：近期有效率（RR），无进展生存期（TTP）。以RECIST，NCI标准判定。

（2）终点指标：症状改善，生活质量（QOL），总生存期（OS）。

（3）相关指标：不良反应、化疗相关并发症与相关死亡。

（4）可行评估：患者依从性，药品经济学，相关技术与设备投入。

6. 化疗新方法

（1）手术或放射治疗的辅助化疗：目前辅助化疗受到重视，因为近年对肿瘤开始转移时间的看法与过去有明显不同。过去认为肿瘤开始时仅是局部疾病，以后才向周围侵犯，先由淋巴道转移，最后经血路全身转移，因此治疗肿瘤的关键是早期将肿瘤彻底切除，手术范围力求广泛。但近年已认识到肿瘤发生后，肿瘤细胞即不断自瘤体脱落并进入血循环，其中的大部分虽能被身体的免疫防御机制所消灭，但有少数未被消灭的肿瘤细胞确会成为复发和转移的根源，因此当临床发现肿瘤并进行手术时，事实上大部分患者已有远处转移。因此手术后应当早期配合全身化疗，抓住大部分肿瘤已被切除的机会，及时消灭已转移的微小病灶。

1）术前化疗：胃癌的分期是决定其预后的重要因素，分期偏低的胃癌有可能通过扩大根治方案获得治愈，分期偏高的病例不应奢望通过扩大手术方案以寻求根治。应争取采用以手术为主的临床综合性治疗，以期能延长患者的术后远期生存率。

胃癌的术前辅助性化疗在以手术为主的临床综合治疗中具有以下优点：①术前辅助性化疗能使胃癌病灶缩小或消失，转移淋巴结玻璃样变及纤维化；②能提高胃癌 RO 切除率；③有利于评估胃癌对化疗的反应，避免术后无意义的化疗，或选择了无效的抗癌药而于患者的治疗无益。

2）术中腹腔内温热化疗：术中腹腔内温热化疗（intraoperative peritonea hyperthermo chemotherapy，IPHC）是十余年逐渐发展起来的一项化疗新技术，适用于预防、治疗胃癌术后腹膜转移或复发。对于进展期胃癌患者，术中应尽可能切除肉眼所见的转移病灶，包括已种植于腹膜的瘤结节，以减少患者肿瘤的负荷，辅以 IPHC 治疗，可望进一步提高疗效。

符合下列情况之一者，可列为行 IPH 的治疗对象：①术中腹腔游离癌细胞检测阳性；②癌肿浸润至浆膜或浆膜外；③腹膜已有散在性转移。

3）术后辅助化疗：国内目前将化疗作为胃癌患者术后的常规治疗，随着新药的不断开发，肯定的治疗方案、确切的效果尚待不断的探讨研究证实之中。

A. 术后辅助化疗的目的：主要是试图消灭术后存在的亚临床转移灶，其应用是属半盲目性的，目的是以巩固手术疗效，减少术后复发，达到治疗。

B. 进展期胃癌患者的化疗原则：①病理类型恶性程度高；②脉管癌栓或淋巴结转移；③浅表广泛型癌灶，面积 $>5cm^2$；④多发性癌灶；⑤40 岁以下的青年患者：所以如胃癌患者情况许可，均应行术后化疗。

C. 术后辅助化疗的给药途径：目前主要还是以全身静脉化疗或口服给药的方法。

D. 术后辅助化疗的效果：判定治疗的效果，还将看化疗药物对肿瘤的敏感性：胃癌是对化疗相对敏感的肿瘤，虽然化疗药物进展很快，表现近期有效率提高，改善生存质量和延长生存期不甚明显，不断有新的方案推出，但至今没有一个规范方案可循。在胃癌术后化疗效果的对照研究中，国内的化疗方案许多设计不尽完善，有待于大样本、高质量、多中心的 RCT 研究。进展期胃癌化疗的效果有明显提高，主要表现在下述几个方面：①近期单药的客观有效率≥20%，两药合用为 30% ~50%，三药合用为 40% ~70.2%，三药以上合用未见更高；②中位无病进展期约为 6 个月（3~8 个月）；③中位生存期为 9 个月（5~16 个月）；④生存质量改善者为 50%。

（2）新辅助化疗：新辅助化疗是在手术前给予辅助化疗。手术前给予辅助化疗的时间不可能太长，一般给予 3 个疗程左右。它的作用机制可能不同于手术后 6~12 个疗程的辅助化疗，因此不称为术前辅助化疗，而称为新辅助化疗或诱导化疗。化疗开始越早，产生抗药性的机会就越少，因此近年不少肿瘤如乳腺癌采用新辅助化疗。

1）胃癌新辅助化疗的主要优点：近年来，许多文献表明新辅助化疗可以增进进展期胃癌的手术切除率及改善预后，因而广受重视。胃癌新辅助化疗的主要优势在于：①杀灭癌细胞，缩小肿瘤，降低临床分期（downstaging），增加手术切除的机会；②杀灭手术区域以外的亚临床转移灶，预防源性瘤播散；③获得肿瘤的体内药敏资料，为术后选择辅助化疗方案提供依据；④对肿瘤迅速进展者免于不必要的手术；⑤肿瘤对化疗的反应可作为判断患者预后的指标之一。早中期胃癌手术根治率高，行新辅助化疗的意义不大，而肿瘤腹腔广泛播散或远处转移者预后太差，也不应纳入其范畴内，所以准确的术前分期对病例的选择至关重要。

2）新辅助化疗对象：早、中期胃癌行新辅助化疗的意义不大，术前分期为Ⅲ/Ⅳ期的胃癌患者，腹腔广泛播散和肿瘤远处转移者不应纳入新辅助化疗的范畴内。

3）新辅助化疗方案：多选用联合化疗方案。一般进行 1~3 个疗程，以 6~8 周为 1 个周期。给药途径以静脉或口服为主，亦有采用介入治疗，即术前经皮选择性或超选择性动脉内插管将化疗药物直接注入肿瘤血管床，大大增加了肿瘤区域的化疗药物浓度，而减轻了毒副反应，初步研究显示，疗效优于静脉全身化疗。

4）新辅助化疗的疗效：疗效好坏与手术切除率及患者预后直接相关：除根据肿瘤缩小程度判断以外，对手术切除标本的病理组织学观察也很重要。此外，还需指出，新辅助化疗的直接效果虽以有效率、手术切除率作为评价标准，但最终仍以能否延长生存期为准。

（3）腹腔内化疗：进展期胃癌术后 5 年生存率在 40% 左右，术后复发多源于术前已存在的淋巴、血行微转移，浆膜及转移淋巴结表面的脱落癌细胞在腹膜种植形成的转移灶。文献报道，浸润型胃癌、浆膜型或弥散型患者 60% 以上腹腔脱落癌细胞阳性。腹腔化疗能够实现高浓度化疗药，直接作用于脱落癌细胞或腹膜转移结节，可明显提高物的有效浓度，延长作用时间；化疗药经脏腹膜吸收，经淋巴管和静脉入门静脉，可起到淋巴化疗和防止肝转移的作用；大部分化疗药经肝代谢后以非毒性形式进入体循环。不良反应明显降低。加热可增加细胞膜通透性，增加瘤细胞或组织对化疗药的渗透和吸收。提高细胞内药物的浓度及反应速度，使瘤细胞膜结构和核 DNA 同时受损，所以温热和顺铂具有良好的增效和协同作用。同时顺铂与 5 – FU 也有协同作用，顺铂能改变癌细胞膜的通透性，加强 5 – FU 对瘤细胞的杀伤作用。5 – FU 阻碍 mRNA 的成熟，抑制修饰酶提高顺铂的抗肿瘤效果。因进展期胃癌术后，腹腔热灌注化疗较静脉化疗疗效高，且不良反应轻，所以进展期胃癌术后应常规行腹腔热灌注化疗。腹腔化疗给药方法有单点穿刺给药法、留置导管法等。腹腔内化疗的并发症有切口感染、腹膜炎、切口出血、化疗药外漏等。

1）腹腔灌注化疗的机制：胃癌腹腔积液的形成多是晚期肿瘤侵犯胃壁浆膜层和淋巴管的广泛转移和淋巴管堵塞所致，其中含有大量的脱落癌细胞，是造成腹膜种植转移的重要原因。并进一步加重腹腔积液的形成，大量腹腔积液的形成不仅使患者丢失大量的营养成分，而且对心肺功能和患者心理也产生极不利的影响。腹腔灌注化疗使化疗药物直接与腹膜腔广泛接触，充分有效地直接作用于原发灶和癌细胞，并通过联合用药，通过多种途径作用于癌细胞和癌细胞的不同生长周期，杀死和减少癌细胞，改善淋巴循环等，从而达到控制腹腔积液的目的。

2）高热腹腔灌注抗癌的依据：肿瘤组织和正常组织一样，都有营养血管。但是，不同时期的肿瘤其内部的血管分布和血滤情况却不一样，即使是很小的肿瘤也是如此。肿瘤在迅速增长时，肿瘤中的部分血管床发生进行性退变。很多肿瘤特别是小肿瘤，瘤体内的血流比正常组织内的要少。在加热过程中，肿瘤内的血流停留时间比正常组织内为长，热的消散比正常组织慢，因而癌体内的温度比正常组织内为高。Song 在实验中发现高热可明显损坏肿瘤中的血管，而正常组织内的血管则不受损害。Gerweck 发现热可使肿瘤组织内的糖酵解率上升，乳酸产物增加，pH 降低。Roberts 发现，单核白细胞在 > 42.5℃时，总蛋白合成减少，DNA 和 RNA 合成延迟。

高热损坏了肿瘤内的血管、糖酵解加快、乳酸产物增多、内环境变成酸性。加上低氧、营养缺乏等，使肿瘤的内环境发生急剧的变化。这种亚适应环境，增加了肿瘤细胞耐高热的敏感，抑制耐热损坏的修补，干扰对热的耐受力，同时增大某些药物对肿瘤细胞的作用。肿瘤细胞对高热的敏感并不是它内在的固有改变或对热所发生的特殊敏感性，而是由于灌注不足，内环境酸化、缺氧和细胞功能丧失所造成的区域性变化所致。这一系列的变化，可能就是人工高热加抗癌药物治疗胃癌癌细胞腹膜种植有效的生物、生理的物质基础。

3）腹腔灌注化疗药的选择：在选择药物方面，目前尚无统一标准。Brenner 建议采取以下原则：①药物能直接或通过组织内代谢转化物杀灭肿瘤细胞；②药物具有较低的腹膜通透性；③药物在血浆内能迅速被清除；④药物对腹腔肿瘤细胞有剂量 – 药物的正相关效应。目前常用的腹腔内化疗药物有：顺铂、卡铂、氟尿嘧啶、多柔比星、羟基树碱、博来霉素、足叶乙苷、丝裂霉素、噻替哌等。

4）腹腔灌注化疗的注意事项：①腹腔积液不宜放尽，进药后应保持残留腹腔积液量在 500mL 左右为宜，以免化疗药物浓度过大造成肠坏死；②留置的导管在皮下潜行有利于避免腹腔积液和化疗药的外渗；③化疗药注入后，加入几丁糖，利于防止癌性粘连或化疗药引起的纤维性粘连，从而有利于药物达到每一个部位；④化疗药的搭配，应根据癌细胞的生长期与化疗药的不同作用机制进行；⑤化疗药的剂量应根据患者的一般情况、腹腔积液的程度及病理类型而定；⑥化疗期间，应及时复查血常规和肝肾功能的情况，若 WBC < 4 000/mm³ 则应及时处理；⑦化疗期间，应加强水化治疗，静脉补液 1 500 ～ 2 000mL，保持尿量 1 500 ～ 2 000mL/d，必要时给予呋塞米 20 ～ 40mg；⑧套管针为软性硅胶管，对肠道无任何刺激性，可较长时间放置，但应注意避免滑脱与无菌；⑨注入化疗药时，操作者应戴手套，保护

自己不被化疗药污染，同时也应避免化疗药外渗至患者的皮肤或皮下，造成皮肤坏死等；⑩可用输液夹来控制放腹腔积液的速度，放腹腔积液的量可达到每次 1 500 ~ 2 000mL。

5）腹腔灌注化疗与介入联合化疗的优点：①腹腔局部给药，局部药物浓度高，组织渗透性好，不良反应轻；②腹腔局部给药与胃左动脉给药可互补，一方面有利于控制腹腔积液，另一方面局部血管给药，还有利于控制胃癌的血道转移；③腹腔内化疗药的排泄途径是经过门静脉循环的，对微小肝转移灶有治疗作用，因为微小肝转移灶的营养主要来自门静脉；④腹膜有吸收功能，化疗药可通过腹膜吸收而达到全身化疗的目的；⑤可作为晚期胃癌伴腹腔积液的姑息疗法，并可能使一部分患者获得再次手术的机会；⑥化疗药对腹膜引起的炎性刺激可致腹膜肥厚，壁腹膜与脏腹膜发生粘连有利于腹腔积液的包裹，减少腹腔积液产生的空间，但我们认为，另一方面也可能导致肠粘连和影响下一次治疗的疗效。

（4）动脉灌注化疗：介入放射学的发展，为胃癌的综合治疗提供了一项新的途径。术前经动脉灌注化疗及栓塞治疗能达到杀灭癌细胞、使癌灶局限或缩小、提高手术切除率。有效病理组织学所见：癌细胞核浓缩，细胞质嗜酸性，有空泡，癌腺管结构破坏，癌细胞坏死，核变性等，变性的癌细胞出现异型怪状的核或多核，癌间质炎性细胞浸润较明显，可见泡沫细胞及多核巨噬细胞，出现钙化及纤维化等。但介入治疗有着一定操作的风险和缺乏大样本的随机试验，以及详尽的临床研究资料，如近远期生存率，RO 的切除率，可接受的并发症等数据，目前尚处在一个临床研究的阶段。

动脉灌注化疗与全身静脉化疗相比有以下特点：①局部肿瘤组织药物浓度明显提高，全身体循环药物浓度明显降低；②全身不良反应明显降低，而局部脏器药物反应相对较重；③局部灌注所用化疗药的剂量可以大大提高；④疗效明显提高。动脉灌注化疗使用方法主要是将导管插入肿瘤供血区域动脉内并经该导管灌注化疗药物。目前动脉灌注化疗主要用于肝癌的治疗，动脉插管的方法有开腹插管（经胃、十二指肠动脉或经胃网膜右动脉插管）及经股动脉插管。近年来皮下灌注泵的应用大大简化了动脉灌注的操作。动脉灌注化疗的并发症主要有导管感染、导管堵塞、导管脱落以及化疗本身的并发症如肝功能损害、骨髓抑制等。

（三）小肠腺癌化学治疗

小肠腺癌对化疗药物不是很敏感，且研究发现化疗并不能提高原发性小肠腺癌的生存期，但对于不能切除的小肠癌患者应用化疗后可使某些不能切除的肿块缩小，暂时缓解症状，并对控制亚临床转移灶可能有一定作用，若患者情况允许，则应采取化疗。有关小肠腺癌化疗的经验比较少，现有国内外有关小肠腺癌的临床研究中，涉及的化疗药物及方案均以老药为主，包括 5 - FU、MMC、CCNU 和 ADM 等，疗效均不能令人满意。而目前以草酸铂、伊立替康等为代表的新一代化疗药物已经在大肠癌辅助化疗和姑息性化疗中广泛应用，提高了大肠癌患者的生存率。同时，化疗联合生物靶向治疗的临床研究也在进行中，因此，十分有必要借鉴大肠癌治疗的经验。

目前，参照结肠癌的方案进行，即使在小肠癌氟尿嘧啶（5 - FU）也是明显有效的药物。但 Coit 证实十二指肠癌与胃癌有相似性。目前还没有明确的推荐方案。对小肠癌患者，考虑选用含 5 - FU 的结直肠癌的化疗方案时，必须根据个体的情况来决定。在十二指肠癌的治疗中，我们可以选择有效的包含有 5 - FU 的胃癌的治疗方案。

结肠直肠癌标准化疗方案：

（1）叶酸/5 - FU（Machover 方案）

叶酸 200mg 加入 5% 葡萄糖溶液 250mL，静脉滴注，2 小时内滴完。

滴至一半时，静脉注入 5 - FU 370 ~ 400mg/m²，每天 1 次，连用 5 天。

每月 1 个疗程，可连用半年。叶酸能够增强 5 - FU 的抗肿瘤作用，可将大肠癌的缓解率提高 1 倍，被认为是目前治疗晚期大肠癌的最新和较有效的方案。

5 - FU 的剂量调整：

根据在治疗间期观察到的按 WHO 标准毒性程度调整下个治疗周期的剂量：

WHO 0 级 5 - FU 的每天剂量增加 30mg/m²。

WHO 1 级 5 - FU 的每天剂量维持不变。

WHO≥2 级　5 - FU 的每天剂量减少 30mg/m²。

（2）叶酸/5 - FU

叶酸 300mg/m²，静脉滴注，第 1~5 天。

紧接着，5 - FU 500mg/m²，2h 内静脉滴注，第 1~5 天。

每 3~4 周重复。

5 - FU 的剂量调整：

根据化疗期间观察到的按 WHO 标准的毒性作用程度确定下个治疗周期的调整剂量，大多数情况下可提高 5 - FU 的每天剂量，注射时间必须保持不变：

WHO 0 级　5 - FU 的每天剂量增加 50mg/m²。

WHO 1 级　5 - FU 的每天剂量维持不变。

WHO≥2 级　5 - FU 的每天剂量减少 50mg/m²。

（3）低剂量的亚叶酸钙/5 - FU（Poon 方案）

亚叶酸钙 20mg/m²，静脉滴注，第 1~5 天。

5 - FU 425mg/m²，静脉滴注，第 1~5 天。

4 周和 8 周重复 1 次，以后每周 1 次。

如果在化疗期间没有明显的骨髓和非血液系统的毒副反应，可将 5 - FU 的剂量增加 10% 每周 1 次的亚叶酸钙/5 - FU 方案：

亚叶酸钙 500mg/m²，2h 内静脉滴注。

在叶酸注射后 1h，5 - FU 600mg/m²，静脉滴注。

每周 1 次共 6 周为 1 个疗程，接着休息 2 周，然后再开始下一周期剂量调整：

骨髓毒性 WHO≥1，5 - FU 的剂量减少到 500mg/m²。

粒细胞 <3 000/mL 和（或）血小板 <100 000/mL，停止治疗直到粒细胞≥3 000/mL 和（或）血小板≥100 000/mL。

胃肠道毒性≥1，5 - FU 的剂量减少到 500mg/m²。

在所有检查正常后才再次开始化疗，在任何情况下不能应用于 60 岁以上的患者。

（四）大肠癌化疗

据统计大肠癌就诊病例中有 20%~30% 已属于 Ⅵ 期，单纯手术已经无法根治，因此必须综合考虑是否需要化疗。还有近 50% 左右的患者在手术治疗后的 5 年内出现复发或转移。此外，为了提高治愈率，减少复发，术后辅助化疗也被寄予了较高的期望。

但 30 余年来，尽管对大肠癌的化疗已进行了较广泛的研究，总的来说没有显著的进展，迄今无论单药化疗或联合化疗的疗效均不能令人满意，缓解期限较短。因此对术后辅助化疗与否至今仍存在争议。一些国外的肿瘤科医师则更倾向于术后给予辅助化疗。

1. 大肠癌化疗的适应证　①术前、术中应用化疗以减少扩散；②术后化疗防止复发或手术不彻底等；③手术后癌肿复发不宜再次手术；④晚期不能手术或已有远处转移者；⑤Duke B 期和 C 期根治术的辅助治疗；⑥癌肿大，切除有困难。术前化疗使其缩小以利肿瘤切除。

2. 大肠癌化疗常用药物

（1）氟尿嘧啶（fluorouracil，5 - FU）：它是一种嘧啶拮抗剂，抗代谢药，影响 DNA 及 RNA 的生物合成，对细胞增生周期 S 期最敏感，从而抑制肿瘤生长。此药最早用于治疗大肠癌，自 1957 年氟尿嘧啶应用于临床以来，对其有效率报道不一，为 5%~85%，至今仍是大肠癌化疗的基本药物。一般 10~15mg/kg 体重，总量 6~8g 为 1 个疗程。一般缓解期 2~6 个月，亦有个别应用 5 - FU 全身化疗治愈直肠癌的报道。近年来对 5 - FU 不同给药途径、给药方案是研究的一大热点。部分学者认为 5 - FU 的半衰期极短，仅 10~20min，因此持续静脉滴注效果更好，并能减轻毒副反应，并为欧洲各国列为首选的给药方式，但美国学者则认为推注较为方便、简单，而滴注麻烦，影响生活质量，且需放置中心导管，不但增加费用并增加感染的风险等，故美国继续应用推注给药的方法。不良反应有骨髓抑制，消化道反应，严重者可有腹泻，局部注射部位静脉炎，也有极少见的急性小脑综合征和心肌缺血等，后者为短时性。用药期间应注意监测白细胞计数。

（2）替加氟（tegafur，FT-207）：为氟尿嘧啶的衍生物，在体内经肝脏活化逐渐转变为氟尿嘧啶而起抗肿瘤作用。能干扰和阻断 DNA、RNA 及蛋白质合成，主要作用于 S 期，是抗嘧啶类的细胞周期特异性药物，其作用机制、疗效及抗瘤谱与氟尿嘧啶相似，但作用持久，口服吸收良好，毒性较低。剂量一般 800~1 200mg/d，分 4 次口服，20~40g 为 1 个疗程。直肠栓剂每次 0.5~1g，每日 1 次。注射剂每次 15~20mg/kg，每日 1 次，静脉注射或点滴，疗程总剂量 20~40g。此药不良反应同氟尿嘧啶，但毒性较低，疗效亦不及氟尿嘧啶。

（3）亚硝基类：亚硝基类药物对大肠癌也有一定疗效，常用的有氯乙亚硝脲（BCNU）、环己亚硝脲（CCNU）、甲环亚硝脲（Me-CCNU）和链尿霉素（streptozotocin）等。通过比较，BC-NU 有效率明显低于 5-FU，Me CCNU 有效率约 15%。近年来对 Me CCNU 的研究认识到了它的远期毒性，它可引起累计性肾损害，并使第 2 个原发恶性肿瘤的危险增加。

（4）丝裂霉素 C（mitomycin MMC）：对肿瘤细胞的 G_1 期、特别是晚 G_1 期及早 S 期最敏感，在组织中经酶活化后，它的作用似双功能或三功能烷化剂，可与 DNA 发生交叉联结，抑制 DNA 合成，对 RNA 及蛋白合成也有一定的抑制作用。MMC 亦广泛用于胃肠道肿瘤，治疗大肠癌的有效率为 12%~16%，有效者缓解期为 3~4 个月。剂量为每次 6~10mg，每周 1 次，40~60mg 为 1 个疗程。此药的不良反应有骨髓抑制、胃肠道反应和对局部组织有较强的刺激性，此外少见的不良反应有间质性肺炎、不可逆的肾衰竭、心脏毒性等。对骨髓抑制的不良反应较大而限制了它的应用。

（5）长春新碱（vincristine VCR）：主要抑制微管蛋白的聚合而影响纺锤体微管的形成，使有丝分裂停止于中期。成人剂量 25μg/kg（一般每次 1~2mg），儿童 75μg/kg，每周 1 次静脉注射或进行冲击疗法。不良反应有胃肠道反应、骨髓抑制、周围神经炎（如四肢麻木、腱反射消失、肌肉震颤、头痛、精神抑郁等）、脱发、体位性低血压、乏力、发热、局部刺激等。注意该药与吡咯类抗真菌剂合用增加神经系统不良反应，与苯妥英钠合用，降低苯妥英钠的吸收，肝功能异常时注意减量使用。

（6）顺铂（ciplatin，DDP，CDDP）：为金属铂的配位化合物，主要作用靶点为 DNA，作用于 DNA 链间及链内交链，形成 DDP-DNA 复合物，干扰 DNA 复制，或与核蛋白及胞质蛋白结合。剂量一般为每次 20mg/m²，每天 1 次，连用 5 天，或 1 次 30mg/m²，连用 3 天，静脉滴注，并需利尿。治疗过程中注意血钾、血镁变化，必要时需纠正低钾、低镁。不良反应有消化道反应、肾毒性、神经毒性、骨髓抑制、过敏反应、心脏功能异常、肝功能改变及其他少见不良反应。

3. 联合化疗 联合化疗具有提高疗效、降低毒性、减少或延缓耐药性产生等优点，迄今已有不少联合化疗方案用于大肠癌的治疗，5-FU 仍为大肠癌化疗的基础用药。常用的方案有以下几种。

（1）传统的 MVF 方案：即 5-FU+VCR（长春新碱）+Me-CCNU（甲基洛莫司汀）。5-FU 10mg/kg·d 静脉注射，共 5 天，VCR 1mg/m² 静脉注射，第 1 天用 1 次，此两药均每 5 周重复 1 次；Me-CCNU 175mg/m²，第 1 天口服，隔周重复。

（2）FLE 方案：5-FU+左旋咪唑（levamisole）。左旋咪唑原为驱虫剂，单一用药对大肠癌无抗肿瘤活性，但有国外临床研究显示此方案能降低 Duke C 期结肠癌患者术后复发率、死亡率，提高生存率，故有人推荐作为Ⅲ期结肠癌术后辅助化疗的标准方案。此方案于大肠癌根治术后 28 天开始，5-FU 450mg/m² 静脉注射，每天 1 次，连用 5 天，以后改为每周 1 次，连用 48 周。左旋咪唑 50mg，每 8h 1 次连服 3 天，每 2 周重复 1 次，共服 1 年。

（3）CF+5-FU（leucovorin，柠檬胶因子，醛氢叶酸）方案：CF 能够增强 5-FU 的抗肿瘤作用，提高大肠癌的缓解率。此治疗方案有多种剂量组合的报道，CF 多用每天 200mg/m²×5 天，5-FU 每天 370~500mg/m²×5 天，28 天 1 个疗程，可连续用半年。但 CF/FU 方案的最佳剂量方案组合至今仍未确定。

（4）5-FU+干扰素（interferon，α-IFN）：5-FU 与干扰素并用对多种实验性肿瘤包括人结肠癌细胞株有协调作用，机制尚不明了。一般为 5-FU 750mg/d，连续滴注 5 天，以后每周滴注 1 次；α-IFN 900 万 U 皮下注射，每周 3 次。有报道此方案神经系统毒性反应达 37%。还有人推荐在 5-FU+CF

基础上第 1~7 天加用 INF 500 万~600 万 U/m²，加用 INF 组黏膜炎、腹泻和血小板下降比较明显。

（5）FAM 方案：即 5-FU 500mg/m² 静脉滴注，第 1~5 天。ADM（多柔比星）30mg/m²，静脉滴注第 1 天，28 天重复，MMC（丝裂霉素）6~8mg/m²，静脉滴注第 1、第 8 天。8 周为 1 疗程。

（6）其他还有 FAP 方案（5-FU+ADM+DPP）、FMEA 方案（5-FU+Me-CCNN+EPI）等。

4. 局部化疗方案　目前临床上对化疗药物、化疗方法的应用提出了更高的要求，目的是发挥最佳的杀灭肿瘤细胞的生物学效应，而对机体正常细胞及组织产生最小不良反应，为此学者们提出了许多解决方法。给药时间从过去单一的术后给药，改为现在的术前、术中、术后、间断或持续给药，且收到了一定临床效果。给药途径的改变，包括从静脉、动脉、淋巴管、局部注射，化疗药浸泡（如洗胃、灌肠），区域动脉灌注等。以下对大肠癌的局部化疗做简要介绍。

（1）肠腔内化疗：1960 年，Rousselot 提倡用肠腔化疗以提高结肠癌根治术疗效。患者按常规施行根治性手术，术中给予 5-FU（30mg/kg 体重）注入癌瘤所在大肠腔内，按常规实施手术。据报道，术中肠腔化疗可提高 C 期大肠癌患者的远期生存率并可减少肝转移，其机制是通过肠壁吸收 5-FU 进门静脉系统和引流的区域淋巴结，杀灭可能进入门静脉和区域淋巴结的癌细胞；同时肠腔内的 5-FU 可杀伤和消灭癌细胞，防止癌细胞扩散，有减少局部复发的可能性。也有临床研究将 5-FU 制成栓剂或乳剂，对直肠癌患者在手术前经肛门直肠腔内给药，发现用药后直肠癌均发生不同程度的组织学改变，效果远较静脉给药好。

（2）动脉灌注化疗：动脉灌注化疗是恶性肿瘤综合治疗的重要手段之一。正确选择靶血管，是动脉灌注化疗成功的关键。动脉造影可为动脉灌注化疗提供解剖依据。由于术后肿瘤的营养血管被切断，因此，动脉化疗只适用于术前、术中和直肠癌术后髂内动脉化疗。方法：经皮股动脉插管至肠系膜下动脉近端，行血管造影以明确载瘤肠段血管分布，用 5-FU 1g、丝裂霉素 12mg 做选择性肠系膜下动脉及直肠上动脉灌注给药。动脉灌注化疗的优点：使肿瘤供血动脉内注入高浓度化疗药物，使其痉挛、收缩、甚至闭塞细小血管，使癌巢坏死，缩小；手术中出血减少，且术中见肿瘤坏死主要出现在边缘区，与周围组织分界较清楚，少有致密粘连，有利于完整切除肿瘤；灌注化疗药物刺激局部瘤组织引起大量细胞浸润及纤维组织增生，加强对肿瘤的抑制作用，防止癌细胞扩散和转移，减少癌细胞术中种植；化疗药物经过静脉回流门腔静脉，可达到全身化疗目的；动脉化疗给药局限，选择性高，全身毒副反应少。

（3）门静脉灌注化疗：大肠癌在原发灶根治术后 5 年内约 50% 发生肝转移。为预防肝转移，1979 年 Taylor 等开始进行术后门静脉灌注 5-FU 的随机对照研究。其方法为，完成大肠癌切除后经大网膜静脉注入 5-FU 250~500mg，或者经胃网膜右静脉插管，引出腹壁外，待术后持续灌注 5-FU 1g/d，连续 7 天，同时加用 5 000U 肝素。结果表明该疗法可延长 Duke B 期和 Duke C 期直肠癌患者的生存期。这一初步结果的报告引发了世界范围内多个类似的随机对照研究。因为门静脉灌注应用简便，毒性低、增加费用不多，采用该方法作为结肠癌术后的辅助化疗具有较大的吸引力。但其临床结果至今仍存在争议。

（4）腹腔化疗：大肠癌相当多的患者发生转移，最常见的部位依次是切除部位、腹膜表面和肝脏。大肠癌的腹腔化疗是近年来国内外研究较多的课题。经腹腔化疗，可直接提高腹内抗癌药物浓度，直接作用于复发部位和转移病灶，提高病灶局部的细胞毒性作用，减少全身不良反应，故对大肠癌术后复发和转移的防治有其独到之处，为大肠癌的术后辅助化疗开辟了新的途径。

化疗药物可选用 5-FU、MMC、DDP 等，以 5-FU 应用最多。腹腔化疗要求大容量贯注，一般每次以 1.5~2.0L 为宜，保留 23h，24h 内大多由腹膜吸收完毕，连续 5 天为 1 个疗程。

腹腔内反复注入大量化疗药物使其在腹腔内积蓄，增加了局部药物毒性，有的引起肠浆膜甚至肌层坏死。因此，应用过程中要严密观察腹部体征及白细胞计数变化。腹腔化疗的并发症与导管有关者有出血、肠穿孔、肠梗阻、液体外渗、腹腔和皮肤感染等。此外尚有白细胞减少、肺部感染等全身并发症。

腹腔化疗除了直接注入化疗药物外还有灌洗化疗，于手术切除病灶后关闭腹腔前用氮芥溶液（浓度 20mg/L）浸浴腹腔、盆腔 5~10min，吸净后，再放置 5-FU 500~1 000mg（加水 500~600mL），不再吸出，然后常规关腹。一些临床研究报道，灌洗化疗可有效地杀伤腹膜表面的微小病灶、降低复发和转移。目前多数学者认为，高温、低渗化疗药液灌洗有明显的药代动力学方面的优越性，值得临床推广应用。但选哪种化疗药物最有效以及其浓度和用量尚待进一步研究。

综上所述，近些年来大肠癌手术后辅助化疗取得了巨大进步并获得了一定肯定，有利于防止局部复发和远处转移，提高长期生存率，已经成为综合治疗中必不可少的重要组成部分，无论在晚期患者的姑息性治疗或者术后辅助治疗都已获得一定疗效。

5. 新辅助治疗 近年来，新辅助化疗作为综合治疗的一种方法在结直肠癌中的应用已得到越来越多的关注。新辅助化疗是指在施行手术或放射治疗之前应用的全身性化疗，其目的是使原发肿瘤或转移病灶缩小，降低肿瘤分期，使不能切除的肿瘤变成可以切除，提高治愈性手术切除率，降低复发率；控制术前存在的微小癌及亚临床灶，抑制由于手术作用引发的肿瘤增生刺激，控制医源性转移；在损伤肿瘤病灶的血管应及淋巴管之前，化疗药物容易使肿瘤局部达到有效浓度，起到高剂量杀伤作用；帮助术后选择化疗方案，为术后判定或选择抗癌药物提供依据，并可协助评价预后，防止远处转移。因此，新辅助治疗有可能提高结直肠癌的治疗效果。尽管目前缺乏临床随机资料肯定其疗效。但结直肠癌患者术前放化疗的应用已经越来越普遍。但国外亦有临床研究显示大肠术前化疗加术后化疗及单纯术后化疗对可切除结直肠癌患者的 5 年生存率、术后并发症差异没有统计学意义。

目前新辅助化疗对大肠癌远期生存率的影响还没有明确的结论，且长程的术前治疗会耽误根治切除的时机，其临床应用有待进一步循证医学证据。

（张 强）

第四节 恶性肿瘤化疗的适应证和禁忌证

一、化疗药物的应用原则

临床中常采用单药、两药或多药联合组成化疗方案的形式进行抗肿瘤治疗，只有在了解药物作用机制、药动学、肿瘤生物学特点及患者临床特点的基础上，针对不同治疗目的，把握好用药时机，合理选择药物的组合、剂量和疗程等，以达到最佳疗效。

（一）联合化疗

联合化疗是肿瘤内科治疗最重要的原则之一，目前大多数肿瘤的标准化疗方案中都包括两种或两种以上的抗肿瘤药。

肿瘤具有异质性，并且肿瘤细胞在组织中分别处于不同周期时相，对药物敏感性各异，单用一种药物很难完全杀灭。如将不同作用机制的药物联合应用，有助于更快速地杀灭不同类型、不同时相的肿瘤细胞，减少耐药的发生，提高疗效。细胞动力学研究表明，肿瘤是由处于细胞周期不同时相的肿瘤细胞组成，各类抗癌药物由于作用机制不同，有些仅对处于增殖状态的细胞有作用，有些对 G_0 期细胞也有作用。多数肿瘤都包含了对化疗药物敏感不同的细胞，因此联合应用作用于不同细胞周期时相的抗癌药物，有助于提高化疗的疗效。联合化疗的药物通常需要兼顾不同的细胞周期，规避相同的毒性，而且应该是由单独应用有效的药物组成，以获得最好的疗效，同时使不良反应得到最大程度的控制。理想状况下，联合给药应出现协同效应。联合用药的另一个关键因素是不良反应是否会叠加。遗憾的是多数细胞毒类药物的不良反应类似，主要为骨髓抑制，这就需要在联合给药时予以减量。而且两次给药的间隔也是无法避免的，主要就是为了能有足够的时间从严重的不良反应中得到恢复。抗肿瘤化疗，最为重要的是提高疗效，同时不良反应可以接受，但不影响患者的生活质量。

联合化疗并非随意选择几种药物进行简单相加拼凑，在设计方案时需要遵循一定的原则，包括：①选用的药物一般应为单药应用有效的药物，只有在已知有增效作用，并且不增加毒性的情况下，方可选择单用无效的药物；②选择不同作用机制的药物或作用于不同细胞周期的药物；③各种药物之间有或可能有互相增效的作用；④毒性作用的靶器官不同，或者虽然作用于同一靶器官，但是作用的时间不同；⑤各种药物之间无交叉耐药性；⑥合适的剂量和方案，根据药动学及作用机制安排给药顺序，避免拮抗。需要注意的是，在进行合理思考和设计后，联合方案的疗效和安全性仍然必须经临床研究证实，特别是考虑替代现有的标准治疗时，更加需要进行严谨的比较。

联合化疗对于提高疗效的重要性已经在临床实践中得到了广泛的证实。例如，急性淋巴细胞白血病单药化疗时，完全缓解率不足40%，治愈率为0，而目前的标准联合化疗方案完全缓解率超过95%，治愈率可达到80%。大多数细胞毒类药物的毒性较大，临床上使用患者所能耐受的最大剂量时，单一药物的疗效仍不够满意，联合使用多种药物是进一步提高疗效的必要手段。

（二）多周期化疗

根据对数杀伤理论，化疗药物按比例杀伤肿瘤细胞，鉴于目前化疗药物的有效率，即使对于较小的肿瘤，单周期化疗也难以将肿瘤细胞减少到可治愈的数量级。多周期治疗即通过定期给予的多次用药，实现肿瘤细胞数目的持续逐级递减，可以提高疗效。

（三）合适的用药剂量、时间和顺序

多数化疗药物的治疗窗狭窄，在组成联合方案时尤其需要谨慎确定剂量。通过临床研究进行剂量爬坡确定各种药物的推荐剂量，并根据患者的体表面积计算具体用量，目前描述剂量使用情况的度量单位仍为剂量强度，是指化疗周期内单位时间内给予的药物剂量，单位为 mg/m^2。虽然临床研究确定了化疗方案中各种药物推荐的标准剂量，但是在治疗前和治疗过程中还需根据患者的耐受性进行调整，在患者能耐受的前提下，应给予充足剂量的治疗，随意减低剂量会降低疗效。

药物给药的持续时间、间隔时间和顺序都可能会影响其疗效和毒性，其设定需依据所选药物的作用机制。如化疗药物主要作用于增生旺盛的细胞，因此剂量限制性毒性往往为骨髓毒性和消化道等其他系统或器官的毒性反应，一定的给药间隔是保证正常组织及时修复所必需的，在不良反应消失或减低至Ⅰ度前不宜给予同种药物或具有相同毒性的其他药物。细胞周期非异性药物的剂量反应曲线接近直线，药物峰浓度是决定疗效的关键因素，对于细胞周期特异性药物，其剂量反应曲线是一条渐近线，达到一定剂量后，疗效不再提高，而延长药物的作用时间，可以让更大比例的细胞进入细胞周期中对药物敏感的时相，以提高疗效。因此，细胞周期非特异性药物常常一次性静脉注射，在短时间内一次给予本周期内全部剂量，而细胞周期特异性药物则通过缓慢静脉滴注、肌内注射或口服来延长药物的作用时间。

药物的给药间隔时间可能影响其疗效和毒性。细胞毒类药物对正常细胞也会产生毒性，常见的如骨髓毒性和胃肠道反应，这些毒性需要一定时间以恢复，在毒性恢复前不宜给予同种药物或具有相同毒性的其他药物。考虑到不同药物对细胞周期和其他药物代谢的影响，合适的间隔时间是重要的，如MTX滴注6小时后再滴注5-Fu的疗效最好而且毒性减低。

出于细胞周期和药动学的考虑，一些化疗方案中规定了给药顺序。联合化疗中常用的策略之一为先使用细胞周期非特异性药物，以减小肿瘤负荷，待更多 G_0 期细胞进入增殖周期后，再使用细胞周期特异性药物，以杀灭增生活跃的肿瘤细胞。又如，DDP可使PTX的清除率减低，若使用DDP后再给PTX，可产生较为严重的骨髓抑制，因此应先给予PTX，再给予DDP。

（四）合适的给药途径

化疗药物的给药途径可分为静脉给药、口服给药和局部给药等方式。各种方式分别具有不同的优缺点，治疗时应根据治疗的目的，选择合适的给药途径。

1. 静脉给药　静脉给药可以减小药物吸收过程中的差异，便于准确给予剂量，同时也可避免刺激性药物对胃肠道、皮肤和肌肉的毒性，因此是最常用的给药途径。但是静脉给药多为一次性或短时间内几次给予，一旦给药后发生严重的不良反应，可能会持续一段时间或者出现后延加重，恢复过程受制于肝肾功能及药物本身的代谢清除特点。

2. 口服给药　口服药物治疗具有药物作用持久、平缓、用药方便和毒性低的特点，并且易于随时调整或撤除药物，但也受到药物生物利用度等的影响，部分药物胃肠道吸收不完全，可能会影响疗效。

3. 局部给药　在一些特殊的情况下，需要通过局部给药以达到最佳治疗效果。局部给药包括腔内

化疗、鞘内化疗和动脉内化疗。腔内化疗又分为胸膜腔内化疗、腹膜腔内化疗、心包内化疗和膀胱灌注。这种治疗模式是通过药物直接与局部肿瘤细胞接触，杀死局部肿瘤细胞，而对全身正常组织影响较少，能够减轻全身的毒性反应。胸膜腔内化疗还能产生局部化学性炎症，导致胸膜腔闭塞而起到控制胸腔积液的作用。腔内给药，药物仅能渗透到肿瘤大约 1mm 的深度，对治疗体积较大的肿瘤效果并不理想，但对于弥漫性肿瘤引起的体腔积液有较好的效果。腔内给药既可给予单药，也可根据肿瘤类型联合应用几种药物，一般选择局部刺激性小的药物，以免引起剧烈胸痛或腹痛。由于多数药物不能透过血脑屏障，在中枢神经系统受侵或受侵风险大时，需要鞘内注射药物。对于浓度依赖性的抗肿瘤药物，局部药物浓度对于疗效是至关重要的，而动脉内给药化疗既可提高肿瘤局部浓度，又不增加全身毒性。药动学表明，动脉内药物的灌注术，药物首先进入靶器官，使靶器官的药物分布量不受血液分布的影响，同时靶器官的首过效应使其成为全身药物分布最多的部位。动脉内给药对于某些实质性器官肿瘤的治疗具有优越性，如原发性肝癌的动脉内化疗可以使肿瘤缩小，从而达到可手术的水平，并能够最大限度地减少对肝功能的损害。

（五）不同化疗方案的合理安排

为避免肿瘤细胞发生耐药的最佳策略是尽早给予足够强度的多药联合治疗，最大限度地杀灭肿瘤细胞。因此，选取最有效且毒性不相重叠的药物组成联合化疗方案，多周期给药，是临床上最常用的方法。但这种方法也存在不足，多种药物存在相同的毒性时，毒性叠加会限制药物剂量。此外药物间的作用可能存在竞争性的干扰，这些都限制了联合治疗方案的疗效、化疗的周期数及在一个方案中能联合应用的有效药物的数量。为克服以上不足，人们对化疗方案的使用策略进行了调整，提出了序贯化疗、交替化疗、维持化疗和巩固治疗等一些治疗方法。交替化疗是将非交叉耐药的药物或联合化疗方案交替使用，更易于使药物达到最适治疗剂量，与序贯化疗相比，更能保障尽早使用多种非交叉耐药的药物，并且与同时使用多种药物相比，其毒性较低。序贯化疗是指先后给予一定周期数的非交叉耐药的药物或化疗方案，然后再序贯给予另一药物或化疗方案，通过序贯化疗，药物易于达到较高的剂量，并且可以避免单一化疗方案对耐药细胞的选择作用。此外，当序贯治疗采用联合方案时，也易于实现在整个治疗过程中使用更多种类的药物，从而减少发生耐药的可能性。序贯化疗在乳腺癌的辅助治疗中显示出了一定的优势。序贯化疗模式的优势可能归功于剂量密度的增加，而交替治疗与序贯化疗相比，可能会降低某些优势药物的剂量密度，从而影响其疗效。维持治疗和巩固治疗都是在完成初始化疗既定的周期数并达到最大的肿瘤缓解疗效后，继续进行的延续性治疗，其中维持治疗采用初始治疗中包括的药物，而巩固治疗采用与初始治疗不同的药物。如前所述，当肿瘤负荷减小时，细胞增生加快，如果此时不继续治疗，不仅肿瘤增长加速，而且可能产生继发耐药，给今后的治疗带来困难。维持治疗前的初始治疗可以作为体内药敏试验，为维持治疗选择合适的药物，而巩固治疗则设想在肿瘤负荷较小时尽早使用非交叉耐药的药物以防止耐药发生。并且，在初始治疗后肿瘤进展时，部分患者由于耐受下降等原因难以接受二线治疗，维持治疗和巩固治疗可以为更多的患者争取到接受后续治疗的机会，以期提高疗效。维持治疗和巩固治疗的疗效已经在淋巴细胞白血病和非小细胞肺癌取得了一定的疗效，但在多数肿瘤中的地位尚未确立。

二、化疗在恶性肿瘤治疗中的应用

随着新机制及新剂型药物的不断研发，化疗亦从单纯的姑息性治疗向根治性治疗过渡，在肿瘤治疗中发挥着日益重要的作用。但是单纯通过药物即能够治愈的肿瘤依旧较少，多数仍需要配合放疗、手术等局部治疗手段进行多学科综合治疗，以最终达到提高疗效及延长生存期的目的。根据化疗的目的，化疗可分为以下几类。

（一）根治性化疗

有些肿瘤经积极化疗后有望治愈，如急性白血病（特别是小儿急性淋巴细胞白血病）、绒癌、恶性葡萄胎、霍奇金淋巴瘤、非霍奇金淋巴瘤及睾丸癌等。一旦确诊，应尽早给予正规化疗，强调足剂量、足疗程的标准化疗；应积极给予强力止吐药物、集落刺激因子等对症支持治疗，以保证治疗的安全性、患者的耐受性和依从性。尽量避免减低剂量及延长化疗后间隙期，不可在取得临床完全缓解后即终止治疗，应要求患者完成根治性的全程治疗方案，治疗不正规或半途而废将会使患者失去宝贵的治愈机会。

（二）辅助化疗

辅助化疗是指恶性肿瘤在局部有效治疗（手术或放疗）后所给予的化疗。目前辅助化疗越来越受到广泛的重视，这是因为近年来对肿瘤开始转移时间的看法较过去有显著改变，而且通过辅助化疗使许多肿瘤患者获得了生存的益处。过去普遍认为肿瘤开始时仅是局部疾病，以后才向周围侵犯，并由淋巴结和血液向全身转移，因此，治疗肿瘤的步骤是早期将肿瘤彻底切除，手术范围力求广泛，如根治术、扩大根治术等。但是，近年来已认识到肿瘤自发生后，肿瘤细胞就不断自瘤体脱落并进入血液循环，其中的大部分虽能被自身的免疫防御机制所消灭，但有少数未被消灭的肿瘤细胞却会成为复发和转移的根源。因此，当临床发现肿瘤并进行手术时，大部分患者事实上已有远处转移。是否需要辅助化疗是根据疾病的复发概率、病理变化（浸润和细胞分化程度）、疾病分期（侵犯程度和淋巴结转移状态）来确定的，而且要参考所用的化疗方案所带来的不良反应。对化疗敏感或复发危险性较大的患者，辅助化疗的意义更大。早期肿瘤，局部治疗即可治愈，复发的概率很小，相对于化疗的不良反应，其给患者带来的收益不大，不需要辅助化疗，如ⅠA期非小细胞肺癌、低危的Ⅱ期结肠癌等。事实上，是否需要辅助化疗及采用什么方案用于辅助化疗，是基于大样本随机对照研究的结果来确定的。只有那些能够显著降低术后复发并带来生存优势的方案才会被推荐应用于辅助化疗。一般认为，辅助化疗应在术后1个月内进行，单一疗程不足以杀灭所有残留的肿瘤细胞，需要多疗程化疗。目前，辅助化疗主要用于乳腺癌、结直肠癌、骨肉瘤、胃癌、非小细胞肺癌等。

（三）新辅助化疗

新辅助化疗是指局限性肿瘤在手术或放疗前给予的化疗。对于未发生远处转移的局部进展期肿瘤患者，在接受手术或放疗前，先进行化疗，主要作用在于：缩小肿瘤体积，降低临床分期，提高手术切除率；在不影响治愈率的前提下，提高乳腺癌、骨肉瘤、头颈部鳞癌和直肠癌的器官保全率和患者的生活质量；可清除或抑制可能存在的微转移灶；作为体内药敏试验，为进一步药物治疗提供重要指导。新辅助化疗策略已应用于局部晚期乳腺癌、骨肉瘤、头颈部鳞癌、直肠癌和胃癌等的治疗。根据新辅助化疗的目的，可以看到，追求肿瘤体积缩小、降期是其特点。因此，在选择药物时强调高效药物的强强联合，针对可能发生的不良反应，提早预防积极处理，避免因此而影响疗效；在决定治疗方案和时限时既要考虑疗效又要兼顾安全性，不能增加围术期并发症；同姑息性化疗仅依赖于影像学判断疗效不同，新辅助化疗后可以获得手术标本，因此病理学观察肿瘤退缩分级也将提供重要的参考价值，决定后续治疗。

（四）姑息性化疗

晚期肿瘤多已全身扩散，不再适合手术或放疗等局部治疗手段，化疗往往是主要的治疗手段，大多数实体肿瘤是无法通过单纯药物治疗来实现治愈的。晚期肿瘤通过药物治疗，可使部分患者的肿瘤体积缩小，症状减轻，疾病得以控制，延长生存期。尽管不能治愈肿瘤，但通过姑息性化疗可以延长患者的中位生存期（median survival time，MST）。更重要的是，伴随着肿瘤体积的缩小，肿瘤所导致的相关症状缓解了、肿瘤负荷所导致系统反应综合征减轻了、营养状况改善了、患者生活质量提高了。总之，姑息性化疗的主要目的为提高患者生活质量和延长生存期。

三、恶性肿瘤化疗的适应证和禁忌证

恶性肿瘤化疗前应获得病理或细胞学诊断，个别确实难以取得组织学或细胞学材料的病例，也应通过临床物理学及实验室检查获取比较确切的诊断依据，并结合临床征象体检，充分了解肿瘤的侵犯范围，在经验丰富的专家指导下，获取充分的临床证据以支持诊断，并考虑到化疗可能给患者带来的益处远远超过其害处时，再酌情使用化疗。接受化疗的患者体质状况应比较好，生活基本能自理。无伴发其他严重的疾病，血常规、肝肾功能及心电图均正常。凡骨髓或肝肾功能有轻度损伤时，可参照有关标准调整化疗药物的用量。

化疗必须在肿瘤专业医生指导下进行，应该让患者熟悉有关药物的常见不良反应，加强临床观察和复查生化及血细胞分析等检查，详细了解药物不良反应的发生情况，做好各项指标的监测，以便及时发现情况，做出相应的处理，尽可能减轻毒副反应，提高治疗效果。应根据肿瘤病理类型和分期，是否存在高危复发因素，按初治或复治等情况，制定合适的策略，选择合理的、最佳的化疗方案。化疗方案应选择经实践检验过的、疗效肯定的、国内外通用的"标准"联合化疗方案，必要时可邀请有关专科（如肿瘤外科、放疗科）医生共同研究制订综合治疗计划。对有望治愈的患者，应争取首次治疗取得完全缓解，此后再予巩固强化治疗，争取达到根治的目的。化疗期间应加强化疗药物过敏、粒细胞减少及并发感染、恶心、呕吐等常见毒副反应的观察和处理。应帮助患者树立战胜肿瘤的信心，消除对化疗的恐惧心理，对可能出现的消化道反应及脱发要有足够的思想和心理准备，需及早采取预防措施，尽量减轻化疗的不良反应。治疗期间应注意卧床休息，进清淡、富于营养、易消化吸收的饮食，也要补充适量的新鲜水果及液体以便促进药物的代谢物从尿中排泄。此外，必须注意保持口腔清洁，防止黏膜损伤，减少并发感染的机会。

（一）恶性肿瘤化疗的适应证

（1）对化疗敏感的恶性肿瘤，化疗为首选治疗。对于这类肿瘤，部分患者可通过化疗治愈，如白血病、精原细胞瘤等。

（2）化疗是综合治疗的重要组成部分，可以控制远处转移，提高局部缓解率，如恶性淋巴瘤、肾母细胞瘤等。

（3）辅助化疗用于以手术为主要治疗方式的肿瘤，可消除微小残留病灶，有利于降低术后复发率。

（4）为了局限肿瘤，在应用局部治疗手段前先使用新辅助化疗，可促使局部肿瘤缩小，清除或抑制可能存在的微小转移灶，达到降低分期、缩小手术和放疗范围、增加手术切除率的目的，有利于最大限度地保持机体功能、防止转移、延长患者的生存时间。

（5）无手术或无放疗指征的播散性晚期肿瘤患者，或术后、放疗后复发转移的患者。

（6）因病情需要，选择经胸、腹膜腔，骨髓，椎管内及动脉内插管，给予局部区域化疗。

（二）恶性肿瘤化疗的禁忌证

化疗药物一般都有明显的毒副反应，不宜用于预防性、诊断性治疗，或作为安慰剂使用，使用时需要权衡利弊得失。有下列情况之一者，应禁用或慎用：

（1）一般情况较差、年老体弱、恶病质等无法耐受化疗者。

（2）骨髓功能差、严重贫血、白细胞和血小板低于正常范围而无法满足正常化疗要求者（治疗前中性粒细胞计数 $< 1.5 \times 10^9/L$，血小板计数 $< 80 \times 10^9/L$ 者）。

（3）伴有心、肝、肾、肺功能异常，肾上腺功能不全，有出血倾向者，慎行化疗，并禁用对有关器官功能有严重毒副作用的药物。

（4）以往做过多程化疗、骨髓转移者慎行化疗；进行重大手术及大面积放疗者，应避免同时进行化疗。

（5）过敏体质，尤其对化疗药物过敏者，应慎行化疗。

（6）严重感染、高热、出血、失水、电解质紊乱、酸碱平衡失调等并发症及有其他严重内科疾病的患者忌行化疗。

（7）精神病未能控制及无法自控的患者；由于依从性差，无法对化疗毒副反应进行及时全面的观察和处理者，慎行化疗。

（8）食管、胃肠道有穿孔倾向或肠梗阻患者。

（三）化疗过程中需要调整药物的情况

在化疗中如出现以下情况应考虑减药、停药或换药：

（1）判断化疗无效者，如化疗1个周期后在间歇期中发生病情恶化，或治疗2个周期后病变评价为进展者。

（2）出现3~4级血液学毒性或非血液学毒性，如骨髓抑制，心、肝、肾功能损害，化学性肺炎等，应根据情况决定是否要在下个周期调整用药或停药。

（3）出现严重的相关并发症，如胃肠道出血、穿孔、大咯血等。

（4）出现较为严重的化疗药物过敏反应。

（5）因患者无法耐受或经济等原因，拒绝进一步化疗者。

（四）注意事项

（1）化疗必须在有经验医师的指导下进行，治疗中应根据病情变化和药物毒副反应随时调整治疗用药，以及进行必要的处理。

（2）治疗过程中密切观察血常规、肝肾功能和心电图变化，定期检查血常规（包括血红蛋白、白细胞和血小板计数），一般每周检查1~2次，当白细胞和血小板降低时每周检查2~3次，直到化疗疗程结束后血常规恢复正常为止；肝肾功能于每周期前检查1次，疗程结束时检查1次，如有异常应进行相应的治疗，并增加复查的次数；心电图根据情况复查。

（3）年龄65岁以上或一般状况较差者应酌情减量用药。

（4）有骨髓转移者应密切注意观察。

（5）既往化疗、放疗后骨髓抑制严重者用药应注意。

（6）全骨盆放疗后应注意患者血常规，并根据情况调整用药。

（7）严重贫血的患者应先纠正贫血。

（张　强）

第二章

胸部肿瘤

第一节 乳腺癌

一、病理分类

1. 上皮性肿瘤　①浸润性导管癌，非特殊类型：混合型癌，多形性癌，伴破骨巨细胞的癌，伴绒癌特征的癌，伴黑色素细胞特征的癌。②浸润性小叶癌。③小管癌。④浸润性筛状癌。⑤髓样癌。⑥黏液癌和富于黏液的其他肿瘤：囊腺癌，柱状细胞黏液癌，印戒细胞癌。⑦神经内分泌肿瘤：实性神经内分泌癌，非典型类癌，小细胞/燕麦细胞癌，大细胞神经内分泌癌。⑧浸润性乳头状癌。⑨浸润性微乳头状癌。⑩大汗腺癌。化生性癌：纯上皮化生性癌：鳞状细胞癌，腺癌伴梭形细胞化生，腺鳞癌，黏液表皮样癌。上皮/间叶混合性化生性癌。富于脂质癌。分泌型癌。嗜酸细胞癌。腺样囊性癌。腺泡细胞癌。富于糖原透明细胞癌。皮脂腺癌。炎症型癌。导管内癌。

2. 肌上皮病变　恶性肌上皮瘤。

3. 间叶性肿瘤　①血管肉瘤。②脂肪肉瘤。③横纹肌肉瘤。④骨肉瘤。⑤平滑肌肉瘤。

4. 叶状肿瘤　恶性。分为三级：Ⅰ级为良性，Ⅱ级为临界恶性，Ⅲ级为恶性。

5. 纤维上皮性肿瘤　导管周围间质肉瘤（低度恶性）。

6. 乳头部肿瘤　乳头 Paget 病。

二、临床分期

（一）乳腺癌（Breast Cancer）TNM

T—原发肿瘤

T_x—原发癌无法评估；

T_0—无原发癌；

T_{is}—原位癌；

T_{is}（DCIS）—导管原位癌；

T_{is}（LCIS）—小叶原位癌；

T_{is}（Paget's）—乳头 Paget 病；

T_1—肿瘤最大径≤20mm；

T_{1mic}—肿瘤最大径≤1mm；

T_{1h}—肿瘤最大径>1mm，但≤5mm；

T_{1b}—肿瘤最大径>5mm，但≤10mm；

T_{1c}—肿瘤最大径>10mm，但≤20mm；

T_2—肿瘤最大径>20mm，但≤50mm；

T_3—肿瘤最大径 >50mm；

T_4—不论肿瘤大小，肿瘤直接侵及胸壁和（或）皮肤（溃疡或皮肤结节）；

T_{4a}—肿瘤侵犯到胸壁；不包括胸肌粘连/侵犯；

T_{4b}—溃疡和（或）同侧卫星结节和（或）皮肤水肿（包括橘皮样变）；

T_{4c}—T_{4a}和T_{4b}；

T_{4d}—炎性乳腺癌。

N—区域淋巴结

临床：

N_x—区域淋巴结不能评估；

N_0—无区域淋巴结转移；

N_1—同侧腋窝Ⅰ、Ⅱ级水平活动的淋巴结转移；

N_2—同侧腋窝Ⅰ、Ⅱ级水平固定，不光滑的淋巴结转移，或同侧内乳淋巴结转移无腋窝淋巴结转移；

N_{2a}—淋巴结固定；

N_{2b}—同侧内乳淋巴结转移无腋窝淋巴结转移；

N_3—同侧锁骨下淋巴结转移（Ⅲ级水平）有或无腋窝Ⅰ、Ⅱ级水平的淋巴结转移；

同侧内乳淋巴结转移并有腋窝Ⅰ、Ⅱ级水平的淋巴结转移；

锁骨上淋巴结转移有或无Ⅰ、Ⅱ级水平的腋窝淋巴结转移或内乳淋巴结转移；

N_{3a}—同侧锁骨下淋巴结转移；

N_{3b}—同侧内乳淋巴结转移；

N_{3c}—同侧锁骨上淋巴结转移。

病理（pN）：

pN_x—区域淋巴结不能评估（已切除或留作病理研究）；

pN_0—无区域淋巴结转移；

pN_0（i）—无区域淋巴结转移，IHC 阴性；

pN_0（1+）—区域淋巴结中恶性细胞不超过 0.2mm（HE 或 IHC 包括 ITC 检查）；

pN_0（mol-）—无区域淋巴结转移，分子检测（RT-pCR）阴性；

pN_0（mol+）-RT-pCR 检测阳性，但无区域淋巴结转移，IHC 阴性；

pN_1—腋窝淋巴结微转移，或 1~3 个转移，和（或）通过前哨淋巴结活检发现内乳淋巴结转移，但临床上未发现***；

pN_{1mi}—微转移［0.2mm 和（或）大于 200 个细胞，但均≤2.0mm］；

pN_{1a}—1~3 个腋窝淋巴结转移，至少 1 个转移灶 >2.0mm；

pN_{1b}—通过前哨淋巴结活检发现内乳淋巴结微转移或大体转移，但临床上未发现***；

pN_{1c}—1~3 个腋窝淋巴结转移以及通过前哨淋巴结活检发现内乳淋巴结微转移或大体转移，但临床上未发现；

PN_2—4~9 个腋窝淋巴结转移，或临床上发现****内乳淋巴结转移，但腋窝淋巴结无转移；

pN_{2a}—4~9 个腋窝淋巴结转移（至少一个病灶 >2.0mm）；

pN_{2b}—临床上发现****内乳淋巴结转移，但腋窝淋巴结无转移；

pN_3—≥10 个腋窝淋巴结转移；或锁骨下（Ⅲ级腋窝）淋巴结转移；或临床上发现****同侧内乳淋巴结转移，同时有 1 个或更多Ⅰ、Ⅱ级腋窝淋巴结阳性；或多于 3 个腋窝淋巴结转移同时前哨淋巴结活检发现内乳淋巴结微转移或大体转移，但临床上未发现***；或同侧锁骨上淋巴结转移；

pN_{3a}—腋窝淋巴结转移≥10 个（至少 1 个病灶 >2.0mm）；或锁骨下（Ⅲ级腋窝）淋巴结转移；

pN_{3b}—临床上发现****同侧内乳淋巴结转移，同时有 1 个或更多Ⅰ、Ⅱ级腋窝淋巴结阳性；或多于 3 个腋窝淋巴结转移同时前哨淋巴结活检发现内乳淋巴结微转移或大体转移，但临床上未发现***；

pN_{3c}—同侧锁骨上淋巴结转移。

[注]＊＊＊"临床上未发现"的定义为影像学检查（淋巴结闪烁扫描除外）或临床体检未发现。

＊＊＊＊"临床上发现"的定义为影像学检查（淋巴结闪烁扫描除外）或临床体检发现有高度怀疑为恶性转移的特征，或细针穿刺细胞学检查可见转移。

M—远处转移

M_0—无远处转移的临床或影像证据；

$cM_0（0＋）$—无远处转移的临床或影像证据，但在血液、骨髓或其他非区域淋巴结中经分子检测或显微镜检测到小于 0.2mm 的肿瘤细胞集聚，患者无转移的症状和体征；

M_1—临床和影像检查有远处转移或经组织学证实大于 0.2mm 的转移。

（二）临床分期

0 期	T_{is}	N_0	M_0
ⅠA 期	T_1^*	N_0	M_0
ⅠB 期	T_0	N_{1mi}	M_0
	T_1^*	N_{1mi}	M_0
ⅡA 期	T_0	N_1^{**}	M_0
	T_1^*	N_1^{**}	M_0
	T_2	N_0	M_0
ⅡB 期	T_2	N_1	M_0
	T_3	N_0	M_0
ⅢA 期	T_0	N_2	M_0
	T_1^*	N_2	M_0
	T_2	N_2	M_0
	T_3	N_1	M_0
	T_3	N_2	M_0
ⅢB 期	T_4	N_{0-2}	M_0
ⅢC 期	任何 T	N_3	M_0
Ⅳ 期	任何 T	任何 N	M_1

[注] T_1^* 包括 T_{1mi}；N_2^{**} T_0 和 T_1 仅有淋巴结微转移分到 ⅠB 期。

区域淋巴结分组：

（1）腋窝（同侧）：包括胸肌间淋巴结及其分支分布的淋巴结。

（2）胸骨旁（同侧）：位于胸内筋膜的胸骨旁肋间隙的淋巴结。

（3）锁骨上：即锁骨上窝淋巴结。位于由肩胛舌骨肌及其肌腱构成侧缘和上缘、颈内静脉构成内缘、锁骨和锁骨下静脉构成下缘的三角区。该三角区以外的邻近淋巴结归入下颈部淋巴结（M_1）。

三、治疗原则

Ⅰ期：手术治疗包括保乳手术加放射治疗，或行乳腺癌改良根治术，或单纯乳房切除加腋下淋巴结清扫。对临床 N0 患者，依据前哨淋巴结活检的情况，决定是否行腋窝淋巴结清扫，如果前哨淋巴结活检阴性，不做腋下淋巴结清扫。前哨淋巴结活检阳性者，行腋下淋巴结清扫术。对有中高危复发因素患者，如年龄轻，小于 35 岁，高分级、低分化、脉管癌栓等，术后辅助化疗。激素受体阳性者也要给予内分泌治疗。HER - 2 阳性（IHC 3＋或 FISH＋）且肿瘤直径大于 1.0cm 者，要求使用曲妥珠单抗辅助治疗，HER - 2 阳性（IHC 3＋或 FISH＋）且肿瘤直径 0.5cm～1.0cm 者，推荐曲妥珠单抗辅助治疗。HER - 2 阳性（IHC 3＋或 FISH＋）且肿瘤直径小于 0.5cm 的，可以考虑曲妥珠单抗辅助治疗。

ⅡA 期：手术治疗，术后辅助化疗。有保乳意向的 T_2 患者，可先新辅助化疗后手术。激素受体阳性者术后给予辅助内分泌治疗，HER - 2 阳性者加曲妥珠单抗辅助治疗。

ⅡB期：先新辅助化疗后手术。术后根据激素受体和HER-2状况给予辅助内分泌治疗和曲妥珠单抗治疗。T_3患者应术后放疗。pN_1及有高危因素者辅助放疗。

Ⅲ期：新辅助化疗或内分泌治疗待肿瘤缩小后再行手术治疗，术后放疗。激素受体阳性者术后内分泌治疗。HER-2阳性者加曲妥珠单抗新辅助或辅助治疗。

Ⅳ期：以化疗、内分泌治疗为主的综合治疗。HER-2阳性者同时加曲妥珠单抗治疗。必要时选择性局部放疗或姑息手术治疗以缓解症状或加强局部控制。

四、综合治疗

（一）手术

术式包括改良根治术、全乳腺切除加腋窝淋巴结清扫术、保留乳房的肿瘤切除加腋下淋巴结清扫术。对临床N0病例，可行前哨淋巴结活检，病理阴性或微转移者不再清扫腋窝淋巴结，前哨淋巴结阳性者需行腋窝淋巴结清扫术。

保乳手术的禁忌证。

1. 绝对禁忌证　①肿瘤病变广泛。②病理切缘阳性。③钼靶照像显示弥漫可疑或癌性微钙化灶。④既往乳房或胸壁放疗。

2. 相对禁忌证　①肿瘤>5cm（2B类）。②灶性阳性切缘。③已知存在BRCA1/2突变的绝经前妇女：保乳手术后同侧乳腺癌复发或发生对侧乳腺癌的风险增加；可考虑预防性双侧乳腺癌切除以降低风险。④≤35岁妇女：有较高复发和再发乳腺癌风险。

（二）放疗

（1）适应证：T_3或T_4；N≥4个淋巴结阳性；保乳手术后；手术切缘残留癌细胞；N_{1-3}合并多个危险因素。接受新辅助化疗患者的放疗适应证：根据化疗前肿瘤情况决定适应证和照射野。

（2）照射方法

1）全乳房照射：使用子野或调强放疗（IMRT）的正向计划。乳房照射剂量：每次1.8~2Gy，总剂量45~50Gy，或每次2.66Gy，总剂量42.5Gy。更高危患者：50岁以下，腋窝淋巴结阳性，淋巴管血管浸润或手术切缘接近肿瘤者给瘤床推量照射，采用近距离放疗或电子束或光子束照射，标准剂量每次2Gy，总剂量10~16Gy，每周5次。

2）胸壁照射：靶区包括同侧胸壁、乳房切除术瘢痕和可能的引流部位。

3）区域淋巴结照射：每次剂量1.8~2.2Gy，总剂量50Gy±切口瘢痕区的推量照射每次2Gy，总剂量60Gy，每周5次。

4）内乳区淋巴结临床阳性或病理阳性，必须进行内乳区放疗，反之由医生决定。

5）部分乳房照射（PBI）：在临床试验中，还需长期随访。

五、肿瘤内科治疗

（一）新辅助化疗（又称术前化疗）

1. 适合局部晚期乳腺癌或肿瘤偏大有保乳意向的病例　通过化疗缩小肿瘤，降低分期达到可手术目的。新辅助化疗还可评估化疗药物的敏感性，为以后选择合适的化疗方案提供依据。新辅助化疗取得病理完全缓解者（pCR）生存期延长，预后改善。通常三阴性和HER-2阳性乳腺癌亚型对化疗较敏感，pCR率较高。新辅助化疗可选择蒽环联合紫杉类药物方案同时或序贯治疗，一般4~8周期，在术前完成；若术前不足者，应术后补足。也可根据不同亚型探索新的化疗方案。

2. HER-2阳性乳腺癌　推荐化疗联合曲妥珠单抗（赫赛汀）治疗，可进一步提高有效率和pCR率，曲妥珠单抗应持续使用1年。

3. 三阴性乳腺癌（Triple Negative Breast Cancer，TNBC）　TNBC是指ER、PR和HER-2三者均阴性的乳腺癌，占乳腺癌病理类型的12%~17%，中国女性TNBC发病率为16%~26%。TNBC多发生

于 40 岁以下绝经前妇女，预后差、复发转移发生率高。由于其缺少内分泌治疗和特异的靶向治疗药物，治疗受到很大限制，联合化疗为其全身治疗重要治疗手段，但目前尚无统一的治疗指南。

多个研究显示以铂类为基础的方案有更好的疗效。Sirohi B 等（2008）对 TNBC 病例用含铂类药物为基础方案行新辅助化疗，结果有效率高达 88%，而其他类型的乳腺癌的有效率仅为 51%。5 年总生存率（64% 对 85%）和无病生存率（57% 对 72%）仍低于非 TNBC。说明在 TNBC 病例中较其他乳腺癌对含铂类药物有更好的有效率（41% 对 31%）。Silver N 等对 28 例 Ⅱ、Ⅲ 期 TNBC 行新辅助化疗，单药顺铂（$75mg/m^2$，21 天为 1 周期，4 周期），结果 pCR 为 21%（6 例，其中 2 例为 BRCA1），cCR 为 64%（18 例），其中 2 例 BRCA1 突变者在接受 2 周期化疗后，即获 pCR；而非 BRCA1 突变患者 pCR 较低（15%，4/26）。表明顺铂对 TNBC 有较好的疗效，且 BRCA1 突变患者对顺铂更为敏感。Byrski T 等从 6 903 例中选取 102 例伴有 BRCA1 突变，且曾行新辅助化疗的患者，化疗后有 24% 达到 pCR，回顾性分析应用不同化疗方案达到 pCR：CMF（CTX + MTX + 5 - FU）为 7%（1/14）；TA（TXT + ADM）为 8%（2/25）；AC（ADM + CTX）或 FAC（5 - FU + ADM + CTx）为 22%（11/51）；单药顺铂为 83%（10/12）。显示顺铂有更高的病理缓解率。

（二）术后辅助化疗

1. 复发风险与化疗　通常根据手术后临床病理特征评估复发风险，决定是否需要化疗。2007 年 St. Gallen 早期乳腺癌专家共识将乳腺癌复发风险分为低危、中危和高危。①低危：腋下淋巴结阴性，具有以下所有特征：年龄 ≥35 岁；T（肿瘤）≤2cm；组织分级 Ⅰ 级；无脉管瘤栓；ER/PR 阳性；HER - 2 阴性。②中危：腋下淋巴结阴性，具有以下特征之一：年龄 <35 岁；T >2cm；组织分级 Ⅱ ~ Ⅲ 级；有脉管瘤栓；ER/PR 阴性；HER - 2 阳性；或腋下淋巴结 1 ~ 3 个阳性，但 ER/PR 阳性，HER - 2 阴性。③高危：腋下淋巴结 ≥4 个阳性或腋下淋巴结 1 ~ 3 个阳性，但 ER/PR 阴性或 HER2 阳性。

除低危及少数中危患者不需要化疗外，多数中危及高危乳腺癌患者都需要术后化疗。对少数中危风险、腋下淋巴结阴性、不良预后因素较少临床难以判断是否化疗获益的患者，可采用多基因检测评估复发风险，如 21 基因 - Oncotype，指导个体化治疗选择。目前国内医院尚未正式开展这项工作。

2. 分子分型与化疗　乳腺癌是分子异质性肿瘤，根据基因芯片技术，将乳腺癌大体分为 4 个分子亚型，不同亚型有不同的生物学特点和预后，治疗也有所不同。由于基因微阵列检测很难常规在临床应用，采用最接近、方便的临床病理标准来确定亚型具有实用性，但与本质的亚型不完全等同。2011 年 St. Gallen 早期乳腺癌专家共识建议如表 2 - 1 所示。

表 2 - 1　基因亚型与治疗

基因亚型	临床病理定义	注释及治疗选择
Luminal A	Luminal A ER 和（或）PR 阳性，HER - 2 阴性 Ki67 < 14%	（1）Ki67 指数临界值是通过与 PAM50 本质亚型比较而定。 （2）染色的质控很重要。 （3）内分泌治疗
Luminal B	Luminal B（HER - 2 阴性） ER 和（或）PR 阳性，HER - 2 阴性 Ki67 高	（1）如果 Ki67 检测不可靠的话，可用组织学分级等替代肿瘤增殖的指标来区别 A 或 B 型。 （2）内分泌治疗 ± 化疗
	Luminal B（HER - 2 阳性） ER 和（或）PR 阳性，任何 Ki67 值 HER - 2 过表达或扩增	（3）化疗 + 抗 HER - 2 治疗 + 内分泌治疗
HER - 2 过表达	HER - 2 阳性（非 Luminal） ER 阴性 PR 阴性 HER - 2 过表达或扩增	化疗 + 抗 HER - 2 治疗
Basal - like（基底样）	三阴性 ER 阴性 PR 阴性，HER - 2 阴性	（1）三阴性与基底样型间有 80% 重叠，但也包括一些特殊类型低风险如髓样癌、囊腺癌等。 （2）化疗

对 Luminal A 型：可单用内分泌治疗，但少数淋巴结转移较多或有其他风险者需化疗。

对 Luminal B（HER-2 阴性）型：可根据激素受体表达情况、复发风险及患者的意愿来选择化疗。术后淋巴结阴性的髓样癌、囊腺癌可以不化疗。特殊组织类型根据激素受体情况决定内分泌治疗或化疗。

辅助化疗方案：一般采用 NCCN 指南推荐的化疗方案和剂量（见化疗方案）。对腋下淋巴结阳性或淋巴结阴性，但同时有多个危险因素者推荐蒽环类和紫杉类方案联合或序贯治疗；对腋下淋巴结转移 ≥ 4 个者，若身体条件允许，优选 2 周密集化疗。对腋下淋巴结阴性、危险因素较少者，可选择含蒽环类（AC、EC、FAC 或 FEC 方案）或紫杉类（TC 方案）方案或 CMF 方案。化疗时间为 4~8 个周期，延长治疗时间不提高疗效。

（三）晚期乳腺癌化疗

晚期乳腺癌难于治愈，治疗目的是延长生存期，缓解症状和改善生活质量。化疗药物和方案的选择应考虑患者一般状况、病变范围及既往治疗方案和疗效，权衡利弊，避免过重的毒性。

晚期乳腺癌最有效的化疗药物包括蒽环类、紫杉类、长春瑞滨等，单药一线治疗的有效率 ≥ 40%，其他药物包括吉西他滨、卡培他滨、铂类（顺铂、卡铂）、烷化剂（环磷酰胺、异环磷酰胺）等，有效率 20%~30%。新型白蛋白紫杉醇（Gradishar WJ 等）克服了传统紫杉醇的过敏反应，不需要预处理，单药一线治疗的有效率（42%）和中位 TTP（23 周）优于传统紫杉醇（ORR 27%，TTP 16.9 周），是新的治疗选择。甲磺酸艾日布林（Eribulin mesylate）是非紫杉烷类微管抑制剂，可阻断微管蛋白多聚体的形成，抑制微管生长。EMBRACE Ⅲ 期临床研究（Cortes J 等）证实，对多线治疗后的晚期难治性乳腺癌，与对照组（采用其他单药化疗、内分泌治疗或生物治疗等）比较，甲磺酸艾日布林（$1.4mg/m^2$，第 1、8 天，静脉注射，21 天为 1 周期）能延长 OS 2.5 个月，分别为 13.1 个月和 10.6 个月，P=0.04，提高 ORR，分别为 12% 对 5%，P=0.02。美国 FDA 已批准其用于治疗接受过 2 种以上化疗方案（含蒽环类和紫杉类化疗药物）治疗的转移性乳腺癌。

对适合化疗患者，可选择单药或联合化疗。通常多个内脏转移，肿瘤负荷较大，进展快的患者宜选择联合化疗。常用方案包括卡培他滨联合多西他赛或长春瑞滨方案，吉西他滨联合紫杉醇或多西他赛等，或含铂（顺铂或卡铂）的两药联合方案。联合化疗有效率高，显效快，TTP 较长，但也增加毒性。对病情进展相对较慢、肿瘤负荷不大、身体条件较差或老年患者，单药化疗是较好的选择。由于毒性较轻，耐受性较好。

对 HER-2 阳性者，标准的治疗是化疗同时联合曲妥珠单抗。曲妥珠单抗与多个化疗药有协同或增效作用，可提高化疗疗效，延长 TTP 和 OS（>6 个月）。

对三阴性乳腺癌（TNBC），目前缺乏标准的化疗方案。多个小规模的临床研究评价铂类联合方案的疗效。Staudacher L 等（2011）对 143 例转移性乳腺癌接受铂类为基础方案化疗，其中 93 例为 TNBC。结果 TNBC 组的 PFS 为 5 个月，mOS 为 11 个月，ORR 为 33.3%（31 例），非三阴组，ORR 为 22%（50 例，P=0.1），TNBC 用铂类为基础化疗的 ORR 较高，但两组的 PFS 和 OS 无明显差异。Maisano R 等 Ⅱ 期临床研究，31 例经蒽环类药治疗的转移性 TNBC，用吉西他滨联合卡铂方案治疗。结果 CR 1 例，PR 9 例，ORR 为 32%，PFS 为 5.5 个月，mOS 为 11 个月。

（四）内分泌治疗

适应证：雌激素受体和（或）孕激素受体阳性的乳腺癌。

1. 新辅助内分泌治疗　对 ER 阳性的绝经后老年局部晚期乳腺癌患者，新辅助内分泌治疗可取得较好疗效。依据绝经后患者雌激素来源，老年局晚期乳腺癌患者，激素受体阳性的，首选芳香化酶抑制剂，ER、PR 双阳性的患者，内分泌治疗有效率最高，单一激素受体阳性的患者，有效率在 20% 左右，对于激素受体状态不明的患者，内分泌治疗有效率很低，为 5%~10%，所以内分泌治疗总体有效率在 60%~80%，治疗 3~6 个月肿瘤缩小后再手术。新辅助内分泌治疗的疗效与化疗相当，不存在化疗中常见的胃肠道反应、骨髓抑制、肝肾功能的损害等，患者耐受性好，是绝经后老年患者的较好治疗选择。

2. 术后辅助内分泌治疗 如下所述。

(1) 绝经前患者：推荐他莫昔芬（TAM）治疗5年，但2013年ArLS研究结果（DaviesC等，2013）显示他莫昔芬10年治疗与5年相比能进一步降低后续的复发和死亡风险，15年PFs获益3.7%，OS获益2.8%。对中高危复发风险、耐受性好患者可考虑延续治疗至10年。对部分年轻（年龄＜40岁）、有高危复发因素的患者，依据SOFT、TEXT研究，在有效的卵巢功能抑制（手术切除或药物）后加用他莫昔芬或芳香化酶抑制剂能进一步提高疗效。由于对卵巢切除手术的顾虑及心理的影响，药物去势更易被患者接受。戈舍瑞林（LHRH类似物）是最常用的药物，每次剂量3.6mg，皮下注射，每4周1次，停药2~3个月后卵巢功能可恢复；对围绝经期患者，他莫昔芬治疗2~3年后绝经者，可以改用芳香化酶抑制剂共用5年；他莫昔芬5年后绝经者，可改用来曲唑5年，做后续强化治疗，共给予内分泌治疗10年。

(2) 绝经后患者：ATAC、BIG-98、TEAM等多个大型Ⅲ期临床试验，10年甚至更长时间的观察，均证实芳香化酶抑制剂（阿那曲唑、来曲唑、依西美坦）在降低复发乳腺癌患者复发、提高无病生存期上优于他莫昔芬，且不良反应轻。目前芳香化酶抑制剂已经取代他莫昔芬成为新的标准治疗。药物治疗选择：①内分泌治疗开始即给予阿那曲唑或来曲唑或依西美坦，持续5年。②tamoxifen和芳香化酶抑制剂共5年，对于各种原因初始治疗未能使用芳香化酶抑制剂者，治疗中有机会时应随时换用芳香化酶抑制剂。③对芳香化酶抑制剂治疗中不能耐受的患者可换用他莫昔芬共5年。④少数很低危的患者，仍然可以使用他莫昔芬。

由于芳香化酶抑制剂应用过程中，可进一步降低血中雌激素水平，降低骨密度和增加骨折风险，故使用芳香化酶抑制剂前应基线检查骨密度，饮食中增加牛奶和含钙丰富的食物，建议治疗中补充钙800μg~1 000μg和维生素D 2 000μg，每年监测骨密度；对已有骨质疏松者（T值＜-2.5）应同时给予唑来膦酸4mg，每6个月1次，预防骨相关事件骨痛、骨折的发生；对已有骨密度降低者，应仔细评估骨折发生风险，个体化选择唑来膦酸治疗或者更换内分泌治疗的药物。

3. 晚期乳腺癌内分泌治疗 对仅有骨和软组织转移、术后无病生存期较长、病情发展较慢的患者，或者有内脏转移，但无相关症状，以及进展缓慢的患者，可首选内分泌治疗。也可作为病情控制后的维持治疗。药物选择类似辅助治疗。绝经前患者，首选卵巢功能抑制（手术切除或药物）加芳香化酶抑制剂或他莫昔芬。对绝经后患者，辅助治疗使用过他莫昔芬者，首选芳香化酶抑制剂；辅助治疗应用过芳香化酶抑制剂者，可选择氟维司群、他莫昔芬或不同类的芳香化酶抑制剂；不同芳香化酶抑制剂之间的疗效没有直接比较的数据，可根据个人经验来选择。孕激素、雄激素等药物通常作为三线以后的选择。

内分泌治疗中的耐药是治疗失败的主要原因。ER作用通路与细胞内其他信号通路之间有交联（CROSS-TALK）作用，PI3K/Akt/mTOR是EGFR/HER-2的下游通路，其激活可干扰ER受体功能，导致内分泌治疗耐药。依维莫司（Everolimus）为哺乳动物雷帕霉素（mTOR）的选择性抑制剂。它可与细胞内蛋白FKBP12结合形成抑制mTOR活性的复合体mTORC1，从而抑制这一通路的激活，增强内分泌疗效。BOLERO-2Ⅲ期临床研究显示，对激素受体阳性、非甾体类芳香化酶抑制剂治疗中进展的绝经后晚期乳腺癌患者，与单药依西美坦比较，依维莫司（10mg/d，口服）联合依西美坦能显著延长中位PFS 4.1个月，分别为6.9个月和2.8个月（研究者评估），P＜0.001；提高有效率，分别为9.5%和0.4%。主要3~4级不良反应为口腔炎（8%）、呼吸困难（4%）、高血糖（4%）和间质性肺炎（3%）。2012年7月美国FDA已批准依维莫司联合依西美坦治疗激素受体阳性、HER-2阴性、非甾体类芳香化酶抑制剂治疗进展的晚期乳腺癌。推荐剂量为10mg，口服，每日1次。

（五）靶向药治疗

1. 抗HER-2靶向治疗 20%~25%的乳腺癌有HER-2基因扩增，它是预后不良指标，也是治疗的靶点。

抗HER-2靶向治疗的适应证：免疫组织化学法HER-2（+++）或FISH法HER-2基因扩增

（HER－2 基因拷贝数/17 号染色体比值≥2.0）。HER－2（＋＋）者应行 FISH 检测，阳性患者给予抗 HER－2 治疗。

（1）曲妥珠单抗（Herceptin，赫赛汀）：是首个针对细胞膜外 HER－2 受体的单克隆抗体，对于 HER－2 阳性［免疫组织化学法（＋＋＋），或 FISH 检测（＋）］的早期乳腺癌，四项大型Ⅲ期临床试验（HERA、NSABP B－31、NCCTG 9831、BCIRG 006），入选患者数超过 1 万例，均证实术后 1 年曲妥珠单抗辅助治疗可降低 HER－2 阳性乳腺癌复发风险 50%，降低死亡风险 33%。无论年龄、肿瘤大小、淋巴结是否转移、受体状况如何均可获益。目前曲妥珠单抗已成为 HER－2 阳性早期乳腺癌的标准治疗。推荐剂量首次 8mg/kg，静脉滴注 90 分钟，以后 6mg/kg，每 3 周 1 次，治疗时间为 1 年。治疗中应定期监测心脏功能（LVEF 值）。

对 HER－2 阳性晚期乳腺癌，多个临床研究表明曲妥珠单抗联合化疗可以提高有效率（1 倍以上），延长 TTP（大于 6 个月），改善总生存。它是目前的标准一线治疗方案。它与多个化疗药物如紫杉类、铂类、长春瑞滨、吉西他滨、卡培他滨等具有协同增效作用，可根据具体病情选择联合方案。治疗有效的患者可采用曲妥珠单抗维持治疗；在曲妥珠单抗治疗中病情进展者，GBG26Ⅲ期研究显示继续曲妥珠单抗换用卡培他滨治疗，其 CBR 和 TTP 均优于停止曲妥珠单抗单药卡培他滨治疗，分别为 75.3% 和 54%，P＝0.006 8；8.2 个月和 5.6 个月，P＝0.03。提示持续抑制 HER－2 患者获益更大。

对 ER 阳性的晚期乳腺癌，曲妥珠单抗联合内分泌治疗可克服耐药，提高疗效。TAn－DEM 研究结果显示对绝经后 HER－2 阳性患者，阿那曲唑联合曲妥珠单抗一线治疗与单药阿那曲唑比较，能提高 CBR（42.7% 对 27.9%）和 PFS（4.8 个月对 2.4 个月），不良反应轻。适合老年、肿瘤负荷不大、化疗耐受性差者或作为化疗后的维持治疗。

（2）拉帕替尼（Lapatinib）：是口服双靶点 HER－1 和 HER－2 受体细胞内酪氨酸激酶抑制剂。EGF100151 研究显示对于既往蒽环类、紫杉类和曲妥珠单抗治疗失败的难治性 HER－2 阳性晚期乳腺癌，拉帕替尼（1 250mg/d，口服）联合卡培他滨的 TTP（8.4 个月）和 PFS（8.1 个月）均优于单药卡培他滨（分别为 4.4 个月对 4.1 个月，P＜0.001），是曲妥珠单抗治疗失败后的二线选择。

由于拉帕替尼和曲妥珠单抗分别作用于 HER－2 受体的不同部位，两药联合有增效作用。Ⅲ期临床研究显示对于既往蒽环类、紫杉类和曲妥珠单抗治疗失败的 HER－2 阳性晚期乳腺癌，继续曲妥珠单抗加拉帕替尼组的 PFS（11 周）和 OS（14 个月）均明显好于单药拉帕替尼（8.1 周，P＝0.011；9.5 个月，P＝0.026）。这种双靶向药物联合也是曲妥珠单抗治疗失败后的重要二线选择。此外拉帕替尼分子量小，可透过血脑屏障，对放疗后复发性脑转移有一定作用。

拉帕替尼用法：单药每次 1 500mg 口服，每日 1 次；联合化疗：每次 1 250mg 口服，每日 1 次。

（3）帕妥珠单抗（Pertuzumab）：是 HER－2 受体二聚体抑制剂，与曲妥珠单抗作用位点不同，通过结合 HER－2 受体Ⅳ区，阻滞 HER－2 同源或异源二聚体形成，阻断细胞信号通路的传导，从而抑制肿瘤生长和生存。CLEOPATRAⅢ期临床研究，显示，对于 HER－2 阳性、复发后没有接受过治疗的 HER－2 阳性转移性乳腺癌，在曲妥珠单抗联合多西紫杉醇方案中加入帕妥珠单抗（406 例）对比曲妥珠单抗联合多西紫杉醇方案（402 例），中位无进展生存期延长 6 个月，分别为 18.5 个月和 12.4 个月，P＜0.001；不良反应中研究组腹泻和中性粒细胞减少发生略有增加，分别为 66.8% 对 44.3%；13.8% 对 7.6%。2012 年 6 月美国 FDA 已批准帕妥珠单抗＋曲妥珠单抗＋多西紫杉醇方案作为 HER－2 阳性晚期乳腺癌一线治疗的新选择。帕妥珠单抗用法：首次 840mg 静脉滴注，以后 420mg，每 3 周 1 次。

（4）T－DM1（Trastuzumab－DM1，Trastuzumab emtansine）：是新型抗体－药物偶联靶向药物，由曲妥珠单抗、抗微管生成细胞毒药物美坦辛（Maytansine）衍生物及连接体组成。T－DM1 与肿瘤细胞表面的 HER－2 受体结合后，通过细胞内吞作用进入肿瘤细胞内，释放细胞毒药物 DM1 从而杀伤肿瘤细胞。由于化疗药物通过曲妥珠单抗携带特异性进入 HER－2 高表达细胞内释放，减少了药物在正常组织的暴露，提高了治疗指数。EMILIAⅢ期临床研究显示，对既往接受过蒽环类、紫杉类药物及曲妥珠单抗治疗失败的 HER－2 阳性转移性乳腺癌（n＝991 例），与标准方案拉帕替尼联合卡培他滨相比，单药 T－DM1（3.6mg/kg，每 3 周 1 次）可以显著地延长患者的 PFS 3 个月（分别为 9.6 个月对 6.4 个月，P < 0.001）和 OS 5.8 个月（分别为 30.9 个月对 25.1 个月，P < 0.001），提高客观有效率（43.6% 对 30.8%，P < 0.001）。主要不良反应为血小板减少（28%）和谷草转氨酶升高（22.4%），总体不良反应低于拉帕替尼联合组。2013 年 2 月美国 FDA 已批准 T - DM1 用于治疗既往接受过曲妥珠单抗和紫杉类药物治疗的 HER - 2 阳性转移性乳腺癌。T - DM1 用法：3.6mg/kg，静脉滴注，每 3 周 1 次。

2. 抗血管生成靶向药物　贝伐珠单抗（Bevacizumab，Avastin）是抑制肿瘤新生血管药物，通过与血液中血管内皮生长因子（VEGF）结合，阻断其与血管内皮细胞表面受体结合，抑制细胞增殖和新生血管的形成。E2100 是贝伐珠单抗联合紫杉醇一线治疗 HER - 2 阴性晚期乳腺癌的Ⅲ期临床研究，贝伐珠单抗加紫杉醇的有效率（36.9%）优于单药紫杉醇（21.2%，P < 0.001），中位 PFS 明显延长，分别为 11.8 个月和 5.9 个月，P < 0.001，但中位 OS 相似（26.7 个月对 25.2 个月，P = 0.01）。主要不良反应为高血压、蛋白尿、出血及血栓。随后进行的多个研究显示，贝伐珠单抗联合化疗（蒽环类、紫杉类或卡培他滨）一线或二线治疗可提高 ORR 10% ~ 20%，延长 TTP 1 ~ 2 个月，不能改善 OS。目前还没有预测贝伐珠单抗疗效的分子标志物和获益人群，临床应用时应权衡获益和毒性，选择合适的患者。此外，贝伐珠单抗联合化疗辅助治疗早期乳腺癌的临床研究（BETH、BETRICE）显示，无论 HER - 2 阳性或阴性，均不能改善患者的生存。

Aogi K 等Ⅱ期临床试验，对 38 例转移性三阴性乳腺癌（TNBC）患者用贝伐珠单抗（10mg/kg 静脉注射，第 1、15 天，4 周重复）联合紫杉醇（90mg/m² 静脉注射，第 1、8、15 天，4 周重复）治疗。结果总缓解率为 74%，中位无病生存时间为 9.6 个月，中位总生存期为 35.8 个月。显示贝伐珠单抗联合紫杉醇化疗对转移性 TNBC 治疗有效。Lobo C 等Ⅱ期临床试验，用贝伐珠单抗联合紫杉醇和吉西他滨治疗转移性乳腺癌，其中 TNBC 的 CR 为 38.4%，临床受益率为 84.6%，总体 18 个月总生存率为 77.2%，而 TNBC 与非 TNBC 相比，PFS 和 OS 均无明显差异。

贝伐珠单抗用法：15mg/kg，静脉滴注，每 3 周 1 次；或 5 ~ 10mg/kg，每 2 周 1 次。

3. 抗 EGFR 单抗　随着乳腺癌分子分型的深入研究，三阴性乳腺癌越来越多见，在中国三阴性乳腺癌占乳腺癌的 20% 左右，TNBC 多发生绝经前的女性，预后差、1 ~ 2 年复发转移发生率高。由于其缺少特异的靶向治疗药物和内分泌治疗药，联合化疗为其全身治疗重要治疗手段，治疗受到很大限制，但目前尚无统一的治疗指南。

三阴性乳腺癌 EGFR 表达较高，西妥昔单抗是针对 EGFR 受体的单克隆抗体，一些小的临床研究评估了其联合化疗的结果。O'Shaughnessy J 等Ⅱ期随机临床研究，分为 2 组，每周给药，IRI（90mg/m²），CBP（AUC2）联合或不联合西妥昔单抗（250mg/m²）治疗 TNBC。结果联合组缓解率为 49%，单化疗组为 30%（P < 0.05），显示加用西妥昔单抗的缓解率明显高于单化疗组。Baselga J 等Ⅱ期研究（BAJI - 1），对转移性 TNBC 病例随机分为顺铂联合西妥昔单抗组和单药顺铂组。结果联合组和单药组的客观缓解率分别为 20% 对 10.3%，中位无进展生存时间为 3.7 个月对 1.5 个月（P = 0.032），显示西妥昔单抗联合顺铂治疗 TNBC 有一定疗效。

六、化疗方案

（一）早期乳腺癌辅助化疗方案

2017 年将乳腺癌的辅助化疗方案首次分出基本方案和可选方案，基于乳腺癌药物的可及性来制定。

1. AC 方案　如下所述。

多柔比星 60mg/m² 静脉滴注，第 1 天。

环磷酰胺 600mg/m² 静脉冲入，第 1 天。

21 天为 1 周期，用 4 周期。

2. DC 方案　如下所述。

多西他赛 75mg/m² 静脉滴注，第 1 天。

环磷酰胺 600mg/m² 静脉冲入，第 1 天。

21 天为 1 周期，用 4 周期。

3. CMF 方案　如下所述。

环磷酰胺 100mg/m² 口服，第 1~14 天。

甲氨蝶呤 40mg/m² 静脉滴注，第 1、8 天。

氟尿嘧啶 600mg/m² 静脉滴注，第 1、8 天。

28 天为 1 周期，用 6 周期。

4. FAC 方案　如下所述。

环磷酰胺 500mg/m² 静脉冲入，第 1 天。

多柔比星 50mg/m² 静脉冲入，第 1 天。

氟尿嘧啶 500mg/m² 静脉滴注，第 1、8 天。

21 天为 1 周期，用 6 周期。

5. AC→T 或 D 方案　如下所述。

多柔比星 60mg/m² 静脉冲入，第 1 天。

环磷酰胺 600mg/m² 静脉冲入，第 1 天。

21 天为 1 周期，共 4 周期；

序贯紫杉醇 175mg/m² 静脉滴注，第 1 天。

21 天为 1 周期，用 4 周期。

或多西他赛 75~100mg/m² 静脉滴注，第 1 天。

21 天为 1 周期，用 4 周期。

6. AC→T 密集方案（2 周方案）　如下所述。

多柔比星 60mg/m² 静脉冲入，第 1 天。

环磷酰胺 600mg/m² 静脉冲入，第 1 天。

14 天为 1 周期，用 4 周期。

序贯紫杉醇 175mg/m² 静脉滴注，第 1 天。

14 天为 1 周期，用 4 周期。

化疗期间预防用 G-CSF。

7. DAC 方案　如下所述。

多西他赛 75mg/m² 静脉滴注，第 1 天。

多柔比星 50mg/m² 静脉冲入，第 1 天。

环磷酰胺 500mg/m² 静脉冲入，第 1 天。

21 天为 1 周期，用 6 周期。

8. FEC→D 方案　如下所述。

环磷酰胺 500mg/m² 静脉冲入，第 1 天。

表柔比星 100mg/m² 静脉冲入，第 1 天。

氟尿嘧啶 500mg/m² 静脉滴注，第 1 天。

21 天为 1 周期，用 3 周期。

再用多西他赛 75~100mg/m² 静脉滴注，第 1 天。

21 天为 1 周期，用 3 周期。

以上方案中也可用表柔比星替代多柔比星，剂量为 90mg/m²（EC 方案中），75~80mg/m²（FEC 方案中）。含曲妥珠单抗辅助治疗方案：曲妥珠单抗可与化疗同时或序贯应用，但应避免与蒽环类药物同时应用，以免增加心脏毒性。

9. AC→TH 方案　如下所述。

多柔比星 60mg/m² 静脉冲入，第 1 天。

环磷酰胺 600mg/m² 静脉冲入，第 1 天。

21 天为 1 周期，用 4 周期。

再用紫杉醇（T）175mg/m² 静脉滴注，第 1 天，14 天为 1 周期，用 4 周期。

或紫杉醇 80mg/m² 静脉滴注，每周 1 次，共 12 周。

同时用曲妥珠单抗（H）4mg/kg 静脉滴注，首次，以后每次 2mg/kg，每周 1 次；化疗结束后改为 6mg/kg，每 3 周 1 次，共 1 年。

10. DCH 方案　如下所述。

卡铂 AUC6 静脉滴注，第 1 天。

多西他赛 75mg/m² 静脉滴注，第 1 天。

21 天为 1 周期，用 6 周期。

同时用曲妥珠单抗（H）：首次 4mg/kg 静脉滴注，以后 2mg/kg，每周 1 次；化疗结束后改为 6mg/kg 静脉滴注，每 3 周 1 次，共 1 年。

11. 单药曲妥珠单抗　化疗结束后开始，首次剂量 8mg/kg 静脉滴注；以后 6mg/kg，每 3 周 1 次，共 1 年。

（二）复发/转移性乳腺癌化疗方案

1. 单药治疗　如下所述。

（1）多西他赛：75mg/m²，静脉滴注，21 天为 1 周期。

（2）紫杉醇：175mg/m²，静脉滴注 3 小时，21 天为 1 周期。

或紫杉醇：80～90mg/m²，静脉滴注，第 1、8、15 天，28 天为 1 周期。

（3）卡培他滨：1 000～1 250mg/m²，口服，每日 2 次，第 1～14 天，21 天为 1 周期。

（4）长春瑞滨：25mg/m²，静脉滴注，第 1、8、l5 天，21 天为 1 周期。

（5）白蛋白紫杉醇：125mg/m²，静脉滴注 30 分钟，第 1、8 天，21 天为 1 周期。

（6）甲磺酸艾日布林：1.4mg/m²，静脉注射，第 1，8 天，21 天 1 周期。

2. 联合化疗方案　如下所述。

（1）DX 方案。

多西他赛 75mg/m²，静脉滴注，第 1 天。

卡培他滨 1 000mg/m²，口服，每日 2 次，第 1～14 天。

21 天为 1 周期。

（2）NX 方案。

长春瑞滨 25mg/m²，静脉滴注，第 1、8 天。

卡培他滨 1 000mg/m²，口服，每日 2 次，第 1～14 天。

21 天为 1 周期。

（3）GT 方案。

吉西他滨 1 000mg/m²，静脉滴注，第 1、8 天。

紫杉醇 175mg/m²，静脉滴注，第 1 天；或多西他赛 75mg/m²，静脉滴注，第 1 天。

21 天为 1 周期。

（4）NP 或 NG 方案。

长春瑞滨　25mg/m² 静脉滴注，第 1、8 天；

顺铂 30mg/m²，静脉滴注，第 2、3、4 天（适当水化、利尿）；或吉西他滨 1 000mg/m² 静脉滴注，第 1、8 天。

21 天为 1 周期。

（5）AT 或 AD 方案。

多柔比星 50mg/m²（或表柔比星 75mg/m²），静脉冲入，第 1 天。

紫杉醇 175mg/m²，静脉滴注 3 小时，第 2 天；或多西他赛 75mg/m²，静脉滴注，第 2 天。

21 天为 1 周期。

3. 靶向药物方案　如下所述。

（1）曲妥珠单抗

1）与化疗同时应用：曲妥珠单抗首次剂量为 4mg/kg，以后 2mg/kg 静脉滴注 30 ~ 90 分钟，每周 1 次。化疗前给药。

2）维持治疗：曲妥珠单抗 6mg/kg 静脉滴注 30 ~ 90 分钟，每 3 周 1 次，直至病情进展。

（2）拉帕替尼

1）单药：1 500mg，口服，每日 1 次，直至病情进展。

2）联合化疗：a. 拉帕替尼 1 250mg，口服，每日 1 次，直至病情进展；b. 卡培他滨 1 000mg/m²，口服，每日 2 次，第 1 ~ 14 天，21 天为 1 周期。

（3）帕妥珠单抗：a. 帕妥珠单抗首次 840mg 静脉滴注，以后 420mg，每 3 周 1 次。b. 曲妥珠单抗首次剂量 8mg/kg，以后 6mg/kg，静脉滴注 30 ~ 60 分钟，每 3 周 1 次。c. 多西他赛 75mg/m²，静脉滴注，每 3 周 1 次为 1 周期。

（4）TDM1（Trastuzumab Emtansine，靶向药）：TDM1 3.6mg/kg，静脉滴注，每 3 周 1 次。

（5）贝伐珠单抗加紫杉醇方案：a. 贝伐珠单抗 10mg/m²，静脉滴注 90 分钟，第 1、15 天。b. 紫杉醇 90mg/m²，第 1、8、15 天，28 天为 1 周期。

【附】病例

【病例一】

（一）病史

患者李××，女性，46 岁，一般职工，阜阳本地人。既往体健，无乳腺癌家族史。24 岁结婚，无流产史，孕一个孩子，哺乳，未绝经。

主诉：右侧乳腺癌术后 16 年，左侧乳腺癌术后 6 年余。患者 2001 年 3 月发现右侧乳腺外上象限一个包块，约 2.0 * 1.5cm 大小，质地硬、边界清，可以活动，无触痛，皮肤无酒窝及橘皮样变化，乳头没有溢液、溢血，乳头无凹陷。在我院门诊行彩超检查：右侧乳房外上象限建议实性结节，见异常丰富的血流信号，考虑乳腺癌。即 2001 年 3 月 26 日在我院外科行右侧乳腺肿块切除，术中冰冻切片：恶性肿瘤细胞，和家属充分沟通后，拒绝保乳手术，即行右侧乳腺癌根治术，术后病理：右侧乳腺髓样癌，切除右侧乳腺组织，见灰白组织，大小 2.1 * 1.8cm，清扫腋窝淋巴结 16 枚，均未见癌转移，边界未见癌残留，免疫组化：ER（＋）、PR（＋）、CerbB－2（＋）、Ki－67 20%、CK5/6（－）。分期 $T_2N_0M_0$（ⅠB 期），2001 年 4 月 10 日开始在我科 FEC 三周方案化疗六周期，即环磷酰胺 800mg IV D1、阿霉素 80mg IV D1、氟尿嘧啶 1.0 Ivgtt D1、D8，末次化疗时间 2001 年 7 月 30 日，化疗中出现Ⅰ ~ Ⅱ度胃肠道反应，Ⅱ ~ Ⅲ骨髓抑制，给予止吐护胃及升白细胞药物应用，胃肠道反应控制、骨髓抑制纠正。化疗结束给予口服三苯氧胺 20mg/日内分泌治疗，定期复查病情稳定。

2006 年 8 月停止内分泌治疗。2012 年 1 月患者无意中发现左侧乳腺包块，大小约 1.5 * 1.0cm，质地硬、边界尚清，活动度一般，无触痛，皮肤无酒窝及橘皮样变化，乳头没有溢液、溢血，乳头无凹陷，到阜阳肿瘤医院行左侧乳腺彩超检查，考虑乳腺癌可能性大，行乳腺包块穿刺：乳腺癌，浸润性Ⅰ ~ Ⅱ级，2012 年 1 月 14 日行左侧乳腺癌改良根治术，术后病理：乳腺浸润性导管癌Ⅱ ~ Ⅲ级，切除左侧乳腺组织，见灰白组织，大小 1.6 * 1.3cm，清扫腋窝淋巴结 17 枚，均未见癌转移，边界未见癌残留，免疫组化：ER（75% ＋）、PR（15% ＋）、CerbB－2（＋＋）、Ki－67 5%、CK5/6（－），EGFR（－），VEGF（＋），FISH 检测：ER（＋），PR（－），CerbB－2（－）。分期 $T_1N_0M_0$（ⅠB 期）。2012 年 2 月 1 日开始辅助化疗，心电图：Ⅱ、Ⅲ、V1、AVF 导联 ST－T 段压低，考虑阿霉素的心脏毒性，给予 DC 三周期方案化疗六周期，即多西他赛 120mg D1、顺铂 40mg D2 ~ 4，末次化疗时间 2012 年 5 月 22 日，化疗过程中Ⅲ度骨髓抑制，给予重组人粒细胞刺激因子应用，骨髓抑制纠正 2012 年 6 月开始三苯氧胺 20mg/日内分泌治疗，规律复查。

2013 年 9 月患者发现左侧乳腺手术瘢痕处一质硬包块，到蚌埠医学院附属医院 2013 年 9 月 2 日行左侧乳腺癌根治术，术后病理：浸润性导管癌Ⅱ~Ⅲ级，免疫组化同上，考虑：①右侧乳腺癌术后；②左侧乳腺癌术后；③左侧胸壁局部复发。术后 2013 年 9 月 25 日心电图：窦性心律，心脏彩超：EF68%，心室各腔未见异常，行 FEC 三周方案化疗六周期即：环磷酰胺 800mg D1、表阿霉素 120mg D1、氟尿嘧啶 1.0 Ivgtt D1、8，末次化疗时间 2014 年 1 月 4 日。期间每周期行心电图检查，每三周期行心脏彩超检查，均未见异常。2014 年 1 月开始内分泌治疗，患者 2012 年化疗结束月经一直未来，行性激素六项检测，处于绝经状态，给予来曲唑 2.5mg qd po，患者目前定期复查中。一般状况好，精神饮食、睡眠一般，体重无下降，二便正常。

（二）体格检查

ECOG 0，神志清楚，呼吸平稳，皮肤无黄染，未见瘀点瘀斑，浅表淋巴结未及，双乳缺如，胸前可见手术瘢痕，愈合好，双肺呼吸音清，无啰音，心率齐，无杂音，腹部平软，未触及包块，肝脾肋下未触及，全腹未触及包块，双下肢不肿，NS（-）。

（三）辅助检查

2001 年 3 月 26 日右侧乳腺包块术中冰冻切片：恶性肿瘤细胞，术后病理：右侧乳腺髓样癌，切除右侧乳腺组织，见灰白组织，大小 2.1*1.8cm，清扫腋窝淋巴结 16 枚，均未见癌转移，边界未见癌残留，免疫组化：ER（+）、PR（+）、CerbB-2（+）、Ki-67 20%、CK5/6（-）。

2012 年 1 月左侧乳腺包块穿刺病理：（穿刺包块病理）乳腺癌，浸润性Ⅰ~Ⅱ级，2012 年 1 月 14 日左侧乳腺癌术后病理：乳腺浸润性导管癌Ⅱ~Ⅲ级，切除左侧乳腺组织，见灰白组织，大小 1.6*1.3cm，清扫腋窝淋巴结 17 枚，均未见癌转移，边界未见癌残留，免疫组化：ER（75%+）、PR（15%+）、CerbB-2（++）、Ki-67 5%、CK5/6（-）、EGFR（-）、VEGF（+）、FISH 检测：ER（+），PR（-），CerbB-2（-）。

2013 年 9 月 2 日行左侧乳腺癌根治术，术后病理：浸润性导管癌Ⅱ~Ⅲ级，免疫组化：ER（75%+）、PR（15%+）、CerbB-2（++）、Ki-67 5%、CK5/6（-）、EGFR（-），VEGF（+）。

（四）诊断

1. 诊断分析

（1）患者，46 岁，女性，已绝经，既往健康，无乳腺癌家族史。无烟酒嗜好。

（2）有双侧乳腺包块病史，并经过手术切除，病理证实为乳腺癌，但两次术后病理完全不同，考虑双侧乳腺癌均为原发性。

（3）患者左侧胸壁包块，经过手术切除，病理同左侧乳腺癌病理，考虑局部复发，诊断明确。

2. 鉴别诊断

（1）乳腺纤维瘤：是有腺上皮和乳腺纤维组织两种成分混合组成的肿瘤，是一种良性的肿瘤，多发生于青年女性，常常因为女性体内性激素水平不平衡，与月经周期无关，一般生长缓慢，同乳腺癌一样，好发生于乳腺的外上象限，多呈卵圆形或者圆形，质地软的无痛性包块，富有弹性，常见的约 3cm 大小，有时妊娠或哺乳期间骤然长大，切除后显示仍然是良性，乳腺纤维瘤恶变的概率很小，不到 1%。彩超检查可见圆形、类圆形密度均匀的低密度肿物，有包膜，可见伴声影的粗大钙化，彩超显示无血流或者少见血流，可以与乳腺癌相鉴别，有些较难鉴别的需要乳腺钼靶射片或者活检病理明确。

（2）乳腺囊肿：多见与 30~50 岁的女性，同时多有哺乳期间积乳，最初表现为乳腺肿物，双侧极少见，常为单侧，多在乳晕外的周边部位，边界清，表面光滑，可以活动，但活动度小。

（五）治疗

1. 手术　保乳手术；象限切除；改良根治术；扩大根治术；手术+术后放化疗+内分泌治疗。

2. 新辅助治疗　（化疗、靶向、内分泌治疗）+手术+术后辅助治疗（放疗化疗及内分泌治疗）。

3. 姑息性治疗　化疗、放疗、内分泌及靶向联合等。

这个患者治疗经过：①2001 年 3 月 26 日右侧乳腺癌改良根治术。②术后予 2001 年 4 月 10 日 ~ 2001 年 07 月 30 日六周期辅助化疗（FEC 方案）。③内分泌治疗 5 年（三苯氧胺）。④2012 年 1 月 4 日左侧乳腺癌改良根治术。⑤术后予 2012 年 2 月 1 日 ~ 2012 年 5 月 22 日六周期 DC 方案辅助化疗。⑥2012 年 5 月 ~ 2013 年 9 月三苯氧胺内分泌治疗。⑦2013 年 9 月 2 日行左侧乳腺癌根治术。⑧2013 年 9 月 25 日 ~ 2014 年 1 月 4 日六周期 FEC 方案辅助化疗。⑨2014 年 1 月来曲唑内分泌治疗。⑩多次复查一般状况良好。

（六）随诊

（1）包括治疗期间的随诊和治疗结束稳定期的随诊。

（2）治疗期间的随诊包括科室电话随诊；门诊预约随诊；家访等形式。

（3）治疗结束随诊乳腺癌随诊原则：术后 1 ~ 2 年每 3 ~ 6 个月复查一次。3 ~ 5 年每 6 ~ 12 个月随诊一次；随诊项目包括体检和标志物和影像学的随诊等，包括用药的指导、不良反应处理等。

（七）病例分析

双原发乳腺癌：有同时性双原发和异时性双原发两种，而以异时性双原发占多数，同时性双原发癌约占 1/4，发病年龄在 40 ~ 50 岁，异时性原发乳腺癌发病年龄相对轻，41 岁左右，50 岁左右双侧乳腺癌以同时性癌为主，双原发性乳腺癌大部分有家族史。诊断要点：要明确是原发癌还是转移癌，原发癌常位于对侧乳腺外象限的实质内，而转移癌位于乳腺内象限或近胸骨中线的脂肪组织内，往往是通过对侧皮下淋巴或者血液循环而到对侧。要证实为双原发性乳腺癌，必须有明确的病理提示，二者病理类型完全不同，在各自的病理诊断过程中找到原位癌细胞，是诊断双原发性癌的有力证据，另外关键的一点是，原发性癌的生长多为单一病灶，而转移癌为多个病灶，呈膨胀性生长，最后两侧乳腺癌发病时间间隔也有助于诊断，转移癌多发生于一侧乳腺癌的 5 年之后，而原发性癌可以是同时，或者不同时，与时间间隔没有关系。临床特征：异时性原发癌预后差，多伴有淋巴结转移、远处转移和局部复发。治疗预后与临床分期、病理分级、病理类型、分子分型、是否采取积极治疗，以及或者身体状况等有关系，总体一三阴性乳腺癌预后差。治疗上双原发性癌均提倡手术切除，或新辅助治疗后给予手术切除以及术后分子治疗，有放疗指征的给予放疗，有内分泌治疗指征的给予内分泌治疗，以及靶向 Her - 2 的治疗等。

（八）关键点分析

这个患者从一侧乳腺患癌到现在，已经 16 年余，经历手术放疗化疗内分泌治疗，可能还包括自己中医中药的治疗，治疗恰当、合理，是一个成功的病历。之所以治疗成功，得益于：

（1）早发现早治疗，早期发现可以行根治性手术，同时给予合理的辅助治疗。

（2）更与患者乳腺癌术后病理及免疫组化提示其是一个低危的髓样癌患者。

（3）良好的心态。因为有了第一次乳腺癌的经历，患者更加注重自己乳房的体检，早期发现乳腺异常，并及时到医院检查，做到早发现。能够争得手术机会，甚于保乳的机会。

（4）规范的治疗；两次患乳腺癌，依据治疗的前沿，合理治疗、用药，二次乳腺癌时，进行基因检测，了解 Her - 2 状态，以及免疫组化情况，让患者得到合理的治疗、规范的治疗。

（5）战胜疾病的信心，患者初患乳腺癌时，家庭和谐、幸福工作如意，父母关爱，一个小女儿在幼儿园，自己被家人、朋友关爱着，尤其是对孩子的眷恋，父母、爱人给予的强大的爱的支持，社会的关爱，等等。

（6）患者一侧乳腺患癌时，是否有证据支持切除对侧乳腺？患者第一次患乳腺癌，16 年前，基因检测尚不成熟，没有证据证实一定要给予基因检测，包括 BRCA1、BRCA2 基因，近几年有了成熟的基因检测经验，告诉我们如果直系亲属患乳腺癌、卵巢癌，建议给予 BRCA1、BRCA2、P53、PTEN 检测，可以了解患者患乳腺癌和卵巢癌的风险，有时建议行预防性的乳腺切除，降低患乳腺癌的概率。这类乳腺癌患者称为遗传性乳腺癌。BRCA1、BRCA2 是两个"残缺"基因，不但是让一侧乳房得乳腺癌，还会累及另一侧乳房得乳腺癌，据报告，这类患者一侧乳房患乳腺癌，另一侧乳房患乳腺癌的机会为：

52%上下。一侧乳腺癌手术后十年，对侧乳腺也发生乳腺癌大概40%～65%，这对基因，不仅对乳腺癌有影响，还可以导致卵巢癌的发生。这两个基因突变率是多少呢，在整个人群中，携带 BRCA1、BRCA2 基因的人群发生基因突变的概率是2%～3%，在合并乳腺癌和卵巢癌的家族中，携带 BRCA1、BRCA2 基因的人群，基因突变率可达55%，而一个人如果同时患了乳腺癌和卵巢癌，她的基因突变率就达到75%了。美国好莱坞明星朱莉，因为母亲患乳腺癌，同时之后又患了卵巢癌，检测发现朱莉体内有 BRCA1、BRCA2 基因突变，她患乳腺癌的风险，大大增加。朱莉切除双侧乳腺之后，她患乳腺癌的风险由87%下降到5%。所以在16年前患者没有基因检测及预防性乳腺切除也不为过。即便是现在，基因检测提示某人患乳腺癌风险高，是否就接受预防性乳腺切除，也是个大问题，毕竟与各级各类人的想法相关。

（九）个人经验分享及知识点点评

（1）早发现早治疗，规范治疗是关键。这个患者分期都比较早，均无术后放疗的指征。

（2）治疗中关注心脏毒性。患者两次乳腺癌，术后辅助化疗均使用蒽环类药物，如何关注心脏毒性，预防心脏不良反应是非常重要的。通常建议常规心电图及心脏彩超；可以选择对于心脏毒性小的表阿霉素或脂质体阿霉素、吡柔比星等；心脏毒性为蒽环类药物剂量限制性毒性，建议剂量低于$550mg/m^2$；造成心脏损伤的原因可能是由于心肌细胞自由基的产生而导致药物在体内蓄积，通常行心电图检查，以及心肌酶谱的检查，主要是肌酸激酶、肌酸激酶的同工酶水平的改变，肌钙蛋白 T 和肌钙蛋白 I 的变化，确定是否出现心脏损伤，这几种酶的变化并不在心脏损伤的同一时期发生，比如肌钙蛋白一般在心肌损伤后2小时就开始升高，持续上升，约14小时达到高峰，持续时间大概4天左右，而 CK－MB 在心肌损伤后先于 CK 开始升高，12小时即可达高峰，有时36小时才达到高峰，持续3天恢复正常，一旦出现明显的心肌病变，预后很差，病死率很高，因此建议化疗中有效的检测患者的心脏功能，防止患者的心功能出现过度的下降，早发现早治疗，避免造成严重的不良后果，建议化疗的前中后监测心功能，意义非常重大，是否在化疗同时给予心脏保护剂，比如辅酶 Q_{10}、维生素 E 以及右丙亚胺等，目前大量的研究并没有定论。

（3）关注内分泌治疗过程中药物不良反应问题。

【病例二】

患者焦××，女性，42岁，农民，阜阳本地人。既往体健，无乳腺癌家族史。16岁初潮，24岁结婚，无流产史，孕两个孩子，哺乳，未绝经。有小三阳，1997年、2009年剖宫产术。无家族性遗传病史。

（一）病史

患者2014年7月发现左侧乳腺外上象限一个包块，黄豆大小，质地硬、边界不清，能活动，无触痛，皮肤无酒窝及橘皮样变化，乳头没有溢液、溢血，乳头无凹陷。

（二）体格检查

左侧乳腺外上象限一个包块，黄豆大小，质地硬、边界不清，活动度一般，无触痛，皮肤无酒窝及橘皮样变化，乳头没有溢液、溢血，乳头无凹陷。双侧腋窝、锁骨上及颈部未触及淋巴结。

（三）辅助检查

彩超检查：双乳增生伴右乳多发囊肿，左侧多发导管扩张伴导管内实性回声，左腋下淋巴结肿大。乳腺钼靶示：双侧乳腺增生症，左乳结节形成。

（四）治疗

诊断及治疗：结合病史及体检及辅助检查，诊断左侧乳腺实性包块，乳腺癌可能。2014年7月29日在我院外科行左侧乳腺肿块切除＋术中冰冻切片：恶性肿瘤细胞，即行左侧乳腺癌改良根治术。术后病理：浸润性导管癌Ⅲ级（1.0cm），免疫组化：ER（－）、PR（＋＋）、CerbB－2（＋＋＋）、P53（＋）、Ki－67（＋57%、CK5/6（－），P120（膜＋），送检腋下淋巴结1/17枚可见癌转移。

T1N1M0ⅠB 期，术后规则化疗八周期 FEC＊4－T＊4，即（CTX750mg＋E－ADM120mg＋5－FU750mg ivgtt D1，Q3W，TXT120mg D1、8），末次化疗时间 2015 年 1 月 10 日，之后内分泌治疗至今。

本例治疗原则：

1. 手术　患者无手术禁忌，无广泛转移，手术首选。是否有保乳指征以及是否行前哨淋巴结活检，来决定可否给予保乳手术。依据指南，患者包块较小，外上象限，具有保乳治疗的适应证，加强沟通，行前哨淋巴结活检，可行保乳手术。一些临床试验已经明确，适合保乳的患者，保乳手术与根治术治疗其 DFS、PFS 以及 OS 未见统计学差异，即便是三阴性或者 Her－2 过表达型均是如此。

2. 术后辅助化疗指征　患者乳腺包块 1.0cm，术后病理为浸润性导管癌Ⅲ级，有一个淋巴结转移，没有发现远处转移，所以为 $T_1N_1M_0$，ⅠB 期，且绝经前女性，尤其是对于多个淋巴结转移的乳腺癌患者术后化疗可以降低 27% 的复发率和 37% 死亡率，所以术后辅助化疗是有适应证的。

3. 乳腺癌术后放疗指征　对于 $T_{3,4}$ 以及有两枚以上淋巴结转移的患者，以及保乳患者有术后辅助放疗的适应证，本患者淋巴结一枚阳性，包括 T_1，多个临床研究证实，术后辅助放疗指征不强，与患者及家属沟通后，没有接受术后的辅助放疗。

4. 给予靶向药物治疗指征　对于乳腺癌，免疫组化或者 FISH 检测，Her－2 阳性的，推荐给予靶向药物和赛汀应用，抗 Her－2 靶向药物的应用可以降低复发转移及死亡率，但要结合患者的经济情况，适当选择，对于不能应用的，如果之后出现了复发、转移，依然有使用和赛汀的指征。这类患者通常提示恶性度高，增殖快，预后差，容易复发转移，建议定期复查，早发现复发转移灶，给予早期处理。

5. 是否有基因检测的必要　是否进行基因检测，要参考几个方面的因素：经济能力、患者意愿，是否有家族史等，由于价格昂贵，21 基因检测并未作为常规。

6. 术后内分泌治疗的药物选择　该患者术后免疫组化提示 ER（－），PR（＋＋），这种情况非常少，因为 PR 在 ER 的下游，ER（－），只有极少（1%～3%）比例的患者 PR 呈阳性，但是只要激素受体有阳性，就有使用内分泌治疗的指征，患者绝经前女性，内分泌治疗药物首选绝经前的他莫昔芬，以前常规推荐服用 5 年，但 ATLAS、aTTOM 两个临床试验发现绝经前激素受体阳性早期乳腺癌患者，使用他莫昔芬治疗 10 年的患者生存率改善优于 5 年标准治疗，所以推荐 5～10 年 tamoxifen 内分泌治疗。是否应该联合卵巢功能抑制，试验证实小于 35 岁的绝经前乳腺癌，卵巢功能抑制可以获益，同时要结合患者经济能力，不做推荐。

7. 关键点　患者有乙肝小三阳，注意检测肝功能以及乙肝病毒定量等。

【病例三】

（一）病史

患者张××，女性，64 岁，退休，阜阳本地人。既往体健，无乳腺癌家族史。初潮 16 岁，22 岁结婚，无流产史，孕两个孩子，哺乳，未绝经。有冠心病、房颤、高血压病史 10 余年，无家族性遗传病史。

主诉：左侧乳腺癌术后 3 年。

病史：患者 2014 年 6 月发现左侧乳腺外上象限一个包块，约 3cm 大小，质地硬、边界不清，活动度差，无触痛，皮肤无酒窝及橘皮样变化，乳头没有溢液、溢血，乳头无凹陷。

（二）体格检查

ECOG 0，双侧乳腺外观对称，左乳外上象限一 3.0＊2.8cm 大小质硬包块，边界不清，活动度差，无触痛，皮肤无酒窝及橘皮样变化，乳头没有溢液、溢血，乳头无回缩，双侧腋下及双侧颈部、锁骨上未触及淋巴结。

乳腺彩超：左侧乳腺实性结节，边界不清，可见丰富血流信号，考虑乳腺癌。乳腺穿刺：可见癌细胞。诊断与治疗：患者结合病史及彩超检查，初步诊断左侧乳腺癌、冠心病－房颤、高血压病。2014 年 6 月 10 日给予左侧乳腺癌改良根治术，术后病理：左侧乳腺浸润性导管癌Ⅲ级，长径 3cm，腋窝淋巴结（＋）1/15 枚可见癌转移，免疫组化：ER（－）、PR（－）、CerbB－2（－）、Ki－67（＋30%）、

CK5/6（+），P120（膜+），E-cad（+），T2N1M0 Ⅱ B 期，三阴型。2014 年 6 月 25 日给予 GP 方案化疗六周期即：盐酸吉西他滨 1.6gD1、8 + 顺铂 40mg D2、3、4），末次化疗时间 2014 年 10 月 13 日，化疗结束局部放疗 45Gy，放疗结束时间 2015 年 1 月。

（三）治疗原则

手术：患者无手术禁忌，无广泛转移，手术首选。是否有保乳指征以及是否行前哨淋巴结活检，来决定可否给予保乳手术。依据指南，患者包块较小，外上象限，具有保乳治疗的适应证，加强沟通，行前哨淋巴结活检，可行保乳手术。本患者为绝经后女性，可能对于保乳愿望不强，同时患者有冠心病 - 房颤病史，术后化疗蒽环类、紫杉醇类药物受限制，辅助化疗的首选药物不能使用，是否影响疗效尚未可知，告诉患者及家属情况，选择改良根治术。

辅助化疗指征：患者乳腺包块 3.0cm，有一个淋巴结转移，没有发现远处转移，所以为 $T_2N_1M_0$，绝经后女性，且为三阴型，为细胞毒药物治疗敏感的肿瘤，指南推荐 $T_1N_0M_0$ 患者给予辅助化疗，所以患者接受了 6 周期的 GP 方案化疗。

乳腺癌辅助放疗指征：对于 $T_{3,4}$ 以及有两枚以上淋巴结转移的患者；保乳患者有术后辅助放疗的强烈适应证，本患者淋巴结一枚阳性，包块 T_2，多个临床研究证实，术后辅助放疗指征不强，因患者为三阴型女性，术后蒽环类、紫杉醇类药物使用受限制，与家属沟通后，选择术后辅助放疗，关于放化疗顺序选择方面，一般推荐几种模式，同期放化疗、序贯放化疗、夹心放化疗等，研究认为，有放疗指征的患者，更有化疗的指征，基于放疗后化疗局部血供受到破坏，化疗药物不能很好地到达局部，目前推荐，先化疗后放疗。

化疗方案的选择：多个临床指南以及大量临床研究证实，三阴型乳腺癌术后化疗有强烈的适应证，化疗方案选择蒽环类、紫杉醇类，含铂方案在三阴型乳腺癌中疗效确切，尤其患者有冠心病 - 房颤，高血压病，影响蒽环类、紫杉醇类药物的使用，本例患者选择 GP 方案合理，且有研究证实复发转移的三阴型乳腺癌患者，GP 疗效由于 GD，如果患者无冠心病 - 房颤该如何选择，个人认为仍然以蒽环类、紫杉醇类药物为主，因为其他细胞毒性化疗药物有效率低。诊断三阴型乳腺癌新辅助化疗选择什么样的细胞毒药物，目前依然推荐蒽环类、紫杉醇类，这两类药物无效，可以调整含铂方案，是否有首选含铂方案的必要，一般建议行基因检测，对于 BRCA 基因突变的患者，可以选择含铂方案进行新辅助化疗，GeparSixto 研究表明，在标准的新辅助化疗方案及基础上，含卡铂方案可能显著改善早期三阴型乳腺癌的无事件生存和无病生存率，而 CALGB40603 试验，含铂组与非含铂组相比，并没有显示 DFS 的优势，对于三阴型乳腺癌是否有其他新的细胞毒药物有良好的前景呢，研究发现白蛋白结合的紫杉醇以及一种新型的非紫杉醇类微管动力学的抑制剂，在复发转移型乳腺癌中显示一定的疗效。另外诸如免疫检查点抑制剂——PD - 1、PD - L1 抑制剂，相交与 HR + 的乳腺癌患者，三阴型乳腺癌患者表达更多的肿瘤相关抗原，提示这种免疫检查点抑制剂在三阴型乳腺癌中有一定的前景，还有一些 MEK 抑制剂也在三阴型乳腺癌患者中进行临床试验，现在 NGS 开展地如火如荼，也有可能会在三阴型乳腺癌中发现一些有价值的靶点，发现一些有意义的治疗药物。

（四）关键点分析

患者有冠心病史，手术化疗方案选择棘手，乳腺癌术后化疗，首选蒽环类药物，4 周期 AC 方案等同于 6 周期 CMF 方案，对于不能耐受蒽环类药物的患者，推荐紫杉醇类，患者冠心病、高血压、房颤，指南建议术后化疗可以选择 TC、卡培他滨、吉西他滨、长春瑞滨、铂类，结合该患者情况，选择 GP 方案化疗，治疗中检测心电图、心脏彩超，以及心肌酶学变化。

【病例四】

（一）病史

徐××，女性，26 岁，阜阳当地人，未婚。13 岁初潮。无乳腺癌家族史。

主诉：右侧乳腺癌保乳术后 3 年余。

病史：患者 2014 年 6 月发现右侧乳腺外上象限一个包块，约 2.5cm 大小，质地硬、边界不清，活动度差，无触痛，皮肤无酒窝及橘皮样变化，乳头没有溢液、溢血，乳头无凹陷。

（二）体格检查

体检：ECOG 0，双侧乳腺外观对称，右乳外上象限一 2.5 * 1.5cm 大小质硬包块，边界不清，活动度差，无触痛，皮肤无酒窝及橘皮样变化，乳头没有溢液、溢血，乳头无回缩，双侧腋下及双侧颈部、锁骨上未触及淋巴结。

乳腺彩超：右侧乳腺实性结节，边界不清，可见丰富血流信号，考虑乳腺癌。

乳腺穿刺：可见乳腺癌细胞。

（三）治疗

患者结合病史、彩超、穿刺检查结果，初步诊断右侧乳腺癌2014 年 6 月 10 日给予右侧乳腺癌保乳术 + 前哨淋巴结活检术，术后病理：右侧乳腺浸润性导管癌Ⅰ～Ⅱ级，伴多导管原位癌，2.3 * 1.5 * 1.5cm，免疫组化：ER（80% +）、PR（90% +）、NEU1 +、CerbB – 2（ – ）、Ki – 67（ +15%）。患者既有多导管原位癌又有浸润性导管癌，分期依据浸润性导管癌，根据肿块大小及淋巴结数目，$T_2N_1M_0$（ⅡA）。2014 年 6 月 22 日始 EC * 4 化疗期间联合诺雷德卵巢功能保护，末次用药时间。化疗结束给予全乳放疗，之后内分泌治疗。

手术：该患者年轻未婚、肿块较小、单一、乳晕外侧，没有胸壁放疗病史，结合患者意愿，给予保乳手术。保乳术绝对禁忌证为反复切缘阳性、炎性乳腺癌，对于多中心、多灶性乳腺癌，并非乳腺癌保乳手术的禁忌证。对于保乳术的患者是否仅仅需要前哨淋巴结活检，还是必须给予淋巴结清扫。目前的共识是：对于单一病灶，前哨淋巴结阴性目前推荐不做腋窝淋巴结的清扫。

辅助化疗：患者有辅助化疗指征，同时也是内分泌治疗有效型，没有抗 Her – 2 治疗的适应证，该患者年龄 26 岁，未婚，且是浸润性导管癌，这几个高危因素，化疗方案依然选择 EC – T 方案，同时给予卵巢功能保护及内分泌治疗。

内分泌治疗：患者 HR（+），有强烈的内分泌治疗适应证，该患者为年轻的女性，未婚，有生育要求，应该给予卵巢保护，到底是卵巢保护剂联合雌激素受体的调变剂还是芳香化酶抑制剂，目前大量的临床试验证实，两者无明显差异，结合患者经济进行选择。

（四）关键点分析

（1）我国乳腺癌发病率呈上升趋势，同时较国外乳腺癌发病年龄轻，所以早期发现、早期诊断、早期治疗是关键。如何早期发现乳腺癌呢？第一：自我体检，非常关键，触及异常一定到正规医院检查。第二：乳腺钼靶、乳腺彩超、乳腺 MRI 以及乳腺活检、穿刺等帮助明确。

（2）患者为未婚女性，在保证治疗疗效的前提下，提前关注患者的以后的生育问题，给予卵巢功能保护。乳腺癌患者是否可以妊娠及性生活的问题，也是应该关注的，多数专家建议，乳腺癌患者在治疗的前 2 年之内，要定期检查，提高免疫力，避免怀孕，并进行有效的避孕，之后在肿瘤科医生和妇产科医生共同评估后，可以妊娠。

【病例五】

（一）病史

林××，女性，49 岁，已婚。13 岁初潮。未绝经，无乳腺癌家族史。

主诉：右侧乳腺癌综合治疗 3 月余。

病史：患者于 2014 年 9 月发现右乳肿物，约蚕豆大小，活动，边界清，在当地医院行右乳肿物切除术，术后病理：纤维腺瘤，伴有部分导管上皮增生。2014 年 10 月感觉右乳原切口处肿胀、疼痛，皮肤红，在上述医院，考虑右乳胀肿，给予抗炎处理，红肿较前稍微减退，肿物无缩小，且疼痛明显，2015 年 2 月再次穿刺提示：右乳导管内癌伴局灶性间质浸润，ER（ – ）、PR（ – ）、CerbB – 2（ + + + ）、Ki – 67（60%），CK5/6 及 P63 浸润灶巢周肌上皮，超声示：右乳内上象限可见局部腺体增厚，增厚腺体范围约 5.3 * 1.9cm，内部血流信号较丰富，右乳内侧乳导管明显扩张，右腋下多个肿大淋巴结，其内血流信号丰富，遂于 2015 年 2 月 11 日开始行表阿霉素 60mg + 环磷酰胺 900mg 化疗两周期。2015 年 3 月 27 日行多西他赛 120mg D1 + 卡铂 500mgD1 方案化疗一周期，超声提示：右乳内上象限局部腺体增厚，范围约 7.5 * 2.5cm，右腋下、右锁骨上淋巴结肿大，患者去中国医学科学院肿瘤医院，2015 年 4 月 13 日行右侧乳腺癌改良根治术，术后病理：乳腺浸润性癌，非特殊类型，Ⅲ级（评分：3 + 3 + 3 = 9 分），伴广泛高级别导管内癌，浸润癌呈多灶分布，最大者直径 1cm，未见明显脉管瘤栓及神经侵犯，肿瘤未累及乳头皮肤和胸肌筋膜，腋窝淋巴结未见转移癌（0/34），PTNM 分期：PT_1N_0。免疫组化结果：ER（ - ）、PR（ - ）、CerbB - 2（ + + + ）、P63 染色显示肌上皮缺失。2015 年 6 月 1 日在我科给予多西他赛 120mg D1 + 吡柔比星 70mg D2 化疗一周期，化疗后出现 Ⅳ 度白细胞抑制，以后失访。

（二）诊断及鉴别诊断

1. 右侧乳腺癌（T1N0M0）　患者有乳腺肿瘤史，术前肿块穿刺病理以及术后病理均证实为乳腺癌，给予新辅助化疗后，术后病理提示：原发瘤 1cm。淋巴结 34 枚中未见转移，未发现远处转移，分期为Ⅰ期，但患者乳腺浸润性癌，非特殊类型，Ⅲ级（评分：3 + 3 + 3 = 9 分），伴广泛高级别导管内癌，浸润癌呈多灶分布，免疫组化：ER（ - ）、PR（ - ）、CerbB - 2（ + + + ），提示恶性程度较高。

2. 乳腺纤维腺瘤　乳腺纤维腺瘤多见于年轻的女性，是一种常见的良性肿瘤，好发年龄 15 ~ 35 岁，高峰年龄 20 ~ 25 岁，肿块呈圆形、类圆形，一般生长很慢，临床上无特殊症状，患者常在自我检查、无意中发现，或者普查中发现肿块，多为单发。40 岁以后患者不要轻易诊断乳腺纤维腺瘤，一定要到正规医院检查，排除恶性肿瘤的可能，尤其是肿块在短时间内增大者更应该考虑恶性可能。建议乳腺彩超检查结合钼靶 X 线明确诊断。

3. 导管内乳头状瘤　多见于经产妇，40 ~ 50 岁之间为多，一般无症状，常见于因乳头溢液而就诊，肿瘤一般较小，临床不能触及，常因导管扩张或肿瘤阻塞形成囊肿。分为大导管内瘤和多发性乳头状瘤，这类患者多见于经产妇。多发性乳头状瘤多发生于中小子宫，临床上多于乳腺周围区域触及实质性不均质肿块，很少见乳头溢液。鉴别诊断依据乳腺彩超结合钼靶 X 线检查，必要时给予乳腺导管造影检查。

4. 囊性增生　也就是常说的乳腺小叶增生或乳腺增生病，多见于中年妇女，常常因为乳腺胀痛或刺痛而就诊，早期并无症状，患者疼痛与月经周期有关，囊肿形成时乳房内可以触及多个大小不一的结节，呈囊性，通常对症治疗。患者比较多见与月经前后疼痛而就诊。对于这来患者给予乳腺彩超结合症状，排除小叶增生。

（三）治疗

1. 关于手术　原则上认为乳腺癌是一种全身性的疾病，治疗手段依然是手术、放疗、化疗、内分泌和靶向药物的治疗，根据不同的情况给予不同的治疗选择，可以是术前新辅助的化疗、内分泌治疗，评估病情后再手术，称为新辅助治疗。新辅助内分泌治疗一定要慎重，一定和患者及家属详细沟通，内分泌治疗需要的时间以及内分泌治疗后可能出现的几种结局，医患共同商讨治疗方案。

2. 术后治疗　患者是 Her - 2 过表达型，预后差，恶性程度很高，而且患者多灶性浸润性癌，术后的治疗包括化疗、靶向药物和赛汀的治疗。具体用药目前推荐无心脏疾患、心功能不全的患者，推荐 EC * 4 - TH * 4，之后 H 达一年，如若存在上述情况建议 TCH 方案，TCH 规范应用 8 周期，然后单药 H 继续应用达一年，患者 HR - ，没有内分泌治疗的指征。

（四）关键点分析

（1）患者第一次手术病理提示纤维腺瘤，可以去手术标本给予复查。建议上级医院去病理会诊。

（2）建议后续的治疗连贯、最好在同一个有肿瘤资质的医疗机构治疗，切记打游击，让医生治疗不能连贯、无法随访、追踪。

（3）要树立战胜疾病的信心，找一些励志的故事、成功战胜癌症的患者作为典型，以鼓励、加油打气，多参与一些社会活动，回归社会。

（4）关于病理：本例患者做了三次病理，第一次为纤维腺瘤，显然如果纤维腺瘤是良性的，不会恶变，要怀疑第一次病理的准确性。第二次是穿刺病理提示：右乳导管内癌伴局灶性间质浸润，ER（－）、PR（－）、CerbB－2（＋＋＋）、Ki－67（＋60%）、CK5/6及P63浸润灶巢周肌上皮－，已经是达到癌了，当然还是以导管内癌为主，伴有局灶行间质浸润，浸润部分Her－2过表达，Ki－67较高，提示肿瘤恶性度高，预后差。导管内癌分高级别、中级别、低级别，导管内癌就是导管原位癌，未突破基底膜，术后无须辅助治疗。第三次病理乳腺浸润性癌，非特殊类型，Ⅲ级（评分：3＋3＋3＝9分），伴广泛高级别导管内癌，浸润癌呈多灶分布，最大者直径1cm，未见明显脉管瘤栓及神经侵犯，肿瘤未累及乳头皮肤和胸肌筋膜，腋窝淋巴结未见转移癌（0/34），ER（－）、PR（－）、CerbB－2（＋＋＋）、P63染色显示肌上皮缺失，与第二次穿刺是病理类似，但提示进展趋势，当然也不排除，第二次为穿刺取得的病理，因组织少，影响报告。患者为浸润性癌Ⅲ级，说明分化差，分级高，根据导管的形状、核异形性、核分裂象的多少，每项分为1~3分，本例为9分，代表分化差，分级高，细胞异型性大，预后差。根据本例患者的治疗经过，提醒患者有乳腺包块的，一定详细检查，明确后给予手术，切勿盲目动刀，贻误治疗时机。

（5）关于抗Her－2的治疗：目前乳腺癌辅助治疗中对于Her－2过表达的患者给予抗Her－2治疗。对于复发转移的Her－2过表达的乳腺癌患者，强烈推荐给予抗Her－2治疗，本例患者治疗经过复杂，且病理呈进展趋势，结合患者意愿，可以给予抗Her－2治疗。

健康教育与随访：常规给予术后肢体功能锻炼：术后1~2天即给予患侧肢体远端屈伸，逐渐进行患侧上肢肢体平移活动，术后一周给予悬肩、耸肩、内旋及外展，并爬墙操，双上肢上举及饮食指导。

【病例六】
（一）病史

患者赵XX，女性，36岁，已婚，阜阳本地人，14岁初潮，29岁结婚，育一个孩子，哺乳。未绝经，无乳腺癌家族史。

主诉：左乳癌术后一周期化疗后半月，2014年6月4日入我科治疗。

病史：患者于2014年1月发现左乳肿物，质硬，同年4月在北京友谊医院行乳腺彩超：左乳3点方向距乳头4cm处可见大小约1.6cm＊1.0cm低回声结节，边界清，形态不规则，FNAC：查见癌细胞，即行超声引导下粗针活检，病理：均见浸润性导管癌，免疫组化：ER（90%＋）、PR（3%弱－中度＋）、CerbB－2（＋＋＋）、Ki－67（40%＋）、E－cad（＋）、P120（膜＋）、CK5/6（－）、P63（－）、CK8（＋）。肝脏、胰腺、脾脏肾彩超：未见占位，超声心电图：先心病（房间隔缺损继发孔型）、右室增大、肺动脉压正常，胸片：左下肺可疑结节。医院：左乳癌保乳根治术＋左侧腋窝淋巴结清扫术。术后病理：乳腺组织一块（5.5＊5＊3cm），切面见一肿物，直径1.2cm，距各切缘均大于1cm，（左乳肿物及上切缘）乳腺低分化浸润性导管癌，周围乳腺组织呈腺病改变，并可见小叶癌化，上切缘脂肪组织未见癌，左腋窝淋巴结0/6，后群0/6，免疫组化："CK8（－），ER（－）"。术后在上述医院行砒码新0.1 D1＋紫杉醇0.3 D2方案化疗一周期。

（二）诊断及鉴别诊断

左侧乳腺癌保乳术后（yT1N0M0）：患者，36岁，女性。有左乳包块病史，术前彩超提示：形态不规则低回声结节，FNAC及彩超下粗针穿刺：均见癌细胞，手术后病理证实，根据肿块大小1.2cm及淋巴结（－），考虑yT1N0M0支持诊断。

先天性心脏病－房间隔缺损继发孔型：患者无心慌、心内不适等症状，彩超检查：房间隔缺损继发孔型，右室大，肺动脉压正常，支持诊断。

（三）治疗

根据患者术后病理及免疫组化，患者保乳术，有术后化疗、放疗、靶向抗Her－2治疗以及内分泌治疗的适应证。目前指南推荐有放化疗指征的患者，放化疗的顺序推荐，先化疗，6个月化疗要结束，接受放疗，同时给予靶向抗Her－2治疗，患者有内分泌治疗的适应证，建议给予至少5年的内分泌治疗，该患者 36 岁女性，未绝经，给予他莫昔芬内分泌治疗，检测子宫内膜情况。

化疗方案选择：对于初次治疗患者，年龄轻，Her-2 过表达，保乳，有强烈的化疗指征，及内分泌治疗的适应证，目前推荐 EC-TH 或者 FEC-TH，不推荐蒽环类和抗 Her-2 的药物同时使用，建议序贯应用，患者有先天性心脏病，所以使用蒽环类药物时，一定检测心电图，以及心脏彩超，了解心肌供血、心肌酶谱的变化，了解心脏左室射血分数。

（四）关键点分析

（1）关于保乳术：乳腺癌手术治疗历经几个阶段，其中根治术、扩大根治术、改良根治术、保乳术，可以看到手术范围越来越小，主要是基于经历了扩大根治术，而生存期得不到改善，患者创伤越来越大，术式渐渐演变。目前保乳适应证见于以下几点，单一包块，且小于 3cm，乳晕乳头以外，没有胸放疗史，排除炎性乳腺癌，不伴有感染等，多个病灶并非保乳的绝对禁忌证。观察发现保乳术在保证患者生存期不受影响的情况下，又满足了美观效果。

（2）严密观察心功能、左室射血分数等，观察患者症状。

【病例七】

（一）病史

患者李××，女性，61 岁。阜阳本地人，13 岁初潮，49 岁绝经。25 岁结婚。孕两个子女，哺乳，否认遗传性家族史。患者有乙肝小三阳病史 8 年余。

病史：患者 2010 年 8 月发现右乳包块，约 2.0 * 2.0cm 大小，质硬，活动，边界不清，行彩超检查：右乳外上象限见一 2.0 * 2.0cm 大小低回声结节，考虑乳腺癌可能。给予右乳包块切除，术中病理：高分化乳腺癌，给予保乳术 + 前哨淋巴结活检，前哨淋巴结（-），术后病理高分化乳腺癌，免疫组化：ER（60% +），PR（30% +），Her-2（-），前哨淋巴结（-）。辅助化疗 FEC 六周期并局部放疗，给予来曲唑 2.5mg 内分泌治疗，患者服用来曲唑期间证实双下肢疼痛，阿那曲唑 1mg 达 5 年，患者定期复查疗效评价稳定。

（二）诊断与治疗

患者病史明确，有术前的彩超及术后的病理检查，诊断明确，$yT_2N_0M_0$，依据术后病理及保乳术病史，肿块大于 1cm，患者有术后辅助化疗适应证，患者保乳术，有术后放疗指征，患者术后免疫组化 Her-2（-），没有抗 Her-2 治疗证据，辅助化疗的方案指南推荐，EC、TC、FEC、CMF 均是可以选择的方案，我们给予六周期 FEC 化疗，及 45Gy 放疗。治疗并不复杂。

（三）关键点分析

（1）内分泌治疗的药物选择：内分泌治疗影响患者生存，内分泌治疗服药量小于 80% 的患者，复发风险增加 2 倍，而内分泌治疗的时限推荐至少 5 年，内分泌治疗周期小于一年的患者，死亡风险增加 8 倍，对于绝经后的乳腺癌患者，其雌激素来源为肾上腺皮质和来自卵巢的雄烯二酮经周围组织中的芳香化酶转化的雌酮，一般雌激素水平较低。内分泌治疗也是有不良反应的，通常表现为雌激素缺乏的相关症状，比如疼痛、潮热、情绪不佳带来的不舒适，因此内分泌治疗期间关注患者的心理健康非常重要，通过身体锻炼可以降低抑郁和焦虑情绪。另外常见的内分泌治疗不良反应还有子宫内膜增厚甚至子宫内膜癌的发生，以及血栓形成、影响骨密度，致骨折的发生率上升，因为芳香化酶抑制剂治疗绝经后雌激素缺陷，骨吸收和骨细胞借导的骨形成破坏，导致骨流失，所以建议内分泌治疗期间给予补钙、补充维生素 D、服牛奶、晒太阳等，建议每 6 个月给予双磷酸盐应用一次。有时内分泌治疗反应因人而异，本患者应用来曲唑膝关节疼痛剧烈，而改用阿那曲唑上述反应消失。内分泌治疗的选择原则上绝经前的给予他莫昔芬、绝经后的乳腺癌内分泌治疗选择第三代芳香化酶的抑制剂，甾体类和非甾体类可以互换。

（2）患者乙肝小三阳：注意检测肝功能及乙肝 DNA 定量。

【病例八】

（一）病史

患者，张××，女性，58 岁，阜阳本地人。既往体健。14 岁初潮，44 岁绝经。25 岁结婚，育一子一女，离异，患者女儿患者乳腺癌。无药物过敏史。

病史：患者既往体健，2000 年 5 月 10 日在南京 81 医院行"左乳癌改良根治术"，术后病理：乳腺不典型髓样癌伴部分浸润性导管癌，淋巴结 0/9（+），免疫组化提示三阴型乳腺癌，术后六周期含阿霉素的方案化疗，中药治疗。定期复查，疗效评价稳定。2013 年 10 月患者无意发现右乳包块，南京 81 医院行 BUS：右乳乳腺近 9 点见一枚低回声团，大小约 1*1cm，外形不规则，边界尚清，考虑恶性不排除。2013 年 11 月 7 日行右侧乳房包块切除活检术，术中快速冰冻病理：乳腺浸润性导管癌，即改性右侧乳腺癌改良根治术，术后病理：乳腺浸润性导管癌（Ⅱ-Ⅲ级）伴灶性坏死及钙化，残腔及底切缘未见癌组织残留，乳头未见癌组织浸润，腋窝淋巴结 5/25（+）（根据南京 81 医院 201309289 病理报告），免疫组化：ER（-），PR（-），Her-2（-），CK5/6（2+），P63（1+），Ki-67（50%+），术后行 TP、EC--D 方案化疗 8 周期，局部放疗 45Gy，后给予单药卡培他滨 1.5BID，服两周休一周，维持治疗一年。

（二）诊断

两次乳腺手术，左侧乳腺癌手术是 2000 年，右侧乳腺癌手术是 2013 年，前后间隔 13 年，术后病理类型不同，考虑双原发肿瘤，而非转移癌。第一次手术因没有术前包块大小，无法给予准确分期，第二次对侧乳腺癌手术，包块 1.0cm，为 T_1，淋巴结 5 枚，应为 N_2，未发现远处转移，为 M_0，所以分期 $yT_1N_2M_0$，根据术后免疫组化分型为三阴型，所以为二原发肿瘤。

（1）首先明确是原发还是转移：本次发病为第一次手术后 13 年，一般原发可能；肿块位于外上象限而非内乳区；乳腺为唯一的病灶，无肺部、肝脏、淋巴结、骨等伴随病灶；最后患者术后的病理证实与第一次病理完全不同，所以为二原发。

（2）与乳腺纤维腺瘤、囊性增生性疾病、小叶增生、乳腺叶状肿瘤鉴别：主要依据患者的症状以及相关的检查，如乳腺彩超、乳腺钼靶 X 线、乳腺的 MRI 等，目前认为多种检查手段联合应用，可以提高诊断率，乳腺彩超主要对于致密型乳腺女性，而钼靶 X 线片多用于哺乳后、脂肪较多的乳腺女性，30 岁以下的年轻人不建议给予钼靶检查，MRI 是一种多维度全方位呈现乳腺结构的影像检查手段，因价格较贵，不作为临床常规检查。

（三）治疗

患者绝经后女性，三阴性乳腺癌，三阴性乳腺癌是指 ER、PR、HER-2 均阴性，占乳腺癌的 15%~25%，又常被称为基底细胞样癌，但事实上二者并不完全相同，三阴性乳腺癌占基底细胞癌的 80% 左右，而基底样细胞癌中也有 20% 左右为非三阴性乳腺癌，同时研究发现，三阴性乳腺癌常伴有 BRAC 基因的突变，具有恶性程度高、肿块大、容易出现淋巴结转移、预后差等特点，因为 HR（-），内分泌治疗无效，也没有有效的靶向药物可以应用，所以化疗依然是三阴性乳腺癌的主要治疗方法。大量研究证实蒽环类、紫杉醇类是三阴性乳腺癌的有效的化疗药物，蒽环类序贯紫杉类疗效优于蒽环类联合紫杉类，另有关于铂类药物在三阴性乳腺癌中的临床研究证实，铂类无论在三阴性乳腺癌的新辅助化疗疗效不劣于紫杉醇，对于复发转移性三阴性乳腺癌患者，含铂的方案优于不含铂类的方案。正是因为没有有效的预防三阴性乳腺癌复发、转移的方法，有学者提出给予卡培他滨维持应用一年的办法，来提高三阴性乳腺癌患者的 FPS、DFS 以及 OS，该患者术后给予 EC*4-D*4 方案化疗，并术后放疗，卡培他滨维持治疗一年，化疗结束时间 2015 年 8 月。

（四）随访

患者双原发肿瘤，二次手术及放疗化疗后推荐随访，随访方案为 1~2 年每 3 月随访一次，2~3 年每 3~6 个月随访一侧，3~5 年每 6 个月随访一次，每次随访均给予体格检查，胸部 X 线，必要时胸部

CY，肝脏彩超，必要时肝脏 CT，选择的给予 ECT 检查，必要时给予头颅 MR 检查，化疗检查 CEA、CA153，淋巴结彩超等。

（五）关键点分析

（1）双原发还是转移：这是患者治疗的关键。

（2）患者女儿患乳腺癌，建议行 BRAC 检测，高度怀疑携带遗传基因。

（3）三阴性乳腺癌的治疗，方法单一，复发风险很高，通常在三年内复发，一定定期复查。

（4）保持积极乐观的心态：患者二次患癌，已经经历了肿瘤的治疗的不良反应，具有前次治疗成功的经验，树立战胜疾病的信心。

【病例九】

（一）病史

患者，申××，女，55 岁。退休，阜阳本地人。13 岁初潮，25 岁结婚。妊娠 2 次，足月产 1 次，流产 1 次，哺乳。无家族性遗传病史。

主诉：左乳癌综合治疗 11 年余，转移治疗 8 年余。

病史：患者 2005 年 9 月发现左乳一无痛性包块，约花生米大小，质地硬，边界不清，局部皮肤无橘皮样变，乳头无凹陷、溢液、溢血、糜烂，乳腺彩超：左乳占位，乳腺癌可能。2005 年 9 月给予左乳肿块切除，术中冰冻示：乳腺癌，即行左乳癌改良根治术，术后病理：左乳肿块大小 1.5 * 2.0cm，浸润性导管癌，Ⅱ～Ⅲ级，淋巴结 2/16（+），免疫组化：ER（+），PR（+）HER－2（－）。分期 T1N1M0（ⅠB 期）。术后给予 CEF 方案化疗 1 周期（CTX 800mg D1 + 表阿霉素 90mg D1 + 氟尿嘧啶 0.8 IVGtt D1），NP 方案化疗 5 周期（NVB40mg D1、8，顺铂 40mg D1、8），末次化疗时间 2006 年 5 月，化疗 2 周期后给予局部放疗。具体不祥。放化疗结束给予三苯氧胺 20mg po qd。2008 年 2 月患者出现胸肋部疼痛，行 PET－CT 检查：全身多处骨质破坏，考虑多发性骨转移，CEA、CA153 升高，2008 年 3 月停止三苯氧胺治疗，行 XT 方案化疗，（卡培他滨 1.5 bid po D1～14，多西他赛 120mg D1），化疗中滴注多西他赛时出现胸闷、气促、呼吸困难，提示多西他赛过敏，第二周期化疗未完成即终止，给予单药的卡培他滨口服 1.5 bid D1～14，CEA、CA153 下降接近正常并保持稳定，患者 2009 年春节擅自停卡培他滨，患者此时已停经，改服内分泌治疗药物来曲唑 2.5mg qd，并伊班膦酸钠治疗骨转移，抑制骨破坏，防止骨相关事件的发生，CEA、CA153 保持下降并稳定，复查 ECT 骨转移明显的好转。2011 年 5 月患者复查时出现 CA153 再次上升，持续性，达 100ng/mL，考虑甾体类内分泌治疗无效，换用非甾体类内分泌治疗药物依西美坦 25mg qd，及三代抑制骨质破坏的药物唑来膦酸应用，4mg /28 天，CA153 下降不明显，再次更换方案：停用依西美坦，给予足叶乙甙软胶囊 50mg * 14 天，继续唑来膦酸应用，服药 2 个月，CA153 逐渐上升，最高达 189mg/mL。2012 年 6 月停用足叶乙甙软胶囊，再次给予卡培他滨 1.5 bid D1～14，唑来膦酸继续应用，服药后继续复查 CA153 逐渐下降，接近正常，持续服用近 8 个月，2013 年 2 月患者自己擅自停药，换回依西美坦 25mg qd，唑来膦酸继续使用，服药 2 月患者 CA153 再次上升，CEA 也呈上升趋势。2013.05 停依西美坦，换用氟维司群 500mg IM Q28 天，用药 2 月，CA153 无明显下降，检测雌激素水平，雌二醇、孕激素接近绝经状态，考虑卵巢功能隐性回复中，给予卵巢药物去试，亮丙瑞林 3.75 IMQ 28 天，期间复查 CA153 升高，自 2013 年 8 月异常升高，停用氟维司群及亮丙瑞林，给予替吉奥单药化疗 60mg BID D1－14，休一周，服药 3 周期，临床疗效评价欠佳，ECT：骨转移灶增多，胸腹部、淋巴结头颅检查未见异常，2013 年 11 月 5 日予以脂质体紫杉醇化疗 4 周期，末次化疗时间 2014 年 1 月 16 日，化疗后复查 CA153 无下降，给予口服法乐通，及亮丙瑞林（每 28 天）、唑来膦酸应用（每 28 天），持续应用近 8 月，患者 CA153、CEA 依然上升，2015.6.28 到北京 307 医院，行肝脏增强 CT：肝内多发性转移，骨转移，2015 年 7 月 3 日超声引导下肝右叶实质性占位穿刺活检术，术后病理提示：肝脏转移性癌，免疫组化 ER（+），PR（+）HER－2（－），考虑乳腺癌肝脏转移，2015.07.3 行 NX 方案化疗 2 周期（NVB 40mg D1、8 + 卡培他滨 1.5 bid D1～14），因为骨髓抑制较重，生活质量下降，停用 NX 方案，给予单药多西他赛 120mg Q21d 化疗 3 周期，同时长效升白治疗，复查疗效评价 SD。2015 年 10 月 17 日患者摔倒后致右股骨近端骨折，2015 年 10 月 19 日行骨折复位髓内钉内固定手术治疗，术后再次单药多西他赛 120mg 化疗一周期。2015 年 12 月 307 医院复查评价 SD，2015 年 12 月 23 日排除化疗禁忌换用吉西他滨 1.6 D1、1.4 D8，顺铂 110mg 分次应用，化疗期出现白细胞、血小板明显减少，达Ⅲ度，给予升白细胞、血小板治疗，2016 年 3 月调整单药吉西他滨 1.6D1、1.4D7，期间多次出现白细胞、血小板下降，给予对症处理，2016 年 5 月肝脏 MR：肝脏占位较前增大，考虑化疗不良反应重，生活质量受影响，给予依维莫司联合依西美坦治疗，应用 2月，疗效评价 PD，2016 年 7 月予以阿帕替尼 500mg 治疗，PD，2016 年 8 月予以白蛋白结合紫杉醇治疗，PD，2016 年 9 月予以 Palbociclib ＋来曲唑治疗，2016 年 10 月 CA153、CEA 飙升，2016 年 1 月上海肿瘤医院行贝伐单抗 ＋ FOLFOX 方案化疗，即贝伐单抗 300mg D0 ＋ 奥沙利铂 125mg D1 ＋ 亚叶酸钙 300mg D1 ＋ 5 – Fu 0.75 D1 IV ＋ 5 – 副 3.5mg CIV 46h，同样方案在我科应用三周期，化疗突然摔倒，致左侧股骨颈骨折，强烈要求手术，2017 年 2 月给予左股骨颈骨折手术，术后 10 天患者死亡。

（二）诊断及鉴别诊断

患者有左乳腺包块病史以及乳腺彩超检查：左侧乳腺包块，考虑乳腺癌，及左乳腺包块术后病理提示：乳腺癌，诊断乳腺癌明确。

骨转移癌：患者病程中出现腰痛，ECT：多处异常浓聚信号，CEA、CA153 上升，一般 ECT 是骨转移的筛查项目，并非确诊项目检测，但如果 ECT 患者出现三处及三处以上、不连续的、没有明确外伤史的异常浓聚，患者多处（多于三处、不连续）考虑骨转移。

肝脏转移癌：患者出现肝脏多个病灶，圆形、类圆形，位于边缘，增强有强化，同时肝脏病灶穿刺提示：肝脏转移性癌，免疫组化 ER（＋），PR（＋），HER – 2（－），考虑乳腺癌肝脏转移成立。

鉴别诊断：应该与肝脏原发肿瘤鉴别，患者已经肝脏病灶穿刺已经免疫组化明确病理类型，支持肝继发恶性肿瘤的诊断。

（三）关键点分析

1. 绝经的判断　60 岁以上；不足 60 岁，自然停经一年以上；化疗后月经没有恢复达一年以上，化验性激素六项，雌二醇及黄体酮达到绝经水平；给予正常生育期女性卵巢切除后；正常生育期女性卵巢局部放疗去势以及 GnRHa 药物性卵巢去势；化疗后不足一年，月经没有恢复，不能判断为绝经；或者化疗后一年以上，月经没有恢复，但检测性激素六项，雌激素水平以及黄体酮水平没有达到绝经水平，不能判定为绝经，对于乳腺癌患者绝经的判断，尤其重要。

2. 治疗药物的选择　绝经前内分泌治疗选择 tamoxifen 或去势后给予芳香化酶抑制剂，去势包括手术切除卵巢，永久性去势，也包括卵巢区域照射，使得卵巢失去功能，而达去势；药物去势，后两种去势治疗均为非永久性，卵巢功能可以恢复。患者内分泌治疗选择合理，但是出现骨转移后，更换多种内分泌治疗药物及化疗方案均没有好的疗效，考虑有以下原因，第一：ER ＋、PR ＋判断标准十年前和十年后不同，是否时间短，延长时间可能提高有效率，同时应复查病理及免疫组化，了解激素受体情况，尤其是激素受体阳性的百分比。第一：多种化疗方案无效：患者出现转移，但仅仅是骨转移，没有内脏转移，疾病进展不迅速，生活质量好，仅仅依赖 CEA、CA153 改变治疗方案是否合适，依据多个指南，均提示淋巴结、骨转移化疗并非首选，即便存在内脏转移，进展不快，不影响生活质量，也不推荐化疗。如果患者要求化疗，建议缓和的方案应用，比如卡培他滨单药化疗，取得了很好的效果。第三：乳腺癌肝转移的处理：乳腺癌转移多发生在淋巴结、肺、肝、骨等，淋巴结转移率高。由于转移灶和原发灶可能免疫组化可能不完全一致，建议二次活检，再次病理检测及免疫组化检查，指导治疗，患者肝脏转移穿刺病理及免疫组化同原发肿瘤一致，依然提示内分泌治疗有效，但是患者多种内分泌方案更换，甾体类、非甾体类互换，以及雌激素受体的调变剂等，包括内分泌治疗药物与 M – TOR 受体抑制剂联合等，从肿瘤指标看，疗效不明显。乳腺癌转移的化疗，指南推荐辅助治疗应用过蒽环类的，复发转移后首选紫杉醇类，辅助化疗蒽环类和紫杉醇类都应用后的复发转移乳腺癌患者，推荐长春瑞滨、卡培他滨、吉西他滨、多西他赛以及铂类等，联合应用还是序贯使用，总 OS 无差异，但是联合应用 ORR 高于序贯应用，对于转移病灶符合大，患者症状重、急需减轻症状的患者，选择联合用药，对于存在转移病灶，但肿瘤负荷小、症状轻的患者，建议单药，也要结合患者的意愿。该患者骨转移时，应用卡培他滨获益，不良反应轻，生活质量好。

3. 关于双膦酸盐　主要用于肿瘤患者骨转移、高钙血症，骨质疏松及骨痛、骨折的患者。也可用于风湿、类风湿骨痛。目前双膦酸盐在乳腺癌应用较广，经验较多，推荐应用6个月~2年，超过2年经验较少，使用过程中关注肾功能、电解质等，有报道使用双膦酸盐导致颌骨坏死，所以在应用骨转移时，特别强调禁止拔牙及牙齿手术。患者使用双膦酸盐远长于2年，定期检测肾功能、电解质，未见异常。

4. 关于新药的使用　患者应用了CDK4/6抑制剂以及VEGFR受体的抑制剂阿帕替尼，均无获益，新药有一定的适应证，对哪类患者疗效高，依然需要探讨。

5. 关于ECT在骨转移癌中的价值　ECT是骨转移癌的筛查项目，不是确诊项目，如果单一骨病灶，必须经过骨MR、X片，甚至骨穿、骨活检定性；如果ECT检查发现三处及三处以上不连续的骨异常浓聚，排除外伤，可以诊断骨转移癌。

【病例十】

（一）病史

患者余××，男性，71岁。退休，阜阳本地人。既往体健，否认烟酒嗜好。无家族性遗传病史。

主诉：左乳癌综合治疗2年余。

病史：患者2014年6月"发现左乳肿块3年"到外院门诊行肿块切除，术后病理报告："乳腺癌"（不祥）。2014年6月3日在我院行左乳癌改良根治术，病理（IHC 20140095）：浸润性导管癌Ⅲ级，癌灶为2枚，大小为1.7 * 1.2 * 1cm及1.5 * 1.1 * 1cm，免疫组化：ER（+++）、PR（+++），Her-2（-），Ki-67（+）15%，CK5/6（-），EGFR（-），P53（-）。淋巴结0/15，YT1N0M0（Ⅰ期），术后FEC方案化疗六次（环磷酰胺800mg D1、表阿霉素140mg D1、氟尿嘧啶1.0 D1）。化疗后给予局部放疗，2015年1月化疗后给予内分泌治疗至今，多次复查疗效评价稳定。

（二）诊断及鉴别诊断

患者，老年，男性。有左侧乳腺区包块达3年，包块切除明确乳腺癌，诊断成立。需要与胸壁转移结节以及皮下结节、脂肪瘤、纤维瘤等鉴别。除彩超检查外，给予穿刺、包块切除等明确病理定性。

（三）关键点分析

男性乳腺癌发病仅占乳腺癌发病数的0.5%，非常少见，常被忽略或误诊，给予提醒注意。

（四）治疗原则

由于男性乳腺癌发病较少，相关的研究较少，目前治疗原则同女性乳腺癌相同，包括手术根治、化疗、放疗及内分泌治疗等。药物选择原则遵照乳腺癌治疗原则。由于患者为多灶性乳腺癌，所以分期以高分期为主，肿瘤全切术后，结合患者为多灶性，所以存在放疗指征。

【病例十一】

（一）病史

患者陈××，女性，63岁。农民，界首市东城办事处张孔行政村人。既往体健，14岁初潮，妊娠4次、哺乳。无家族性遗传病史。

主诉：右乳癌恶性淋巴结综合治疗2年余。

病史：患者2015年6月因"右乳"包块就诊我院普外科，彩超及乳腺钼靶：右乳实性结节，考虑乳腺恶性肿瘤。乳腺空心针穿刺：乳腺恶性肿瘤（不祥），2015年6月9日给予右乳腺癌改良根治术，术后病理："右乳腺"弥散性大B细胞淋巴瘤，免疫组化IHC20150105），ER（-）PR（-），Her-2（-），CK（-）LCA（+），CD3（-），CD20（+），CD79a（+），CD43（-），CD45RO（-），bcl-2（+），bcl-6（-），CD10（-），Ki-67（+>90%）。2015年6月27日开始行R-CHOP方案化疗 5 周期，CHOP 方案化疗 1 周期，化疗中有重度骨髓抑制，给予 G – CSF 处理，白细胞恢复。患者化疗期间建议鞘内注射，拒绝。目前多次复查，病情稳定。

（二）诊断及鉴别诊断

患者右侧乳腺癌包块，经过术前检查，及手术病理、免疫组化明确为右侧乳腺恶性淋巴瘤。局限的单一器官淋巴瘤，考虑早期。

鉴别诊断：乳腺恶性淋巴瘤非常少见，特别容易诊断为一般乳腺癌，经过免疫组化方能定性。

（三）治疗原则

乳腺恶性淋巴瘤属于结外淋巴瘤，治疗需要给予手术放化疗，一经诊断，建议给予化疗，然后对于局限于单侧乳腺的，给予手术切除（可以是单纯乳腺切除），术后再行放化疗，化疗一定要及时，对于通常腋窝淋巴结有肿大的患者，建议同时行腋窝淋巴结清扫，如果转移较多，较广泛的患者，只能给以全身的化疗。

（四）关键点分析

患者经过手术及术后病理、免疫组化已经证实为弥漫大 B 细胞淋巴瘤，术后化疗采用标准治疗方案 R – CHOP，乳腺弥散大 B 细胞淋巴瘤由于血脑屏障的原因，药物不能进入颅内，使得颅内称为隐蔽处，容易颅内转移，所以患者有鞘内注射的指征，但患者没有接受，是本例患者治疗的一个瑕疵。在复查随诊过程中应头颅 MR 排除颅内病变。

（常新东）

第二节　小细胞肺癌

一、临床分期

小细胞肺癌（Small Cell Lung Cancer，SCLC）起源于支气管，沿支气管壁黏膜向腔内浸润生长。SCLC 占肺癌的 15% ~ 20%。

SCLC 的临床分期：通常使用局限期和广泛期。

1. 局限期　病变局限于同侧胸腔，病变能被一个可以耐受的放射野包全，包括同侧纵隔淋巴结、同侧锁骨上淋巴结，不包括血行弥散。

2. 广泛期　病变超越局限期范围，包括血行播散。

SCLC 早期病例术前和术后分期用 NSCLC 的 TNM 分期，如ⅠA、ⅠB 期，ⅡA、ⅡB 期，ⅢA、ⅢB 期。非手术病例的分期用局限期和广泛期。

二、治疗原则

SCLC 以化疗和放疗为主要治疗手段。早期病例采取手术 + 化疗或者化疗 + 手术的治疗模式。局限期病例行化疗加放疗，或同步放化疗。广泛期病例以化疗为主，依据化疗后疗效评估情况，决定是否给予放疗。

1. 早期病例　由于小细胞肺癌早期易出现转移，所以应谨慎选择手术治疗 能切除者可先行化疗再考虑手术。

2. 局限期病例　局限期 SCLC 占 SCLC 病例的 30% ~40%。治疗策略是化疗后合并胸部放疗，或同步放化疗。常用化疗方案（EP 和 EC 方案）4 ~6 周期。由于本病有高发生率的脑转移，对达到完全缓解的患者应行预防性全脑放疗，可减少脑转移发生率，延长生存意义不大。

3. 广泛期病例　小细胞肺癌是化疗敏感的肿瘤，有时单纯化疗可达治愈。对于化疗后病灶局限的患者行姑息性放疗，改善生活质量。

4. 复发病例　复发病例的治疗预后取决于一线化疗后至复发的时间间隔，分为如下 2 种。

（1）敏感复发病例：为一线治疗有效且病情稳定至少达 180 天以上患者。这类患者可仍用一线治疗有效的药物或方案。也可选用二线治疗药物，如 TPT、IRI、CAV 方案、口服 VP－16、PCT、GEM、VDS 等。

（2）难治复发病例：为一线治疗后在 90 天内复发进展，或一线治疗无效患者。或选用二线治疗药物和方案，或使用靶向药物。二线治疗选用与一线治疗无交叉耐药方案，如一线治疗为方案，二线治疗则选用 CAV 或伊立替康的方案。

三、综合治疗

（一）放射治疗

1. SCLC 放化疗的综合治疗　放疗主要用于局限期 SCLC，放化疗联合应用比单化疗或单放疗的生存效益好。国际上对于 SCLC 的治疗没有统一的模式，美国局限期 SCLC 的标准治疗方案为同步放化疗。但序贯放化疗广泛被欧洲国家采用。因为小细胞肺癌化疗敏感，特别强调足量化疗。广泛期患者使用化疗加放疗和减症放疗。

（1）胸部放疗方法：①常规分割放疗：每次 1.8～2.0Gy，每日 1 次，每周 5 次，连用 5 周，总剂量 45～50Gy。②超分割放疗：每次 1.5Gy，每日 2 次，每周 5 天，连用 3 周，总剂量 45Gy。由于超分割放疗毒副作用严重，且生存期也未显示有突出优势，现仍多采用常规分割放疗。对较年轻、体能状态好的患者可考虑使用。

Tumsi AT 等对 417 例局限期 SCLC，随机分为超分割放疗组（每次 1.5Gy，每日 2 次，每周 5 天，连用 3 周，总剂量 45Gy）和常规分割放疗组（每次 1.8Gy，每日 1 次，5 周，总剂量 45Gy）。所有患者均接受 VP－16＋DDP 的 3 周为 1 周期，4 周期化疗，在第 1 周期开始放疗，治疗后完全缓解患者，给予预防性全脑放疗，总剂量 25Gy，分 10 次。结果两组的中位生存期分别为 23 个月和 19 个月，1 年生存率分别为 47％ 和 41％，5 年生存率分别为 26％ 和 16％。然而在超分割放疗组的毒副作用明显增加，3 度食管炎分别为 26％ 和 11％。

（2）放化疗顺序方法：①序贯放化疗：于化疗 4 周期结束后进行放疗，先化疗后放疗。②同步放化疗：从第 1 周期化疗开始，放疗与化疗同时进行。

（3）序贯放化疗与同步放化疗：Perry MC 等对局限期 SCLC 单用化疗与化疗加放疗的疗效比较，分为三组。①单化疗组：单用 CA（CTx＋ADM）方案。②早期放疗组：在化疗第 1 周期 CA 化疗的同时加用胸部放疗 45Gy，即同步放化疗。③后期放疗组：在化疗第 4 周期 CA 化疗后，开始加用胸部放疗 45Cy，即序贯放化疗。结果 2 年局部控制率：单化疗组为 13％，化放组为 54％，化疗合并放疗组的局部控制率明显升高，对早期放疗组的生存期比后期放疗组延长。

Takada M 等进行的Ⅲ期研究，对局限期 SCLC 228 例，给予 EP（VP－16＋DDP）4 周期化疗，与同步放疗（每次 1.5Gy，每日 2 次，3 周，总剂量 45Gy），随机分为早期同步放化疗组（放疗于化疗的第 1 周期开始同步进行）和后期序贯胸部放疗组（放疗于化疗第 4 周期后进行）。结果两组的中位生存期分别为 27.2 个月和 19.7 个月；2 年生存率为分别 54.4％ 和 35.1％；3 年生存率分别分别为 29.8％ 和 20.2％，5 年生存率分别为 23.7％ 和 18.3％，说明早期同步放化疗比后期序贯放化疗生存期延长，但不良反应也明显增加。

2. 诱导化疗后加同步放化疗　Han JY 等对 35 例初次化疗的局限期 SCLC 患者，用依立替康加顺铂诱导化疗，随后给予 VP－16＋DDP 化疗同步每日 2 次放疗。治疗包括两个方案。IP 方案：顺铂 40mg/m² 静脉注射，第 1、8 天；依立替康 80mg/m² 静脉注射，第 1、8 天，21 天为 1 周期，用 2 周期。随后给 EP 方案：顺铂 60mg/m² 静脉注射，第 43 天、第 64 天＋VP－16 100mg/m² 静脉注射，第 43～45 天，第 64～66 天，21 天为 1 周期，用 2 周期。同时给每日 2 次胸部放疗，从第 43 天开始，总量 45Gy。结果在诱导化疗后的客观有效率为 97％，其中 CR 3 例，PR 31 例。同步放化疗后的客观有效率为 100％，其中 CR 15 例，PR 20 例。全组的中位总生存期 25.0 个月，1 年生存率为 85.7％，2 年生存率为

53.9%，中位无进展生存时间为12.9个月，1年无进展生存率58.5%，2年无进展生存率36.1%。常见毒性为3、4度中性粒细胞减少，在化疗诱导期间为68%，在同步放化疗期间为100%。发热性中性粒细胞减少，在化疗诱导期间为20%，在同步放化疗期间为60%。指出IP诱导化疗后，继之给予同步胸部放疗超分割加EP化疗显示良好的生存率。足量化疗可提高5年生存率5%~10%，但毒性作用也显著增加。

Joeng J等对局限期SCLC，前期用IP方案诱导化疗后，改为继续用该方案化疗并同步放疗。结果有效率为100%，无进展生存时间为11.6个月，估计中位生存期为34.2个月，1年生存率为89.1%，2年生存率为60.9%，显示IP方案后用IP同步放疗治疗局限期SCLC有较好疗效。

3. 同步放化疗后巩固化疗 如下所述。

（1）同步放化疗后用PC方案巩固化疗：Edelman MJ等进行的Ⅱ期试验，用EP方案同步放化疗，续以PCT（Paclitaxel）/CBP方案巩固化疗治疗局限期SCLC。EP方案：VP-16 50mg/m^{2}静脉注射，每日1次，第1~5天，第29~33天+DDP 50mg/m^{2}静脉注射，每日1次，第1~5天、第29~36天，同步胸部放疗：总剂量61Gy，从化疗第1天开始。同步放化疗后使用CP方案巩固化疗：CBp AUC 5静脉注射+PCT 200mg/m^{2}静脉注射，第1天，21天重复，治疗3周期。可评价疗效87例。结果CR率为33%，PR率为53%，有效率为86%，中位生存期为17个月，1年生存率为61%，2年生存率为33%，中位无进展生存时间为9个月。

（2）同步放化疗后IP方案巩固化疗：Mitsuoka S等进行的Ⅱ期研究，入组51例，可评价疗效和毒性患者49例。用EP方案同步放化疗，续以IP（IRI+DDP）方案巩固化疗治疗局限期SCLC。EP方案：VP-16 100mg/m^{2}静脉注射，每天1次，第1~3天+DDP 80mg/m^{2}静脉注射，第1天。同步胸部放疗：每次1.5Gy，每日2次，总剂量45Gy。同步放化疗后使用IP方案：IRI 60mg/m^{2}静脉注射，第1、8、15天+DDP 60mg/m^{2}静脉注射，第1天，21天重复，治疗3周期。结果有效率为87.8%，其中CR率为40.8%，1年生存率为86.4%，2年生存率为50.7%（中位生存期报道时未达到）。研究显示该方案有较好疗效。

4. 预防性脑照射（prophylactic cerebral irradiation，PCI） 脑转移是SCLC治疗失败的重要原因，尸检发现率为50%~65%，临床MRI影像学的检出率为24%。初治患者达CR者，2年内有45%发生脑转移。

（1）PCI适应证：对局限期SCLC首次放化疗后，评价肿瘤CR，或肿瘤缩小90%以上，病情稳定者，给予预防性全脑照射。广泛期患者如化疗后达CR且病情稳定，也可行PCI。脑转移如无症状，全脑放疗可在化疗后进行。PCI可减少脑转移的发生率和延长生存期。

（2）放疗剂量和方法：每次2.0Gy，每日1次，每周5次，3周15次，总剂量30Gy，或每次2.5Gy，每日1次，每周5次，2周照射10次，总剂量25Gy，前者疗效较好。上述剂量引起神经系统并发症较少，耐受性较好。

（3）PCI的疗效：AuperinA等对局限期SCLC 987例，在化疗后获CR患者给予预防性全脑照射进行Meta分析。结果PCI患者的脑转移发生率为33.3%，未照射患者为58.6%（P<0.001），使脑转移发生率降低25.3%；3年生存率分别为20.7%和15.3%，使PCI患者生存获益5.4%。认为诱导化疗结束后早期给予PCI比延迟治疗更能降低脑转移危险。

Cao KJ等对局限期SCLC后完全缓解患者，进行预防性全脑照射的长期观察，51例放化疗后完全缓解患者随机入预防性全脑照射（PCI）组26例，对照组25例。PCI组接受预防性脑照射，每次1.8~2.0Gy，总剂量25.2~30.6Gy。结果：脑转移发生率，PCI组为3.8%，对照组为32.0%（P=0.02）。1、3、5年生存率，PCI组为84.6%、42.3%和34.6%，对照组为72.0%、32.0%和24.0%（P=0.13）。接受预防性脑照射患者未发生严重并发症。表明局限期SCLC完成化疗加胸部放疗后，CR患者进行预防性脑照射能降低脑转移的发生率和改善生存。

（二）外科治疗

SCLC患者手术治疗不作为常规治疗手段，应谨慎选择适应证，并做好术前和术后的治疗安排。

1. 手术适应证 如下所述。

(1) 根治性手术：①病变局限于一个肺叶：周围型孤立性结节，直径小于 6cm，无明显肺门和纵隔淋巴结肿大；临床 TNM 分期为 $T_1 \sim 2N_0M_0$；非常局限的中心型肺病变，肿瘤累及肺段至肺叶支气管，无或仅有肺门淋巴结转移（T_{1-2}）；②一般状况较好；③无脏器功能受损；④PET/CT - 代谢/影像改变一致的患者，可能手术更受益。SCLC 早期病例可采用肺癌 TNM 分期。$T_{1-2}N_0$ 患者可行肺叶切除加纵隔淋巴结清扫。

(2) 挽救性手术：姑息减症手术。

2. 分期与手术及术前和术后治疗 如下所述。

(1) ⅠA、ⅠB 期：为手术选择对象，术后化疗，推荐用 EP 方案 4～6 周期。

(2) ⅡA、ⅡB 期：也可考虑手术，术前应给予化疗 2 周期，行肺叶切除加区域淋巴结清扫手术，术后化疗 4 周期。或直接手术，术后再行辅助化疗 6 周期，根据术后病理检查结果加用胸部放疗。

(3) Ⅲ 期：不考虑手术。但由于 Ⅱ 期和 Ⅲ 期术前不易确定，已手术的 Ⅲ 期患者，术后应再进行化疗或放化疗。手术对切除混合型肿瘤更有益。

局限病变，放化疗后有病灶残留，也可做病灶肺叶切除。术后病理无淋巴结转移者，术后给予化疗 4～6 周期；有淋巴结转移者术后给予放化疗。

手术前给予化疗或放化疗患者，治疗前必需有病理证据。关于术前化疗，对患者应有好处，但目前尚无定论。Chandra V 等对 SCLC 手术治疗 77 例，术后化疗或放化疗，结果 5 年生存率为 27%，中位生存期为 24 个月，其中 Ⅰ、Ⅱ 期患者 5 年生存率为 38%。说明早期 SCLC 可以考虑手术，术后化疗或放化疗，能延长生存期。

四、肿瘤内科治疗

（一）按分期化疗

1. 局限期 SCLC 的化疗 EP 方案为局限期小细胞肺癌的一线标准化疗方案。局限期 SCLC 化疗的总有效率为 70%～80%，中位生存期为 12～16 个月。化疗合并放疗后中位生存期延长为 18～20 个月，2 年生存率为 40%，5 年生存率为 15%～25%。

Erpolat OP 等对局限期 SCLC 患者采用 EP 化疗联合放疗，治疗 70 例。结果：平均生存时间为 16 个月。放疗前化疗的客观有效率为 67%（47 例）。中位生存时间：有效患者为 11 个月，无效患者为 6 个月（P = 0.002），对化疗有效患者的生存时间较长。放射剂量用 50Gy 以上者其生存期无好处。在放疗前用 4 周期化疗者生存期有改善，有效和无效的中位生存期分别为 14 个月和 8 个月（P = 0.01）。在预防性脑照射的生存期分析虽然作用不明显，但 Cox - 回归分析参数生存期有好处。

局限期 SCLC 化疗或放化疗的 3 年生存率：CAE 方案化疗（CTX + ADM + VP - 16）为 10%；CAE 方案化疗 + 序贯胸部放疗为 15%；EP 方案化疗 + 序贯胸部放疗 + 预防性全脑照射为 20%；EP 方案化疗 + 同步胸部放疗 + 预防性全脑照射为 30%；EP 方案化疗 + 同步超分割放疗 + 预防性全脑照射为 37%。

2. 广泛期 SCLC 的化疗 治疗以化疗为主，联合放疗。用于广泛期 SCLC 的有效新药有 TPT、IFO、IRI、PCT、GEM 等。

(1) 广泛期小细胞肺癌化疗后的中位生存期：广泛期 SCLC 化疗的有效率为 70%，中位生存期为 7～11 个月。5 年生存率为几乎 0%。最好支持治疗 1.5 个月。CTX 化疗为 4.0 个月。CTX + CCNU + MTX 化疗 7.2 个月。CTX + ADM + VCR 化疗 8.3 个月。DDP + VP - 16 化疗 9.4～10.2 个月。

(2) IP 方案与 EP 方案比较：在日本进行的研究中，IRI + DDP（IP）方案对治疗广泛期 SCLC 患者显示有很好疗效，但在美国的研究中，比较 IRI/DDP 方案与 VP - 16/DDP 方案治疗的总生存期未显示差别。加第三个药与 VP - 16/DDP 合并治疗，以及其他三药治疗，结果大多未显示出有更好效果。化疗包括维持治疗、交替给非交叉耐药方案和密集剂量化疗，一般还没有显示增加生存期。

（3）化疗序贯给药和交替给药的疗效比较：Georgoulias V 等进行的Ⅲ期临床研究，对广泛期 SCLC 一线治疗，采用以下两种方案。①序贯方案化疗：用 EP 方案（VP – 16 100mg/m^2 静脉滴注，第 1 ~ 3 天 + DDP 80mg/m^2 静脉滴注，第 1 天，21 天重复），4 周期后，续以 TPT 方案（1.5mg/m^2 静脉滴注，第 1 ~ 5 天，21 天重复），4 周期，136 例。②交替方案化疗：EP 方案于 1、3、5、7 周期给药，TPT 于 2、4、6、8 周期给药，136 例。结果两组有效率分别为 56% 和 57%，中位缓解期为 5.5 个月和 5.6 个月，中位肿瘤进展时间为 6.2 个月和 6.9 个月，中位生存期为 10.2 个月和 10.6 个月，1 年生存率为 37% 和 39%。序贯给药和交替给药两组的有效率和生存期相似，毒性反应也无明显差别，说明序贯和交替方案化疗未提高疗效。

3. SCLC 复发病例的化疗　如下所述。

（1）难治复发性 SCLC 二线治疗的有效药物：包括 TPT、IRI、IFO、PCT（PTX）、DCT（DTX）、GEM、氨柔比星等药物。复发病例单药治疗的有效率如下。吉西他滨：对敏感复发病例为 15.4%（4/26）；对难治复发病例为 5.0%（1/20）。长春瑞滨：对敏感病例为 14.7%（5/34）；对难治病例为 12.5%（3/24）。紫杉醇：治疗难治病例为 29.2%（7/24）。多西他赛：对敏感病例为 30%（3/10）。依立替康：对敏感病例为 35.3%（6/17）；对难治病例 3.7% 为（1/27）。

（2）难治复发性 SCLC 二线治疗的联合化疗方案：有 TP（TPT + DDP），IP（IRI + DDP），VIP（IFO + VP – 16 + DDP）方案等。

（二）靶向药治疗

1. 沙利度胺（Thalidomide）维持治疗　美国 Dowlati A 等进行的Ⅱ期临床试验，对 30 例广泛期 SCLC 经前期化疗有效后无进展病例，用沙利度胺（200mg 口服，每日 1 次）作为维持治疗，于化疗完成后 3 ~ 6 周开始维持治疗，中位维持时间 79 天。结果从诱导化疗开始时间起的中位生存期为 12.8 个月，1 年生存率为 51.7%。毒性较轻，1 度神经毒性为 27%，仅 1 例为 3 度神经毒性。认为维持治疗有一定效果。

法国 Pujol JL 等进行的Ⅲ期随机双盲对照临床试验，对体能状态 PS 评分 2 分以上，70 岁以下的广泛期 SCLC 92 例，在经过 PCDE 方案（CTX + ADM + VP – 16 + DDP）化疗 2 周期有效后，随机给予 PCDE 4 周期化疗加沙利度胺维持治疗组 49 例，和 4 周期 PCDE 化疗加安慰剂维持治疗组 43 例，随访 9 个月。结果两组的总生存时间分别为 11.7 个月和 8.7 个月，显示沙利度胺维持治疗的生存期有延长。但 Lee SM 等进行的Ⅲ期随机双盲对照临床试验，用沙利度胺联合其他化疗药物治疗 SCLC 724 例，结果未显示该治疗可以提高生存率。

2. 贝伐珠单抗（Bevacizumab）　如下所述。

（1）贝伐珠单抗单药维持治疗：Patton JF 等进行的Ⅱ期试验，给予局限期 SCLC 57 例，在诱导化疗后缓解患者贝伐珠单抗维持治疗。结果完全缓解率为 54%，中位生存期为 15 个月。显示贝伐珠单抗维持治疗有一定效果。

（2）贝伐珠单抗联合 VP – 16 + DDP 方案：Sandler A 等进行的Ⅱ期研究，对既往未治疗的广泛期 SCLC 64 例，用贝伐珠单抗联合 EP 治疗：贝伐珠单抗 15mg/kg 静脉滴注，第 1 天 + DDP 60mg/m^2 静脉滴注，第 1 天 + VP – 16 100mg/m^2 静脉滴注，每日 1 次，第 1 ~ 3 天，21 天为 1 周期，用 4 周期或直至疾病进展。结果可评价疗效的有效率为 69%，存活或 6 个月无进展生存占 33%。显示 EP 方案加贝伐珠单抗可使未治广泛期 SCLC 从中受益。

（3）贝伐珠单抗联合 IP 方案：Ready N 等进行的Ⅱ期研究，入组初治广泛期 SCLC 72 例，采用贝伐珠单抗 + IP 方案治疗。贝伐珠单抗 15mg/kg 静脉滴注，第 1 天 + VP – 16 120mg/m^2 静脉滴注，每日 1 次，第 1 ~ 3 天 + DDP 60mg/m^2 静脉滴注，第 1 天，21 天重复。结果可评价疗效病例的有效率为 80%，中位无进展生存期为 7.0 个月，中位生存期为 10.6 个月。表明贝伐珠单抗联合 IP 方案化疗对未治广泛期有一定疗效。

（4）贝伐珠单抗联合 PTX. Jalal SI 等用贝伐珠单抗 + PTX 治疗复发 SCLC，结果 PR 占 11.1%，SD 占 55.5%，DCR 占 66.6%，有效率为 11.1%，中位无进展生存期为 3 个月，中位生存期为 5 个月。

3. 索拉非尼（Sorafenib）单药治疗　Gitliz BJ 等用索拉非尼单药治疗复发 SCLC，PR 占 4.9%，SD 占 30.5%，DCR 占 35.4%，中位无进展生存期为 2 个月，一线化疗敏感性和难治性患者的中位生存期为 7 个月和 5 个月。

4. 伊马替尼（Imatinib）联合 IC（IRI + CBP）方案　Thompson DS 等用伊马替尼联合 IRI + CBP 方案治疗广泛期 SCLC 68 例，结果 CR 5 例，PR 35 例，有效率为 58.8%，显示治疗 SCLC 可能受益。

5. 替西罗莫司（Temsirolimus）维持治疗　Pandya KJ 等在诱导化疗 EP/CE/IP4～6 周期后，对无进展的广泛期患者用替西罗莫司维持治疗至疾病进展，用低剂量（25mg iv，每周 1 次）44 例和高剂量组（250mg 静脉注射，每周 1 次）42 例。结果总体中位生存期为 19.8 个月，其中用低剂量的中位生存期为 16.5 个月，高剂量为 22.9 个月，总的中位疾病无进展时间为 5.5 个月，其中低剂量组为 4.7 个月，高剂量组为 6.3 个月。显示替西罗莫司高剂量维持治疗可使生存期延长，但毒性反应较重。

6. 舒尼替尼（Sunitinib）维持治疗　Lubiner ET 等的 II 期研究，对 34 例初治广泛期 SCLC，在前期用 IC 方案 6 周期化疗后，继续用舒尼替尼 25mg 口服，每日 1 次维持治疗，经过中位 25 周随访，31 例仍健在。结果有效率为 47%，肿瘤进展时间为 7.6 个月，未发现明显不良反应，说明舒尼替尼维持治疗有效。

7. 凡德他尼（Vandetanib）维持治疗　ArnoldAIM 等（2007）的 II 期试验，对诱导化疗有效的 SCLC 患者给予凡德他尼维持治疗，局限期 46 例，广泛期 61 例，分为维持治疗组（凡德他尼 300mg 口服，每日 1 次）和安慰剂对照组。结果 2 组的无进展生存时间为 2.8 个月和 2.7 个月，中位生存期为 11.9 个月和 10.6 个月，亚组分析显示，在凡德他尼维持治疗组中，局限期患者的中位生存期比广泛期患者更长。认为局限期患者用凡德他尼维持治疗可能受益。

总之靶向药物对 SCLC 的治疗作用，尚需进一步研究。

（三）自体外周血干细胞移植结合高剂量化疗

在 G-CSF 保护下化疗，可提高 1.5～2.5 倍化疗剂量。在自体外周血干细胞移植下，对化疗敏感的 SCLC 可使化疗剂量增加到原来剂量的 3～7 倍。故采用高剂量化疗，结合自体外周血干细胞移植解救下，可最大程度提高疗效，同时减少对正常组织的杀伤，有效恢复骨髓功能和免疫功能，提高患者的有效率和生存期。欧洲血液和骨髓抑制中心报道 15 个医院 65 例 SCLC，进行自体外周血干细胞移植和高剂量化疗，总有效率为 86%，51% 的患者达到完全缓解，局限期病例的中位生存期为 18 个月，广泛期为 11 个月，治疗相关死亡率为 9%。Ferscher T 等报道 30 例常规化疗有效患者再进行高剂量化疗和干细胞移植，结果局限期患者的中位生存期为 26 个月，5 年生存率为 50%，广泛期患者的中位生存期为 8 个月，5 年生存率为 0%。Ziske C 等在自体干细胞移植支持下行高剂量化疗治疗局限期 SCLC 与常规剂量化疗比较，未见明显生存受益。

五、化疗方案

（一）一线或二线化疗方案

1. EP 方案和 CE 方案　为局限期 SCLC 的一线治疗的标准方案。

（1）EP 方案：依托泊苷 + 顺铂。

VP-16 100mg/m² 静脉滴注，每日 1 次，第 1～3 天。

DDP 75mg/m² 静脉滴注，第 1 天（正规水化、利尿）。

21 天为 1 周期，用 5 周期。

（2）EC 方案：依托泊苷 + 卡铂。

CBP AUC5 静脉滴注，第 1 天；

VP-16 100～120mg/m² 静脉滴注，每日 1 次，第 1～3 天。

28 天为 1 周期，用 4～6 周期。

2. CEV 方案和 CAP 方案　如下所述。

（1）CEV 方案：环磷酰胺 + 表阿霉素 + 长春新碱。

CTX500mg/m^2 静脉冲入，第 1、8 天；EPI 50mg/m^2 静脉冲入，第 2 天。

VCR 2mg/次静脉冲入，第 1、8 天。

21 天为 1 周期，用 4~6 周期。

（2）CAP 方案：环磷酰胺 + 阿霉素 + 顺铂。

CTX500mg/m^2 静脉冲入，第 1、8 天；ADM 40mg/m^2 静脉冲入，第 2 天。

DDP 30mg/m^2 静脉滴注，每日 1 次，第 3~5 天（适当水化、利尿）。

21 天为 1 周期，用 4~6 周期。

EP 方案对局限期 SCLC 完全缓解率为 50%~70%，5 年生存率为 20%。早年报道，CAV 方案治疗局限期 SCLC 的有效率为 50%~70%，中位生存期为 12~15 个月，为当时较好的有效方案。对 EP 方案一线治疗后复发的 SCLC 患者，用 CAV 方案治疗仍有效，有效率为 13%~28%。

EP 方案与 CAV（COA）方案的疗效比较：Sundstrom S 等的 Ⅲ 期临床试验，比较了 EP 和 CAV 方案的疗效。EP 方案：VP – 16 100mg/m^2 静脉滴注，第 1 天 + DDP 75mg/m^2 静脉滴注，第 1 天 + VP – 16 胶囊 200mg/m^2 口服，每天 1 次，第 2~4 天，21 天为 1 周期，5 周期。CAV 方案：CTX 100mg/m^2 静脉冲入，第 1 天 + EPI 50mg/m^2 静脉冲入，第 1 天 + VCR 2mg/次静脉冲入，第 1 天，21 天为 1 周期，5 周期。结果 EP 组中位生存期分别为 14.5 个月和 9.7 个月。2 年生存率为 25% 和 8%。5 年生存率为 10% 和 3%。表明 EP 方案优于 CAV 方案，有较好疗效。

CEV 方案 EP 方案在一线和二线化疗中交替使用：Sundastrem S 等将患者分为观察组，对复发 SCLC 120 例接受二线治疗，其中 56 例一线治疗用 CEV 方案，复发后使用 EP 方案化疗；52 例先用 EP 方案化疗，复发后使用 CEV 方案化疗，还有 12 例则采用原方案化疗；对照组，接受最佳支持治疗，166 例。结果二线治疗组和最佳支持治疗组的中位生存期分别为 5.3 个月和 2.2 个月（P < 0.001），而交叉化疗的两组间中位生存时间为 3.9 个月和 4.5 个月（P = 0.71），生存无明显差异。

3. CAE（CDE）方案与 CP 方案　如下所述。

（1）CAE 方案：环磷酰胺 + 阿霉素 + 依托泊苷。

CTX1 000mg/m^2 静脉冲入，第 1 天；ADM 45mg/m^2 静脉冲入，第 1 天。

VP – 16 100mg/m^2 静脉滴注，每日 1 次，第 1~3 天。

21 天为 1 周期。

（2）CT 方案：卡铂 + 紫杉醇。

CBP AUC 5 静脉滴注，第 1 天。

PCT 175mg/m^2 静脉滴注，第 1 天。

21 天为 1 周期。

Smit EM 等的 Ⅲ 期研究，对广泛期 SCLC 用 CAE 方案（98 例）和 CT 方案（99 例），中位治疗 5 周期，两组治疗中近半数患者需减量。结果 CAE 方案和 CT 方案的有效率分别为 64% 和 67%，中位无进展生存时间为 4.1 个月和 3.4 个月，中位生存期为 6.5 个月和 6.7 个月。显示两组均有效。文献报道当 CAE 方案治疗失败后，用 CT 方案治疗仍有效。

4. TP 方案拓扑替康 + 顺铂　如下所述。

TPT 2.0mg/m^2，静脉滴注，每日 1 次，第 1~3 天。

DDP 60mg/m^2，静脉滴注，第 4 天（正规水化、利尿）。

3 周为 1 周期。

Lassen U 等对一线治疗 43 例广泛期 SCLC，采用 TP 方案治疗。结果有效率为 74%，其中 CR 占 16%，PR 占 58%，中位进展时间为 7.3 个月，中位生存期为 10.3 个月。3、4 度粒细胞减少占 25%，3、4 度血小板减少占 6%，非血液学毒性较轻。

Quoix E 等用 TPT 静脉给药与 DDP 或 VP – 16 联合使用，对未治的广泛期 SCLC 患者 82 例，随机分为 TP 方案和 TE 方案。TP 组：41 例，TPT 每日 1.25mg/m² 静脉滴注，每日 1 次，第 1~5 天 + DDP 50mg/m² 静脉滴注，第 5 天。21 天为 1 周期。TE 组：41 例，TPT 每日 0.75mg/m² 静脉滴注，每日 1 次，第 1~5 天 + VP-16 60mg/m² 静脉滴注，每日 1 次，第 1~5 天，21 天为 1 周期。结果有效率：TC 组有效率为 63.4%（26 例）；TE 组有效率为 60.9%（25 例）；中位生存期：TC 组为 9.6 个月，TE 组为 10.1 个月。结果显示 TP 方案和 TE 方案对广泛期 SCLC 患者均有效和可耐受，TC 方案的毒性比 TE 方案略低。

TP 方案和 EP 方案的疗效比较：Eckarol JR 等对广泛期 SCLC，比较 TP 方案 220 例（TPT 1.7mg/m² 口服，每日 1 次，第 1~5 天 + DDP 60mg/m² 静脉滴注，第 5 天，21 天重复），和 EP 方案 251 例（VP-16 100mg/m² 静脉滴注，每日 1 次，第 1~3 天 + DDP80mg/m² 静脉滴注，第 5 天，21 天重复）。结果两组的有效率分别为 63% 和 68.9%，中位肿瘤进展时间分别为 24.1 周和 25.1 周，中位生存期分别为 39.3 周和 40.3 周，1 年生存率均为 31.4%。说明 TP 和 EP 方案一线治疗广泛期 SCLC 的疗效相似。

5. TE 方案拓扑替康 + 依托泊苷　如下所述。

TPT　1mg/m² 静脉滴注，每日 1 次，第 1~5 天。

VP-16　75mg/m² 静脉滴注，每日 1 次，第 8~10 天。

28 天为 1 周期，最多给 6 周期。

Reck M 等以无铂方案，TE 方案作为广泛期 SCLC 的一线治疗 28 例。结果 CR 1 例，PR 12 例，SD 5 例，总有效率为 46.4%。中位有效时间为 7.9 周，中位生存时间为 29.9 周。说明 IE 方案作为一线治疗广泛期小细胞肺癌是有效和可耐受的。药物作用是拓扑异构酶 I 和 II 抑制剂的联合使用，给予 TPT 和 VP-16 治疗可以增加疗效。

6. 含伊立替康联合化疗方案　如下所述。

（1）IP 方案：伊立替康 + 顺铂。NCCN 指南已将 IP 方案列为广泛期 SCLC 的一线治疗方案。

IRI 60mg/m² 静脉滴注，第 1、8、15 天。

DDP 60mg/m² 静脉滴注，第 1 天（正规水化、利尿）。

28 天重复，用 4 周期。

日本 Noda K 等的 JCOG 9511 研究，对广泛期小细胞肺癌用 IP 方案治疗（见上）77 例，与 EP 方案（VP-16 100mg/m² 静脉滴注，每日 1 次，第 1~3 天 + DDP 80mg/m² 静脉滴注，第 1 天，21 天重复，4 周期）77 例比较。结果两组的有效率分别为 84% 和 64%，中位生存期分别为 12.8 个月和 9.4 个月（P=0.002），无进展生存时间分别为 6.9 个月和 4.8 个月（P=0.003），2 年生存率分别为 19.5% 和 5.2%。显示生存期 IP 方案比 EP 方案延长。

Hanna N 等（北美/澳大利亚）III 期试验，对既往未治的广泛期 SCLC 用 IP 方案与 EP 方案比较，为了改善剂量强度和减轻不良反应对方案进行修改。IP 方案，221 例：IRI 65mg/m² 静脉滴注，第 1、8、15 天；DDP 30mg/m² 静脉滴注，第 1、8 天，21 天为 1 周期，至少 4 周期。EP 方案，110 例：Vp-16 120mg/m² 静脉滴注，每天 1 次，第 1~3 天 + DDP 60mg/m² 静脉滴注，第 1 天，21 天为 1 周期，至少 4 周期。结果两组的缓解率分别为 48% 和 43.6%，疾病进展时间分别为 4.1 个月和 4.6 个月，中位生存期分别为 9.3 个月和 10.3 个月。显示两方案疗效无明显差异。

美国 Natale RB 等进行的 III 期试验，对既往未治的 SCLC，采用与日本 JCOG9511 研究相同的方案随机入组，IP 组 336 例，EP 组 335 例。结果两组的中位无进展生存时间分别为 5.7 个月和 5.2 个月（P=0.07），中位生存时间分别为 9.9 个月和 9.1 个月（P=0.71）。显示两组生存期无明显统计学差异。

（2）IC 方案：伊立替康 + 卡铂。

IRI 175mg/m² 静脉滴注，第 1 天。

CBP AUC 4 静脉滴注，第 1 天。

21 天为 1 周期，用 4 周期。

Hermes A 等进行的 III 期临床试验，将广泛期小细胞肺癌患者，随机分两组：IC 方案（同上，105

例）和 EC 方案（104 例）。VP－16 120mg/m² 口服，每日 1 次，第 1～5 天；CBP AUC 4 静脉滴注，第 1 天，21 天为 1 周期，用 4 周期。结果 2 组的中位生存期分别为 8.5 个月和 7.1 个月（P＝0.002），1 年生存率分别为 35% 和 28%，完全缓解分别为 18 例和 7 例（P＝0.002）。两组的 3～4 度血液学毒性无明显区别，IC 方案的 3～4 度腹泻较多，而 IC 方案疗效较好。

（3）ICE 方案：伊立替康＋卡铂＋依托泊苷。

IRI 120mg/m² 静脉滴注，第 2 天；CBP AUC5，静脉滴注，第 1 天。

VP－16 75mg/m² 口服，每日 1 次，第 1～3 天。

21 天为 1 周期。

Syeigos K 等进行的 II 期试验，对广泛期 SCLC 用以上方案治疗 46 例，结果总有效率为 52.2%，中位生存期为 16.3 个月，1 年生存率为 43.5%。表明本方案有效和可耐受。

（4）IE 方案：伊立替康＋依托泊苷。两药无交叉耐药，且有一定协同作用。

IRI 60mg/m² 静脉滴注，第 1、8、15 天；

VP－16 80mg/m² 静脉滴注，每日 1 次，第 2～3 天。

4 周为 1 周期，用 4 周期。

Kudoh S 等用 IE 方案治疗 50 例既往未治的广泛期 SCLC。结果 CR 5 例，PR 28 例，总有效率为 66.0%，中位生存时间为 11.5 个月，1 年生存率为 43.2%，2 年生存率为 14.4%。指出 IE 方案是治疗广泛期 SCLC 的有效方案，且毒性可耐受。

（5）AI 方案：氨柔比星联合伊立替康。

Nagami N 等进行的 II 期试验，用氨柔比星＋IRI 治疗初治 31 例和复治 28 例 SCLC 患者，结果初治病例的有效率为 74%（23 例），中位生存期为 14.9 个月，无进展生存时间为 5.3 个月；复治病例的有效率为 43%（12 例），中位生存期为 10.2 个月，无进展生存时间为 5.1 个月，显示该方案对 SCLC 初治和复治患者均有效。

（6）LI 方案和 LE 方案：洛铂联合 IRI 方案与洛铂联合 VP－16 方案的疗效比较。

1）LI 方案。

洛铂 30mg/m² 静脉滴注，第 1 天。

IRI 60mg/m² 静脉滴注，第 1、8、15 天。

28 天为 1 周期。

2）LE 方案。

洛铂 30mg/m² 静脉滴注，第 1 天。

VP－16 100mg/m² 静脉滴注，每日 1 次，第 2～3 天。

21 天为 1 周期。

付强等对 45 例初治或复治的广泛期 SCLC，分别给予 LE 方案（见上）25 例和 LI 方案（见上）20 例。结果全组的 CR 2 例，PR 24 例，SD 15 例，PD 4 例，总有效率为 57.8%。其中 LE 方案 RR 为 48.0%（12/25），LI 方案 RR 为 70.0%（14/20）（P＞0.05）。两组的总生存期分别为 8.0 个月和 7.0 个月。显示 LE 和 LI 方案对广泛期 SCLC 均有较好疗效，不良反应可耐受。

7. 培美曲塞（Alimta）加铂类方案　培美曲塞单药治疗 SCLC 一线治疗的有效率为 16%～21%。

（1）PP（AP）方案。

培美曲塞 500mg/m²，静脉滴注，第 1 天。

顺铂 75mg/m²，静脉滴注，第 1 天（正规水化、利尿）。

21 天为 1 周期。

（2）PC（AC）方案。

培美曲塞 500mg/m² 静脉滴注，第 1 天。

卡铂 AUC5 ivgtt，第 1 天，21 天为 1 周期。

Socinski M 等的 II 期试验，对广泛期 SCLC 随机分为：培美曲塞联合 DDP 组，可评价疗效 37 例；

培美曲塞联合 CBP 组，可评价疗效 35 例，方案见上。两组有效率分别为 48.6% 和 48.6%，中位疾病进展时间分别为 4.9 个月和 4.3 个月，中位生存期分别为 7.9 个月和 10.8 个月，1 年生存率分别为 28.8% 和 43.0%。显示 PP 和 PC 方案一线治疗广泛期 SCLC 均为安全有效。

8. AP 方案氨柔比星联合顺铂　如下所述。

氨柔比星每日 40mg/m² 静脉冲入，每日 1 次，第 1~3 天。

DDP 60mg/m² 静脉滴注，第 1 天（正规水化、利尿）。

3 周为 1 周期。

Ohe Y 等用氨柔比星和顺铂治疗既往未治疗的广泛期小细胞肺癌。剂量水平 1：氨柔比星每日 40mg/m² + DDP 60mg/m²。剂量水平 2：氨柔比星每日 45mg/m² + DDP 60mg/m²。氨柔比星静脉冲入，每日 1 次，第 1~3 天；DDP 60mg/m² 静脉滴注，第 1 天，3 周为 1 周期。结果氨柔比星的最大耐受量确定为 45mg/m²，推荐剂量确定为 40mg/m²。治疗 41 例，疗效在推荐剂量下的有效率为 87.8%，中位生存时间为 13.6 个月，1 年生存率为 56.1%。3、4 度中性粒细胞减少占 95.1%，白细胞减少占 65.9%。结果显示 AP 方案用于既往未治的广泛期 SCLC，可获得显著的有效率和中位生存时间，但血液毒性较大。

9. SP 方案　沙柔比星（Sabarubicin）联合顺铂。

沙柔比星 80mg/m² 静脉注射，第 1 天；

DDP 50mg/m² 静脉滴注，第 1 天（正规水化、利尿）。

21 天为 1 周期。

Coznely A 等的 II 期临床研究，对 25 例广泛期 SCLC 用第三代蒽环类药物沙柔比星联合 DDP 方案（见上）一线治疗。结果 CR 1 例，PR 18 例，SD 4 例，PD 1 例，有效率为 76%，肿瘤进展时间为 6.5 个月，中位总生存时间为 11.6 个月。不良反应为胃肠道反应、心毒性和血液学毒性。显示 SP 方案有较好疗效并可耐受。

10. BP 方案　伯洛替康（Belotecan）联合顺铂。

伯洛替康每日 0.5mg/m² 静脉注射，每日 1 次，第 1~4 天。

DDP 60mg/m² 静脉滴注，第 1 天（正规水化、利尿）。

21 天为 1 周期。

伯洛替康是一种新的喜树碱衍生物。用 BP 方案治疗 SCLC，可评价疗效 SCLC 50 例，初治的有效率为 69%，二线治疗的有效率为 33.3%。不良反应主要为 3~4 度中性粒细胞减少（占 73.2%）和血小板减少（占 25.3%）。表明用于 SCLC 治疗是有希望的新药。

11. VIP 方案　异环磷酰胺 + 依托泊苷 + 顺铂。

IFO 1.2g/m² 静脉滴注，每日 1 次，第 1~4 天（加美司钠解救）。

VP-16 75mg/m² 静脉滴注，每日 1 次，第 1~4 天。

DDP 20mg/m² 静脉滴注，每日 1 次，第 1~4 天。

21 天为 1 周期，用 4 周期。

Lechrer PJ Sr 等对广泛期 SCLC 使用 VIP 方案（见上）与 EP 方案并比较疗效：VP-16 75mg/m² 静脉滴注，每日 1 次，第 1~4 天；DDP 20mg/m² 静脉滴注，每日 1 次，第 1~4 天，21 天为 1 周期，用 4 周期。结果中位生存期：VIP 方案为 9 个月，EP 方案为 7.3 个月（P = 0.045）。但其他研究未能证实。

（二）复发病例和难治复发性病例的治疗药物和化疗方案

1. 复发病例和难治复发性病例的单药治疗　如下所述。

（1）拓扑替康（TPT）：拓扑替康每次 1.5mg/m² 口服，每日 1 次，第 1~5 天，3 周为 1 周期。

拓扑替康被美国 FDA 推荐用于 SCLC 复发病例的二线化疗药物。采用拓扑替康治疗，对化疗敏感性复发病例的有效率为 14%~38%，中位生存期（MST）为 25~36 周，而对难治性复发病例，有效率仅为 2%~7%，中位生存期为 16~27 周。

1）拓扑替康的单药治疗：O'BrienME 等的 III 期试验，比较 141 例 SCLC 口服与最佳支持治疗的效果，两组的中位生存期分别为25.9周和13.9周，表明拓扑替康二线治疗SCLC可延长生存，但骨髓抑制较重，3~4度贫血占61%，中性粒细胞减少占38%，血小板减少占25%。CurTis KK等对SCLC用单药拓扑替康4mg/m² 静脉滴注30分钟，第1、8天，3周为1周期，可明显减轻骨髓抑制。

2）拓扑替康口服与静脉给药的疗效比较：Eckardt JR等比较PTP口服与静脉给药对广泛期SCLC二线治疗的疗效，入组患者为一线治疗达CR或PR，且复发间隔时间90天以上者。静脉组：1.5mg/m²，每日1次，第1~5天，3周为1周期。口服组：2.3mg/m²，每日1次，第1~5天，3周为1周期。结果两组的有效率分别为21.9%和18.3%，中位疾病进展时间为14.6周和11.9周，中位生存时间为35周和33周，显示两组的疗效和毒性相似。

3）拓扑替康单药治疗SCLC脑转移：Korfel A等进行的Ⅱ期研究，应用TPT单药治疗既往化疗后复发的SCLC 30例，22例患者使用TPT（1.5mg/m² 静脉推注，每日1次，第1~5天，21天为1周期），治疗中有8例出现血小板减少，减量为1.3mg/m²。结果脑转移缓解率为33%（10/30），全身缓解率为29%（7/24）。TPT能快速透过血脑屏障，对有脑转移的SCLC更具优势，若化疗和全脑放疗同时进行，可采用TPT单药口服。

（2）伊立替康：IRI 100mg/m² 静脉滴注，第1、8天，3周为1周期，对EP治疗失败的SCLC，用伊立替康单药治疗，有效率为47%。

（3）氨柔比星：氨柔比星每次40mg/m² 静脉冲入，每日1次，第1~3天，3周为1周期。

1）氨柔比星单药：Onoda S等对复发性SCLC患者，在一线化疗敏感复发36例和难治复发14例，用氨柔比星单药治疗（见上），中位治疗4周期。结果两者的有效率为52%和50%，无病生存期为4.2个月和2.6个月，中位生存期为11.6个月和10.3个月。氨柔比星对一线化疗敏感和难治性复发病例均显示出较好疗效。

Kaira K等对SCLC用氨柔比星35mg/m² 静脉输注，每日1次，第1~3天，3周为1周期。治疗一线化疗敏感和难治性复发病例的有效率分别为60%和37%，中位生存期分别为12个月和11个月。可有3~4度不良反应，中性粒细胞减少占42%。说明氨柔比星对敏感和难治性复发SCLC病例均有效。

2）氨柔比星和拓扑替康的疗效比较：Inoue A等对一线治疗失败的SCLC 59例，其中敏感复发者36例，难治复发者23例，分别给予氨柔比星和拓扑替康治疗。结果有效率分别为38%和13%，其中对敏感复发病例的有效率，氨柔比星为53%，拓扑替康为21%；对难治复发病例的有效率，氨柔比星为17%，拓扑替康为0%。表明氨柔比星均显著高于拓扑替康的疗效。

Jotte R等对已经过铂类一线治疗的广泛期SCLC，用氨柔比星与拓扑替康单药治疗进行比较，氨柔比星（40mg/m² 静脉注射，每日1次，第1~3天，21天为1周期）治疗50例和拓扑替康（1.5mg/m² 静脉滴注，每日1次，第1~5天，21天为1周期）治疗26例。结果无进展生存时间分别为4.3个月和3.5个月，中位生存期分别为9.3个月和8.9个月。显示两药均有效，血液毒性均较重。

（4）洛铂（Lobaplatin）：洛铂30mg/m² +5%葡萄糖液500mL静脉滴注2~3小时，第1天，21天为1周期。

冯光丽等对初治和复治的SCLC 34例，采用单药洛铂（LBP）治疗。结果PR13例，NC 16例，PD 5例，有效率为38.2%。表明洛铂对SCLC的疗效较好。

（5）替莫唑胺：替莫唑胺150~200mg/m² 口服，每日1次，第1~5天，28天为1周期。

Pietanza MC等用替莫唑胺单药治疗25例复发的SCLC，结果PR 3例，SD 6例，有效率为12%，其中13例有脑转移，治疗后5例脑转移病灶缩小，说明替莫唑胺对SCLC脑转移有效。

2. 复发病例和难治复发性病例的联合化疗方案　如下所述。

（1）TP方案：拓扑替康+顺铂。

TPT 2.0mg/m² 静脉滴注，每日1次，第1~3天。

DDP 60mg/m² 静脉滴注，第3天（正规水化、利尿）。

21天为1周期，用4周期。

TPT+DDP方案用于SCLC二线治疗的有效率为61%。Ardizxoni A等进行的Ⅱ期研究，用TPT+

DDP 方案二线治疗 SCLC，可评价 110 例。结果对一线化疗耐药复发病例的有效率仍有 24%。

Christodoulou C 等用 TPT 0.9mg/m² 静脉滴注，每日 1 次，第 1~3 天 + DDP20mg/m² 静脉滴注，每日 1 次，第 1~3 天，3 周为 1 周期。治疗 SCLC 复发患者 34 例。结果 CR 2 例（5.9%），PR 4 例（11.8%），SD 6 例（18%），PD 14 例（41%），有效率为 17.6%，8 例（23%）未评价疗效。其中 21 例敏感复发患者，CR 2 例（9.5%），PR 3 例（14.3%），有效率为 23.8%；13 例抵抗复发患者，CR 0 例，PR 1 例（7.7%），有效率为 7.7%。中位生存期：全部患者为 6.5 个月，其中敏感复发患者为 7.8 个月，抵抗复发患者为 6.2 个月。中位进展时间：全部患者为 4.4 个月，其中敏感复发患者为 5.9 个月，抵抗复发患者为 3.2 个月。结果显示，此 3 天用药方案耐受良好，有一定有效率，在复发 SCLC 的敏感和抗拒复发患者，两者均有生存受益。

（2）TE 方案：拓扑替康 + 依托泊苷。

TPT 1.2mg/m² 静脉滴注，每日 1 次，第 1~3 天。

VP - 16 60mg/m² 静脉滴注，每日 1 次，第 2~5 天。

3 周重复，用 4 周期。

（3）TC 方案：紫杉醇 + 卡铂。

PTX 175mg/m² 静脉滴注，第 1、8 天。

CBP AUC2 静脉滴注，第 1、8 天。

3 周重复，用 5 周期。

Groen HX 等报道的 Ⅱ 期研究，对 CAV 治疗失败的难治复发 SCLC 35 例，用 PTx + CBP 方案二线治疗，结果有效率为 73.5%，1 年生存率为 9%。

（4）含 IRI 的联合化疗方案

1）IP 方案：伊立替康 + 顺铂。

IRI 60mg/m² 静脉滴注，第 1、8、15 天；

DDP 60mg/m² 静脉滴注，第 1 天（正规水化、利尿）。

4 周为 1 周期，用 4 周期。

Ando M 等用 IP 方案对 EP 方案失败 SCLC 25 例进行二线治疗。结果 PR 率为 80%，中位肿瘤进展时间为 3.6 个月，中位生存期为 7.9 个月。显示 IP 方案治疗 SCLC 有效。

2）IC 方案：伊立替康 + 卡铂。

a. IC 方案 1。

IRI 50mg/m² 静脉滴注，第 1、8 天。

CBP AUC 5 静脉滴注，第 1 天，3 周为 1 周期。

Hirose T 等进行的 Ⅱ 期研究，对 24 例复发性 SCLC 用 lC 方案治疗，结果 PR15 例，总有效率为 62.5%，中位生存时间为 6.5 个月，其中 13 例敏感复发性病例的有效率为 92.3%，9 例难治复发性病例的有效率为 33%。

b. IC 方案 2。

IRI 50mg/m² 静脉滴注，第 1、8、15 天。

CBP AUC 2 静脉滴注，第 1、8、15 天。

4 周为 1 周期。

Naka N 等进行的 Ⅱ 期研究，对 29 例难治和复发性 SCLC 用 IC 方案每周给药治疗，结果 PR 9 例，有效率为 31.0%，中位进展时间为 3.5 个月，中位生存期为 6.1 个月。

3）IT 方案：伊立替康 + 紫杉醇。

IRI 50mg/m² 静脉滴注，第 1、8 天。

PCT 75mg/m² 静脉滴注，第 1、8 天。

21 天为 1 周期。

Owonikoko TK 等进行的 Ⅱ 期试验，对 55 例复发 SCLC 用以上方案治疗，可评价疗效 32 例，结果

CR 1 例，PR 9 例，SD 8 例，总缓解率为 31%，中位生存期为 19.6 周，1 年生存率为 15%，认为有效并能耐受。

4）IE 方案：伊立替康 + 依托泊苷。

IRI 100mg/m² 静脉滴注，每日 1 次，第 1、8 天。

VP - 16 60mg/m² 静脉滴注，每日 1 次，第 2 ~ 5 天。

3 周重复，用 4 周期。

IRI 和 VP - 16 两药无交叉耐药，还有一定协同作用。一项 II 期研究，用该方案治疗 25 例 EP 治疗失败患者，结果 CR 为 12%，PR 为 60%，有效率为 72%，中位无进展生存期为 24.6 个月，中位生存期为 9.0 个月。1 年生存率为 28%。

5）IEP（CEP）方案：伊立替康（Camptosar）+ 依托泊苷 + 顺铂。

IRI 60mg/m² 静脉滴注，第 1、8 天。

VP - 16 50mg/m² 静脉滴注，每日 1 次，第 1 ~ 3 天。

DDP 60mg/m² 静脉滴注，第 1 天（正规水化、利尿），21 天重复，从第 9 天开始，给予 G - CSF 直至中性粒细胞恢复正常。

Kimura H 等进行的 II 期试验，对 23 例复发或难治性 SCLC，所有患者接受至少 2 周期含铂为主方案治疗，有 17 例接受过胸部放疗。给予 IEP 方案，加 G - CSF 治疗。入组患者中，有 10 例为难治性复发病例，7 例为耐药性复发病例，6 例为敏感性复发病例。结果全组缓解率为 39.1%，其中 CR 1 例，PR 8 例。在 10 例难治性病例中，PR 7 例。中位进展时间为 17 周，中位总生存期为 30 周。

Koichi G 等进行的 II 期研究，对 40 例复发性 SCLC，采用 IEP 方案每周给药，并加 G - CSF 支持。IEP 方案：DDP 25mg/m² 静脉滴注，每周 1 次，用 9 周；VP - 16 60mg/m² 静脉滴注，第 1 ~ 3 天，于第 1、3、5、7 和 9 周给药；IRI 每次 90mg/m² 静脉注射，于第 2、4、6 和 8 周给药。中位总生存期为 11.4 个月，认为该方案对复发性 SCLC 有较好疗效。

6）IIP（CIP）方案：伊立替康（Camptosar）+ 异环磷酰胺 + 顺铂。

IRI 60mg/m² 静脉滴注，第 1、8、15 天。

IFO 1.5g/m² 静脉滴注，每日 1 次，第 1 ~ 4 天（加美司钠解救）。

DDP 20mg/m² 静脉滴注，每日 1 次，第 1 ~ 4 天，4 周重复。

于第 5 ~ 18 天给予 G - CSF 皮下注射，但 IRI 给药日不给 G - CSF。

Fujita A 等研究纳入既往用过含 IDDP 或 CBP 方案治疗的难治和复发性 SCLC18 例，15 例为在最初化疗后复发者，另 3 例化疗后未缓解。采用 G - CSF 支持下用 IRI 联合 IP 方案治疗，其中 10 例化疗后减量，DDP 为 15mg/m²，IRI 为 50mg/m²。结果 CR 1 例，PR 16 例，总缓解率为 94.4%，中位生存期为 11.3 个月，1 年生存率为 47.5%。认为用 CIP 方案治疗难治和复发性 SCLC 有较好疗效。

7）IG 方案：伊立替康 + 吉西他滨。治疗难治性或复发的 SCLC。GEM 与 IRI 合用对 SCLC 细胞株有增效作用。

IRI 150mg/m² 静脉滴注，第 1、15 天。

GEM 1 000mg/m² 静脉滴注，第 1、15 天。

28 天为 1 周期。

Nishio M 等进行的 II 期试验，对 30 例复发 SCLC 用上方案治疗，结果总有效率为 39.3%，其中敏感复发病例中位生存期为 14.4 个月，难治复发病例为 7.4 个月，认为有效并能耐受。

CastellanoDE 等进行的 II 期试验，对 28 例既往用过 VP - 16 联合 DDP/CBP 化疗的难治或敏感复发 SCLC 用 IG 2 周方案治疗，IRI 175mg/m² 静脉滴注，第 1 天 + GEM 2 000mg/m² 静脉滴注，第 1 天，2 周重复。22 例可评价疗效。结果 CR 1 例，PR 10 例，缓解率为 50%，疾病进展时间为 8 个月，中位生存期为 8.5 个月。认为 IG 方案对难治或敏感复发 SCLC 是有效和可耐受的。

Schuette W 等（2005）对既往化疗方案失败患者 35 例，其中 15 例为抗拒病例，20 例为敏感病例。用 IG 方案治疗：GEM 1 000mg/m² 静脉滴注，第 1、8 天 + IRI 100mg/m² 静脉滴注，第 1、8 天，21 天为1周期，最多用6周期。结果CR 2例，PR 4例，SD 7例，PD 22例，有效率为17%，中位疾病进展时间为3.4个月，中位生存期为5.8个月，1年生存率为34%。显示IG方案治疗复发SCLC，作为二线化疗有效，尤其对抗拒病例有效。

8）IL方案

IRI 100mg/m² 静脉滴注，第1、8天。

洛铂（Lobaplatin）35mg/m² 静脉滴注，第1天。

21天为1周期。

蒋侃等对复发的广泛期SCLC 40例，用上方案治疗。结果PR 14例，SD 12例，PD 14例，有效率为35%，疾病控制率为65%，中位无进展生存期为4.2个月，中位生存期为7.9个月，1年生存率为35%。

（三）老年小细胞肺癌的化疗

在SCLC新发病例中65岁以上老年患者超过50%。由于老年人的特殊病理生理特点，对于老年患者放疗和化疗的毒性均会增加。故在选择治疗时要缜密考虑，给予支持治疗，并对毒性反应及时处理和调整用药，根据患者状况应适当减量，但也不能过分减量，而使治疗不足，影响治疗效果，当然不可过度治疗。ASCO会上报道一项回顾分析，10 428例≥65岁SCLC，其中接受化疗者占67.1%，接受放疗者占39.1%，接受手术者占3.4%，未接受任何治疗者占21.8%。认为老年患者接受化疗还是受益的。

1. EP方案　依托泊苷联合顺铂。

Ardizzoni A等对95例≥70岁患者，随机给予以下化疗方案。①足量顺铂联合VP-16方案：DDP 40mg/m² 静脉滴注，每日1次，第1~2天；VP-16 100mg/m² 静脉滴注，每日1次，第1~3天，3周为1周期，加用G-CSF支持。②减量顺铂联合VP-16方案：DDP 25mg/m² 静脉滴注，每日1次，第1~2天；VP-16 60mg/m² 静脉滴注，每日1次，第1~3天，3周为1周期。结果两组的有效率分别为69%和39%，总生存时间分别为41周和31周。表明足量化疗的疗效较好，两组均可耐受，但足量组的血液学毒性更明显，3~4度毒性为120%和0%，应注意观察和处理。

2. CE方案和EP方案的疗效比较　Okamoto H等进行的Ⅲ期试验，将初治广泛期SCLC、≥70岁体能状态评分（PS）0~2分或<70岁 PS 3分患者220例，随机分为CE方案，CBP AUC 5 静脉滴注，第1天；VP-16 80mg/m² 静脉滴注，每日1次，第1~3天，21天为1周期；EP方案，VP-16 80mg/m² 静脉滴注，每日1次，第1~3天；DDP25mg/m² 静脉滴注，每日1次，第1~3天，21天为1周期，4周期。结果EC方案和EP方案的有效率均为73%，中位无进展生存时间分别为5.3个月和4.7个月，中位生存期分别为10.6个月和9.8个月，1年生存率分别为41%和35%。显示两方案疗效相似，治疗老年患者有效且可耐受。

3. IP方案　伊立替康联合顺铂。

IRI 60mg/m² 静脉滴注，第1、8、15天。

DDP 60mg/m² 静脉滴注，第1天（正规水化、利尿）。

3周为1周期。

Lee G对≥65岁广泛期SCLC 43例，用IP方案治疗。结果总有效率为81.4%，其中完全缓解率为23.3%，中位无进展生存期为8.3个月，中位生存期为10.3个月，1年生存率为31.8%，2年生存率为3.4%。体能状态为2分者的中性粒细胞减少明显高于体能状态为0~1分者，显示IP方案对老年广泛期SCLC有效，但须密切观察不良反应并及时处理。

4. IC方案　IRI联合CBP。Murata Y等≥70岁老年SCLC 30例，用IC方案治疗。结果缓解率为83.3%，中位总生存期为14个月。不良反应：3~4度中性粒细胞减少占83%，贫血占60%，血小板减少占47%，感染占23%，腹泻占20%。认为IRI联合CBP方案对老年患者有效，但应及时处理不良反应。

5. AC 方案　氨柔比星联合卡铂。

氨柔比星 35mg/m² 静脉冲入，每日 1 次，第 1~3 天。

CBP AUC 4 静脉滴注，第 1 天。

21 天为 1 周期。

Inoue A 等对 ≥70 岁的既往未接受化疗的老年 SCLC 36 例，用 AC 方案治疗。结果有效率为 89%，中位无进展生存期为 5.8 个月，中位总生存期为 18.6 个月，但出现 3~4 度中性粒细胞减少和中性粒细胞减少。该方案对老年患者有效，但需调整用药，以减轻骨髓抑制。

6. EL 方案　依托泊苷联合洛铂。

Vp-16 100mg/m² 静脉滴注，每日 1 次，第 1~3 天。

洛铂 30mg/m² 静脉滴注，第 1 天。

21 天为 1 周期。

齐晓倩对 56 例 SCLC65 岁以上患者，随机分为 EL 方案（见上）治疗 4 周期以上组和 EP 方案组：VP-16 100mg/m² 静脉滴注，每日 1 次，第 1~3 天；DDP 75mg/m² 静脉滴注，第 1 天，21 天为 1 周期，治疗 4 周期以上。结果有效率分别为 71% 和 68%，疾病控制率分别为 89% 和 86%（P>0.05），两组疗效相当，EL 方案的消化道反应较轻，耐受较好。认为 EL 方案尤其适用于老年或用过 DDP 为主联合方案后复发的患者。

（常新东）

第三节　非小细胞肺癌

一、治疗原则

1. Ⅰ期　如下所述。

（1）ⅠA 期（$T_0N_0M_0$）：规范性手术切除后，不推荐化疗。

（2）ⅠB 期（$T_{2a}N_0M_0$）：手术切除，有高危因素者（低分化、脉管瘤栓、楔形切除术后、切缘近）可辅助化疗。

2. Ⅱ期　ⅡA，ⅡB 期，手术切除，术后辅助化疗；有以下因素者，如纵隔淋巴结清扫不彻底、淋巴结包膜外侵犯、多个肺门淋巴结转移、肿瘤距切缘过近者化疗后加放疗。不可手术的ⅡB 期可同步放化疗。

3. Ⅲ期　如下所述。

（1）ⅢA 期（$T_3N_1M_0$）：手术治疗，术后化疗加纵隔放疗；ⅢA 期不能手术者，同步放化疗或诱导化疗加放疗，疗效好者考虑手术，或根治性同步放化疗后巩固化疗。①肺上沟瘤：术前同步放化疗，手术后化疗；不能手术者行根治性同步放化疗。②胸壁，接近气道或纵隔受侵：首选手术，切缘阴性者化疗，切缘阳性者再次手术切除+化疗，或放化疗加化疗。

（2）ⅢB 期：①可切除者，卫星病灶，手术切除，术后化疗；非卫星病灶，手术后根据切缘的病理选择辅助化疗±放疗；或术前诱导化疗/术前同步放化疗，再手术。②不可切除者，同步放化疗后巩固化疗。

4. Ⅳ期　PS 评分 0~2 分者，给予含铂的两药联合化疗或单药化疗；PS 评分 3~4 分者，给予最佳支持治疗。EGFR 突变或 ALK 阳性者，靶向治疗。

二、综合治疗

（一）手术治疗

（1）Ⅰ、Ⅱ期患者，无手术禁忌证均应首选手术治疗；病变局限于一侧胸腔的ⅢA 期，部分严格挑选的ⅢB 期患者，可选择肺叶或全肺切除加肺门纵隔淋巴结清扫。

（2）临床高度怀疑为肺癌或不能排除肺癌可能的病例，又不能获得病理、细胞学或其他方法的肯定诊断，并具备上述条件者，应争取手术探查以明确诊断并做相应治疗者。

（3）原无手术适应证的局部晚期患者，经术前化疗（或）放疗后病变明显缩小、全身情况改善者。

（二）放射治疗

（1）不宜手术的Ⅰ、Ⅱ期患者：如合并严重内科疾病（多为心肺疾病）不能手术者或因高龄、心肺功能储备差，根治性放疗是标准治疗模式。

（2）术后放疗：T_3（胸壁受侵）；N_2；未进行系统淋巴结清扫；多个淋巴结转移或淋巴结包膜受侵的患者；术后病理切缘不净或有肿瘤残存者；R1、R2术后的患者；外科医师认为需要放疗者。

（3）局部晚期患者同步放化疗或序贯放化疗：ⅢA期可手术患者，手术后应行化疗放疗的综合治疗；ⅢA期不可手术或ⅢB期患者同步放化疗是标准的治疗手段，结合患者情况也可考虑序贯放疗、化疗。

（4）Ⅳ期患者的姑息放疗：脑转移的全脑放疗、骨转移止痛以及化疗后残存病灶的放疗。

（三）辅助化疗

（1）新辅助化疗：适用于不能手术的ⅡB～ⅢA期患者，肿瘤缩小后再手术。

（2）术后辅助化疗：ⅠB期具有高危因素的患者（包括分化差、血管侵犯、楔形切除术后、切缘近等）以及Ⅱ～ⅢA期完全切除的患者。

三、肿瘤内科治疗

（一）转移性 NSCLC 化疗

1. 单药化疗　治疗有效率：多西紫杉醇（300例）为26%，紫杉醇（317例）为26%，吉西他滨（572例）为21%，长春瑞滨（621例）为20%，长春地辛（370例）为16%，顺铂（305例）为16%，异环磷酰胺（326例）为21%，伊立替康（138例）为27%，长春花碱（22例）为27%，丝裂霉素（88例）为17%。

对体质较差（PS 2）的老年患者，可选单药化疗，以减少毒性。常用药物包括吉西他滨、长春瑞滨、培美曲塞、紫杉类等。对紫杉醇过敏的患者，新型白蛋白紫杉醇也有肯定疗效。

2. 联合化疗　含铂两药联合化疗是 NSCLC 标准的一线治疗方案。常用联合方案包括 DDP + 吉西他滨或长春瑞滨，DDP + 紫杉醇或多西紫杉醇等，非鳞癌患者可选择 DDP + 培美曲塞；通常一线治疗的 ORR 为25%～35%，中位 TTP 为4～6个月，中位 OS 为8～10个月，2年生存率为10%～15%。对不能耐受 DDP 者，可换用卡铂，但疗效略低于 DDP。不含铂方案如吉西他滨加长春瑞滨或多西紫杉醇也可作为选择之一（根据患者具体情况）。近期 FDA 批准白蛋白结合型紫杉醇/卡铂方案用于晚期 NSCLC 治疗，其 ORR 高于经典的紫杉醇/卡铂方案，神经毒性较轻。

Scagliotti GV 等进行的一项前瞻性、随机、Ⅲ期临床试验比较培美曲塞联合顺铂与吉西他滨联合顺铂治疗晚期 NSLC，结果显示两组总生存（OS）相似，但亚组分析发现，在腺癌和大细胞癌亚组，培美曲塞组优于吉西他滨组（OS 分别为12.6个月和10.9个月，10.4个月和6.7个月），而鳞癌亚组中，吉西他滨组优于培美曲塞组（OS 分别为10.8个月和9.4个月）。基于该研究，NCCN 临床实践指南推荐对非鳞癌 NSCLC，培美曲塞/顺铂方案一线治疗优于吉西他滨/顺铂，且毒性更低。目前一线治疗越来越多地采用含培美曲塞的联合方案。

（二）靶向药治疗

1. 表皮生长因子受体酪氨酸激酶抑制剂（EGFR – TKI）　如下所述。

（1）吉非替尼（Gefitinib，易瑞沙，Iressa）：每次 250mg 口服，每日1次。

表皮生长因子受体酪氨酸激酶抑制剂（EGFR – TKI），用于 EGFR 突变的晚期 NSCLC 治疗。有一系列可以预测 EGFR – TKI 对非小细胞肺癌的治疗敏感性的生物因子，其中最有效的分子预测物是 EGFR 体细胞突变，亚洲人、女性 EGFR 突变率高，EGFR – TKI 疗效好，而吸烟可造成突变率下降，EGFR –

TKI 疗效也相应下降。其次，EGFR 基因拷贝数扩增也是判断 EGFR – TKI 敏感性的一种有效预测方法。Fukuoka M 等进行的 I – DEAL1 研究，显示吉非替尼二线治疗晚期 NSCLC 有效率为 18.4%，疾病控制率（ORR + SD）为 54.4%，症状改善率为 40.3%。IDEAL2 研究提示吉非替尼三线或三线以上治疗晚期 NSCLC 有效率为 11.8%，症状改善率为 43%。多数研究显示东方人、女性、不吸烟、腺癌、支气管肺泡癌患者更加受益。约 85% 有 EGFR 基因突变的患者可从治疗中受益。

（2）厄洛替尼（Erlotinib，特罗凯，Tarceva）：每次 150mg 口服，每日 1 次。

表皮生长因子受体酪氨酸激酶抑制剂，用于 EGFR 突变的晚期 NSCLC 治疗。Roy S 等进行的 NCICBR21 研究，显示厄洛替尼治疗晚期 NSCLC 的有效率为 8.9%，中位 TTP 为 9.9 周，总生存期为 6.7 个月。2004TRIBUTE 研究中，对不吸烟晚期 NSCLC 患者，一线治疗紫杉醇/卡铂联合厄洛替尼组与紫杉醇/卡铂组比较，OS 明显延长（22.5 个月和 10.1 个月）。NCCN 指南推荐厄洛替尼可作为一线治疗用于 EGFR 基因突变的 NSCLC 患者。

（3）阿法替尼（Afatinib）：每次 40mg 口服，每日 1 次。

阿法替尼是口服的第二代小分子双靶点 EGFR/EGFR2 – TKI 抑制剂。适用于 EG – FR19 或 21 外显子突变的晚期 NSCLC 的一线治疗。Miller VA 等在最初的 LUX – Lung 1 Ⅱ b/Ⅲ 期临床研究，入组厄洛替尼和（或）吉非替尼和 1~2 次化疗治疗失败后的转移性 NSCLC，阿法替尼组（50mg 口服，每日 1 次，390 例）与安慰剂组（195 例）比较，客观缓解率分别为 7% 和 <1%（P = 0.001 9），PFS 为 3.3 个月和 1.1 个月（P < 0.000 1），有显著改善；在后续的 LUX – Lung 3 Ⅲ 期研究中，与一线方案培美曲塞 + 顺铂比较，Afatinib 的客观缓解率分别为 56% 和 23%（P < 0.000 1），PFS 为 11.1 个月和 6.9 个月（P = 0.000 4）均表现出明显优势；Wu YL 等进行的 LUX – Lung 6 研究，比较一线治疗中 Afatinib 与吉西他滨 + 顺铂方案的疗效，两组的客观缓解率分别为 66.9% 和 23.0%（P < 0.000 1），PFS 为 11.0 个月和 5.6 个月（P < 0.000 1），同样具有更多的获益，但在这 3 项研究中，患者的 OS 均无显著差异。阿法替尼常见的毒性主要与抑制 EGFR 功能相关，如皮肤反应、腹泻等。

（4）埃克替尼（Icotinib）：每次 125mg，口服，每日 3 次。

埃克替尼是我国自主研发的口服 EGFR – TKI 抑制剂。临床前研究显示其对 EGFR – TKI 有高度的特异性和选择性。与其他 ECFR – TKI 抑制剂最大的差异是半衰期短（6~8 小时），而吉非替尼为 40 小时左右。国内进行的多中心、前瞻、非劣效性Ⅲ期临床研究比较该药与吉非替尼治疗晚期 NSCLC 结果。既往含铂化疗方案失败的 NSCLC 患者，随机分组接受埃克替尼 125mg 每日 3 次（研究组，200 例）或吉非替尼 250mg 每日 1 次（对照组，199 例）至病情进展或不能耐受，研究终点为 PFS。结果显示，埃克替尼组中位 PFS 为 4.6 个月，吉非替尼组为 3.4 个月（P = 0.13），无统计学差异。两药的客观缓解率 ORR 和中位 OS 相似，中位 PFS 分别为 27.6% 和 27.2%；中位 OS 为 13.3 个月和 13.9 个月。对 EGFR 突变者，埃克替尼的中位 PFS、OS 和 ORR 与吉非替尼相似，中位 PFS 分别为 7.8 个月和 5.3 个月（P = 0.32），OS 为 20.9 个月和 20.2 个月，ORR 为 62.1% 和 53.8%（P = 0.49）。最常见的不良反应为皮疹和腹泻。埃克替尼组总体的不良反应发生率（61%）低于吉非替尼（70%，P = 0.046）；埃克替尼组皮疹发生率为 41%，吉非替尼组为 49%；两组腹泻发生率分别为 22% 和 29%，药物相关性腹泻埃克替尼组（19%）低于吉非替尼组（28%，P = 0.033）。研究提示埃克替尼的疗效与吉非替尼相似，但不良反应更轻，是既往化疗失败的晚期 NSCLC 患者的新选择。

2. ALK 抑制剂　克唑替尼（Crizotinib）：250mg 口服，每日 2 次。

克唑替尼是小分子的 ALK 和 MET 酪氨酸激酶抑制剂。ALK 是肺癌的驱动基因，EML4 – ALK 融合基因可见于多种肿瘤，初步的流行病学研究表明，在 NSCLC 患者中，ALK 阳性率为 3%~5%，这类患者的特点为腺癌、不吸烟或少吸烟、对 EGFR – TKI 抑制剂耐药。通常 EML4 – ALK 融合基因与 EGFR 突变相排斥。克唑替尼是 ALK 和 c – MET 基因或其变异体的双重阻断剂。对于 ALK 阳性的 NSCLC 患者，克唑替尼具有显著的治疗活性。Camidge R 等进行的 PROFILE 1001 研究，在第 2 部分扩展队列研究共纳入 119 例，给予克唑替尼 250mg 口服，每日 2 次，每 4 周为 1 周期。结果 ORR 为 61%，中位缓解持续时间为 48.1 周。PROFILE1005 研究（2011）入组 136 例既往化疗失败的 ALK 阳性晚期 NSCLC

患者（93%的患者至少接受过2个以上化疗方案的治疗），克唑替尼250mg 每日2次，每3周重复。结果显示，患者 ORR 为50%，中位缓解持续时间为41.9周。两项研究观察到的最常见的不良反应（≥25%）为视力障碍、恶心、腹泻、水肿和便秘。基于以上两项研究结果，2011年8月美国 FDA 批准克唑替尼用于局部晚期或转移性 ALK 阳性 NSCLC 的一线治疗。

Alice T 等（2013）进行的克唑替尼的Ⅲ期临床研究，入组347例 ALK 融合基因阳性、既往接受过含铂方案一线化疗的 NSCLC 患者，比较克唑替尼（250mg 口服，每日2次）与培美曲塞（500mg/m²）或多西他赛（75mg/m²，每3周1次）二线治疗的疗效，中期分析时，克唑替尼的 ORR（65%）和 PFS（7.7个月）明显好于化疗（20%，3.0个月，P < 0.001），OS 无显著差异。对于无 EGFR 突变，EM 卫4 - ALK 融合基因阳性患者，克唑替尼可作为二线治疗的首选。

3. 抗血管生成抑制剂　如下所述。

（1）贝伐珠单抗（Bevacizumab，安维汀，Avastin）：5 ~ 10mg/kg 静脉滴注，每2周1次，或15mg/kg，每3周1次，直至疾病进展。

贝伐珠单抗可与血管内皮生长因子（VEGF）结合，阻碍 VEGF 与内皮细胞表面受体结合，阻断肿瘤新生血管形成，减少肿瘤血液供给，抑制肿瘤生长。

贝伐珠单抗联合化疗方案：对 PS 0 ~ 1分非鳞癌患者，可在以上化疗方案中加贝伐珠单抗7.5或15mg/kg，每3周1次，直至病情进展。

Sandler A 等进行的 ECOG4599 试验，比较联合组［紫杉醇/卡铂 + 贝伐珠单抗（每次15mg/kg）］与单化疗组（紫杉醇/卡铂）一线治疗Ⅲ B/Ⅳ期 NSCLC（非鳞癌）患者，贝伐珠单抗持续治疗至病情进展。结果显示，与单化疗组相比，加用贝伐珠单抗后 ORR 提高，分别为35%和15%（P < 0.001），可延长总生存期（分别为12.3个月和10.3个月，P = 0.003），中位 PFS 分别为6.2个月和4.5个月（P < 0.001），但也会增加不良反应，如出血（4.4%和0.7%，P < 0.001），发热性粒细胞减少等。2006年美国 FDA 批准贝伐珠单抗用于晚期非鳞癌 NSCLC 治疗。

随后 Reck M 等进行的 AVAⅢ期临床试验，比较贝伐珠单抗（7.5mg/kg 或15mg/kg）联合顺铂/吉西他滨组与单用顺铂/吉西他滨组，一线治疗晚期非鳞癌 NSCLC 结果，加用贝伐珠单抗可提高 PFS，7.5mg/kg 治疗组为6.7个月（P = 0.003 9），15mg/kg 组为6.5个月（P = 0.03），单化疗组 PFS 为6.1个月，客观缓解率在7.5mg/kg 治疗者34.1%，15mg/kg 治疗者为30.4%，单化疗组的缓解率为20.1%，但总生存无差异。贝伐珠单抗两个剂量组的疗效和安全性相似。2014年 NCCN 指南推荐贝伐珠单抗加化疗适用于 PS 0 - 1、无 EGFR 基因突变或 ALK 融合基因的晚期非鳞癌 NSCLC 治疗。

（2）重组人血管内皮抑制素（恩度，Endostar，YH - 16）：7.5mg/m² + NS 500mL 静脉滴注，第1 ~ 14天，21天为1周期。

重组人血管内皮抑制素为国内研发的血管抑制类生物制品。其机制是通过抑制血管内皮细胞的迁移来抑制肿瘤新生血管的生成，从而阻断肿瘤的营养供给，达到抑制肿瘤增殖或转移的目的。中国医学科学院肿瘤医院牵头的多中心、随机、双盲Ⅲ期临床试验，化疗加恩度治疗晚期 NSCLC，结果 NP 方案 + 恩度组与 NP + 安慰剂对照组进行比较，两组的 ORR 分别为35.4%和19.5%（P = 0.003），CBR 分别为73.29%和64.02%（P = 0.035），中位 TTP 分别为6.3个月和3.6个月（P < 0.001）。亚组分析，初治和复治患者都显示联合组优于对照组。基于此研究，我国已批准恩度联合 NP 方案治疗初治或复发的Ⅲ/Ⅳ期 NSCLC。

4. 西妥昔单抗（C etuximab，爱必要，Erbitux，C225）　首次400mg/m² 静脉滴注，以后250mg/m² 静脉注射，每周1次，直至疾病进展或不能耐受。

西妥昔单抗是针对 EGFR 的 IgG1 单克隆抗体。FLEX Pirker R 等的Ⅲ期临床研究，将进展期非小细胞肺癌患者随机分为长春瑞滨 + 顺铂联合西妥昔单抗组，或顺铂 + 长春瑞滨化疗组，对 EGFR 阳性的晚期 NSCLC，西妥昔单抗联合长春瑞滨 + 顺铂组一线治疗较长春瑞滨 + 顺铂组显著延长总生存期（11.3个月和10.1个月，P = 0.044），提高有效率（36%和29%，P = 0.012），且所有组织学亚型均可受益。化疗联合西妥昔单抗的疗效不依赖于 EGFR 或 KRAS 基因突变。另外，Khambata - Ford S 等的 BMS - 099

研究，对于未经选择的晚期 NSCLC 患者（不检测 EGFR），比较卡铂联合紫杉类 ± 西妥昔单抗的疗效，结果发现两组的 OS 无差异，联合组为 9.69 个月，化疗组为 8.38 个月（P = 0.168 5）。目前西妥昔单抗尚未被批准用于治疗晚期 NSCLC。

（三）维持治疗

一线治疗肿瘤缩小或稳定后可选择原方案其中一种低毒、方便的药物继续维持治疗，也可换药维持治疗至肿瘤进展或患者不能耐受。常用的维持治疗药物包括培美曲塞、多西他赛、吉西他滨、贝伐珠单抗、爱必妥。对于 EGFR 突变患者，也可换用特罗凯、易瑞沙等进行维持治疗，延长 TTP。具体哪一种药物和模式维持治疗，要看一线方案的疗效、耐受性、肿瘤的特征和患者的治疗意愿。

Ciuleanu TE 等进行的随机、双盲、安慰剂对照多中心 III 期临床试验，入组 4 周期含铂方案化疗后未进展的晚期 NSCLC，随机接受培美曲塞 + 最佳支持治疗（BSC）或安慰剂 + BSC。结果培美曲塞组较安慰剂组 PFS 延长 1 倍（4.04 个月和 1.97 个月，P < 0.000 01），化疗缓解率（49% 和 29%，P = 0.001）也提高。但亚组分析发现非鳞癌 NSCLC 收益更多。基于该研究，2009 年 NCCN 临床实践指南推荐培美曲塞可用于一线含铂化疗后无进展的晚期非鳞癌 NSCLC 的维持治疗（2B 级推荐）。

四、化疗方案

（一）化疗一线治疗常用方案

1. 铂类药物常用联合化疗方案　如下所述。

（1）NP 方案。

DDP 75mg/m^2 静脉滴注，第 1 天（正规水化、利尿），或总量分 3 天给予。

NVB 25mg/m^2 静脉滴注，第 1、8 天。

3 周为 1 周期，用 4 周期。

（2）GP 方案。

DDP 75mg/m^2 静脉滴注，第 1 天（正规水化、利尿）。

CEM 1 250mg/m^2 静脉滴注，第 1、8 天。

3 周为 1 周期。

（3）DP 方案。

DXr 75mg/m^2 静脉滴注，第 1 天。

DDP 75mg/m^2 静脉滴注，第 1 天（正规水化、利尿）。

3 周为 1 周期。

（4）TC 方案。

PTX 175mg/m^2 静脉滴注，第 1 天。

CBP AUC5 静脉滴注，第 2 天。

3 周为 1 周期。

（5）TP 方案。

PTX 175mg/m^2，静脉滴注，第 1 天。

DDP 75mg/m^2，静脉滴注，第 2 天（正规水化、利尿）。

3 周为 1 周期。

（6）PP 方案（非鳞癌优选）。

培美曲塞 500mg/m^2，静脉滴注，第 1 天；（药前用药：地塞米松、叶酸和维生素 B$_{12}$）。

DDP 75mg/m^2 静脉滴注，第 1 天（正规水化、利尿，或总剂量分 3 天用）。

或 CBP AUC5，静脉滴注，第 2 天。

3 周为 1 周期。

（7）白蛋白结合型紫杉醇加卡铂方案。

白蛋白结合型紫杉醇 120mg/m²，静脉滴注，第 1、8 天。

CBP AUC5，静脉滴注，第 2 天。

3 周为 1 周期。

2. 非铂类药物常用联合化疗方案　如下所述。

（1）NG 方案。

NVB 20 ~ 25mg/m²，静脉滴注，第 1、8 天。

GEM 1 000mg/m²，静脉滴注，第 1、8 天。

3 周为 1 周期。

（2）DG 方案。

DTX 35 ~ 40mg/m²，静脉滴注，第 1、8 天。

或 60mg/m²，静脉滴注，第 1 天。

GEM 1 000mg/m²，静脉滴注，第 1、8 天。

3 周为 1 周期。

3. 单药化疗方案　对于 PS 2 分的患者，可以考虑培美曲塞、长春瑞滨、吉西他滨、紫杉类药物单药化疗或者含卡铂的联合化疗（培美曲塞/紫杉醇 + 卡铂）。

（二）化疗二线治疗常用方案

单药化疗常用方案

1. 多西他赛　75mg/m²，静脉滴注，第 1 天；3 周为 1 周期。

2. 培美曲塞　500mg/m²，静脉滴注，第 1 天，3 周为 1 周期。

（三）辅助化疗常用方案

1. NP 方案　如下所述。

DDP 75mg/m²，静脉滴注，第 1 天（正规水化、利尿），或总量分 3 天给予。

NVB 25mg/m²，静脉滴注，第 1、8 天。

3 周为 1 周期，用 4 周期。

2. TC 方案　如下所述。

PTX 175mg/m²，静脉滴注，第 1 天。

CBP AUC，静脉滴注，第 2 天。

3 周为 1 周期，用 4 周期。

3. 其他含铂两药联合方案　DDP + 培美曲塞（非鳞癌）；DDP + 吉西他滨/多西紫杉醇。具体剂量见一线治疗方案。

（四）同步放化疗方案

1. EP 方案（优选）　如下所述。

DDP 50mg/m²，静脉滴注，第 1、8 天（正规水化、利尿）。

VP – 16 50mg/m²，静脉滴注，每日 1 次，第 1 ~ 5 天。

每 4 周重复，用 2 周期，同步放疗。

2. PC 方案　如下所述。

培美曲塞 500mg/m²，静脉滴注，第 1 天。

CBP AUC 5，静脉滴注，第 1 天，或 DDP 75mg/m² 静脉滴注，第 1 天（正规水化、利尿）。

每 3 周重复，同步放疗。

（田双莲）

第四节　恶性胸膜间皮瘤

一、病理分类

（1）弥漫性恶性间皮瘤：上皮样间皮瘤；肉瘤样间皮瘤；促结缔组织增生性间皮瘤；双相型间皮瘤。

（2）局限性恶性间皮瘤。

（3）间皮来源的其他肿瘤：高分化乳头状间皮瘤；腺瘤样瘤。

二、临床分期

恶性胸膜间皮瘤（Malignant Pleural Mesothelioma，MPM）。由于分期需要病理学依据，而能够手术的 MPM 患者数量有限，故现有的几个分期系统均有一定的局限性。目前较常用的为国际间皮瘤专题组（IMIG）1995 年提出的 TNM 分期法，该分期系统是基于肿瘤 T、N 状态和总生存率之间的相互关系建立起来的，故为 AJCC 第 6 版《癌症分期手册》所采纳，并被国际抗癌联盟（UICC）所接受，但此系统仅适用于原发性胸膜肿瘤，腹膜和心包原发间皮瘤很少见，不宜用到该 TNM 分期系统。

1. 恶性胸膜间皮瘤的临床分期　如下所述。

T—原发肿瘤

T_x—原发肿瘤无法评估；

T_0—无原发肿瘤的证据；

T_1—肿瘤局限于同侧壁层胸膜（纵隔胸膜、膈胸膜），侵犯或未侵犯脏层胸膜；

T_{1a}—肿瘤局限于同侧壁层胸膜（纵隔胸膜、膈胸膜），未侵犯脏层胸膜；

T_{1b}—肿瘤累及同侧壁层胸膜（纵隔胸膜、膈胸膜），脏层胸膜有散在病灶；

T_2—肿瘤累及同侧胸膜（包括壁层胸膜、纵隔胸膜、膈胸膜和脏层胸膜），并具有至少一项以下的特征：①累及膈肌；②脏层胸膜肿瘤直接侵犯肺实质；

T_3—局部进展但尚可能行手术切除的肿瘤，肿瘤累及同侧胸膜（包括壁层胸膜、纵隔胸膜、膈胸膜和脏层胸膜），并具有至少一项以下的特征：①累及纵隔脂肪组织；②胸内筋膜受累；③孤立病灶发展至侵犯胸壁软组织；④非穿透性心包受累；

T_4—局部进展而无法行手术切除的肿瘤，肿瘤累及同侧胸膜（包括壁层胸膜、纵隔胸膜、膈胸膜和脏层胸膜），并具有至少一项以下的特征：①肿瘤在胸壁弥漫播散伴或不伴肋骨破坏；②弥漫的跨膈播散至腹膜；③直接转移至对侧胸膜；④直接累及一个或多个纵隔器官；⑤直接侵犯脊柱；⑥侵犯心包脏层，伴或不伴心包积液中找到瘤细胞或侵犯心肌。

N—淋巴结

N_x—不能评估有无区域性淋巴结转移；

N_0—无区域性淋巴结转移；

N_1—同侧支气管或肺门淋巴结转移；

N_2—隆突下或同侧纵隔淋巴结转移，包括同侧内乳淋巴结和膈肌间淋巴结转移；

N_3—对侧纵隔或内乳淋巴结转移，同侧或对侧锁骨上淋巴结转移。

M—远处转移

M_0—无远处转移；

M_1—有远处转移。

2. TNM 临床分期　如下所述。

| Ⅰ期 | T_1 | N_0 | M_0 |
| Ⅰ A 期 | T_{1a} | N_0 | M_0 |

I B 期	T_{1b}	N_0	M_0
II 期	T_2	N_0	M_0
III 期	T_1, T_2	N_1	M_0
	T_1, T_2	N_2	M_0
	T_3	$N_{0\sim2}$	M_0
IV 期	T_4	任何 N	M_0
	任何 T	N_3	M_0
	任何 T	任何 N	M_1

三、治疗原则

1. 早期（I、II 期）　应手术切除，必要时术后再辅助放疗。

2. 中期（III 期）　应以放疗为主，肿瘤缩小后再考虑能否手术切除或辅助化疗。

3. 晚期（IV 期）　进行以化疗为主的综合治疗，放疗和手术是姑息性的，主要是为了提高患者的生活质量。目前，无论哪期恶性胸膜间皮瘤的非姑息性治疗都在研究中。

四、综合治疗

（一）手术治疗

恶性胸膜间皮瘤的早期病例应首选手术治疗，即使是进展期的恶性胸膜间皮瘤也可以通过手术使生活质量改善，为放疗创造条件，以延长生存。主要包括胸膜外肺切除术（EPP）、胸膜剥脱术和胸腔镜下的胸膜固定术。

1. 胸膜外肺切除术　是损伤最大的术式，为整块切除半侧胸膜、膈肌、心包和肺，其 2 年生存率为 30%～40%，5 年生存率为 5%～15%；并可显著延长无瘤生存期。由于行全肺切除，术后患者可以耐受较为大剂量的放射治疗，因此，与胸膜剥脱术相比，EPP 后更适合采用半侧胸腔加强放疗，从而提高局部的治疗效果。

2. 胸膜剥脱术　对于局限型 MPM 可获得较好效果，且手术死亡率和并发症发生率均较 EPP 低，手术范围包括切除从肺尖到膈肌范围的脏层胸膜、侧壁胸膜及心包胸膜。对于部分早期患者，电视辅助胸腔镜下胸膜剥脱术也显示了较好的疗效姑息性胸膜切除并不能延长患者的生存时间，但对控制胸腔积液有一定作用。

3. 胸腔镜下的胸膜固定术　与姑息性胸膜切除术作用类似，是在胸腔镜下有效引流胸腔积液使肺复张、烧灼局部病灶后向腔内注入化疗药物和（或）硬化剂行胸膜固定，如四环素、消毒滑石粉、博来霉素等。硬化剂能使胸膜硬化，胸膜腔闭塞，控制胸腔积液，但对于胸腔广泛性侵犯、肺塌陷的患者效果差。

（二）放射治疗

恶性胸膜间皮瘤对放疗中度敏感，术后辅助放疗能减少肿瘤的局部复发，并延长生存期。

1. 单纯性放射治疗　仅用于减症及预防有创性诊断后的局部种植。

2. 根治性放射治疗　主要用于早期不能手术或局部晚期手术不能切除而又无远处弥散的患者。

3. 姑息性放射治疗　适于能够耐受治疗的任何期别有症状的患者。

目前临床上尚无最佳的放疗技术包括分次模式及放疗剂量可以遵循，三维适形调强放疗在保证瘤体得到较高剂量的照射外，又有效地降低了周围重要组织和器官的受量，从而有利于改善恶性胸膜间皮瘤的放疗效果，前景广阔。

（三）腔内治疗

恶性胸膜间皮瘤常合并恶性胸腔积液，该治疗方式可增加局部药物浓度，降低全身吸收及药物毒性，还能引起胸膜化学粘连，具有较高的减症作用，常用药物有生物制剂（如白细胞介素 - 2）或化疗药物（如博来霉素）等。

五、肿瘤内科治疗

1. 有效的单药　包括顺铂（DDP）、卡铂（CBP）、长春瑞滨（NVB）、吉西他滨（GEM）、培美曲塞（Alimta）、阿霉素（ADM）、丝裂霉素（MMC）等，有效率小于20%。联合化疗可提高疗效。

2. 联合化疗　如下所述。

（1）培美曲塞联合DDP方案：在恶性胸膜间皮瘤的化疗史上具有重要意义。Vogelzang NJ等报道的国际多中心、随机Ⅲ期临床研究入组MPM患者448例，其中78%为Ⅲ或Ⅳ期患者，患者随机分2组。①PC方案组（226例）：培美曲塞500mg/m^{2}静脉输注10分钟，30分钟后予顺铂75mg/m^{2}静脉输滴2小时以上；两药均于第1天给药，21天为1周期。②DDP单药治疗组（222例）。所有患者均补充叶酸、维生素B$_{12}$和地塞米松。结果：PC方案组有效率为41.3%，DDP单药组有效率为16.7%（P<0.001）；PC方案组与DDp单药组的中位TTp分别为5.7个和3.9个月（P<0.001），总生存期分别为12.1个月和9.3个月（P=0.028）。PC方案主要不良反应为中性粒细胞减少（27.9%）、恶心（14.6%）、呕吐（13.3%）和疲乏（10.2%）。补充叶酸和维生素B$_{12}$可以明显减少不良反应而不影响疗效。由于PC方案较DDP单药治疗能提高有效率，延长TTP和总生存期，是恶性胸膜间皮瘤一线化疗的标准方案。

（2）培美曲塞联合卡铂：其疗效略低于联合顺铂方案，但不良反应相对较轻，适用于不能耐受DDP治疗者。

（3）吉西他滨联合DDP：体外试验对间皮瘤细胞株有协同作用，Ⅱ期临床试验显示吉西他滨联合DDP或CBP一线治疗的有效率为48%，故GP方案亦为治疗MPM的推荐方案。虽然培美曲塞与吉西他滨单药都显示了一定的疗效，但是二者联合治疗MPM，相比培美曲塞联合顺铂的效果略差，中位生存期（MST）分别为8.08个月和10.12个月。

此外，一线治疗也可选择单药培美曲塞或长春瑞滨。有报道，贝伐珠单抗与培美曲塞或长春瑞滨联合治疗对于恶性胸膜间皮瘤有较好疗效。二线治疗药物资料有限，对培美曲塞一线治疗有效的患者，二线治疗也可再使用。

六、化疗方案

（一）一线方案

1. PC方案　如下所述。

培美曲塞500mg/m^2，静脉滴注超过10分钟，第1天。

顺铂75mg/m^2，静脉滴注2小时，第1天（正规水化、利尿）。

或卡铂AUC 5，静脉滴注，第1天。

21天为1周期。

培美曲塞药前用药：地塞米松4mg口服，每日2次，第-1、1、2天（于培美曲塞前1天开始，连用3天）；叶酸每次1 000μg口服，每日2次，开始于培美曲塞前7天，结束于最后1次培美曲塞给药后21天；维生素B$_{12}$每次1 000μg肌内注射，开始于培美曲塞前7天，以后每3周肌内注射1次，贯穿全疗程。

2. GP方案　如下所述。

顺铂80~100mg/m^{2}静脉滴注，第1天（正规水化、利尿）。

吉西他滨1 000~1 250mg/m^{2}静脉滴注，第1、8、15天。

28天为1周期。

3. 培美曲塞　500mg/m^{2}静脉滴注，第1天，21天为1周期。

4. 长春瑞滨　25~30mg/m^{2}静脉滴注，第1、8天，21天为1周期。

（二）二线方案

1. 培美曲塞　初次化疗：培美曲塞 500mg/m² 静脉滴注，第 1 天，21 天为 1 周期。
2. 长春瑞滨　25mg/m² 静脉滴注，第 1、8 天，21 天为 1 周期。
3. 吉西他滨　1 000～1 250mg/m² 静脉滴注，第 1、8 天，21 天为 1 周期。

（田双莲）

第五节　胸腺瘤

一、病理分类

胸腺肿瘤包括胸腺瘤（Thymoma）和胸腺癌（Thymus Cancer）的组织学分类。

1. 胸腺瘤　如下所述。

A 型胸腺瘤：髓质型或梭型细胞型。

AB 型胸腺瘤：混合型。

B 型胸腺瘤：被分为 3 个亚型。

B₁ 型胸腺瘤：富含淋巴细胞型、淋巴细胞型、皮质优势型、器官样型。

B₂ 型胸腺瘤：皮质型。

B₃ 型胸腺瘤：上皮型、非典型、鳞状上皮样胸腺瘤、高分化型。

微小结节胸腺瘤，化生型胸腺瘤，显微镜下胸腺瘤，硬化型胸腺瘤，脂肪纤维腺瘤。

A 型和 AB 型为良性，B 型为恶性。

2. 胸腺癌　①鳞状细胞癌。②基底细胞样癌。③黏液表皮样癌。④淋巴上皮样癌。⑤肉瘤样癌（癌肉瘤）。⑥透明细胞癌。⑦腺癌。⑧乳头状腺癌。⑨伴 t（15；19）易位的癌。⑩高分化神经内分泌癌（典型类癌）。⑪不典型类癌。⑫大细胞神经内分泌癌。⑬小细胞未分化癌。⑭混合性胸腺上皮肿瘤，包括胸腺畸胎瘤。

二、临床分期

胸腺瘤（Thyrnoma）现有的几个分期系统均有一定的局限性，目前临床较常用是 Masaoka 分期系统和法国的 CETT 分期系统，这两种分期系统的一致性超过了 85%；2004 年，世界卫生组织（WHO）发表了新的 TNM 分期系统，逐渐得到广大学者的认同。

1. TNM 分期系统　如下所述。

T—原发肿瘤

T₁—包膜完整；

T₂—肿瘤浸润包膜外结缔组织；

T₃—肿瘤浸润邻近组织器官，如心包、纵隔胸膜、胸壁、大血管及肺 N - 区域淋巴结；

T₄—肿瘤广泛侵犯胸膜和（或）心包。

N—区域淋巴结

N₀—无淋巴结转移；

N₁—前纵隔淋巴结转移；

N₂—N1 + 胸内淋巴结转移；

N₃—前斜角肌或锁骨上淋巴结转移。

M—远处转移

M₀—无远处转移；

M₁—有远处转移。

临床分期

Ⅰ期　　T₁　　N₀　　M₀

Ⅱ期　　T₂　　N₀　　M₀

Ⅲ期　　T₃　　N₀　　M₀

ⅣA期　　T₄　　N₀　　M₀

ⅣB期　　任何T　N₁₋₃　M₀

任何T　任何N　M₁

2. Masaoka 分期　如下所述。

Ⅰ期：肿瘤包膜的完整，镜下无包膜浸润。

ⅡA期：肉眼见肿瘤侵犯周围或纵隔脂肪组织。

ⅡB期：镜下可见包膜浸润。

Ⅲ期：肉眼见肿瘤侵犯邻近器官，如心包、肺或大血管（上腔静脉和主动脉）。

ⅣA期：胸膜或心包弥散。

ⅣB期：淋巴结或血行转移。

3. GETT 分期　如下所述。

ⅠA期：肿瘤包膜的完整，可完全切除。

ⅠB期：大体包膜的完整，可完全切除，但手术期间发现不除外纵隔粘连或包膜浸润。

Ⅱ期：浸润性肿瘤，可完全切除。

ⅢA期：浸润性肿瘤，可行次全切除。

ⅢB期：浸润性肿瘤，仅可行活组织检查。

ⅣA期：锁骨上淋巴结转移或远处胸膜转移。

ⅣB期：远处转移。

三、治疗原则

1. Masaoka Ⅰ期　手术治疗为首选，可采用切除全胸腺及周围邻近结构的完全切除术。

2. Masaoka Ⅱ期　手术治疗仍为首选，术后辅助放疗可以降低局部复发风险。

3. Masaoka Ⅲ～ⅣA期　可行完全（或部分）切除术，术后辅助化疗可以改善生存，不完全切除术后对残存肿瘤部位进行局部放疗，可提高局部控制率；不能手术者应先行新辅助化疗，再选择手术治疗或放疗。

4. Masaoka ⅣB期　化疗为主的综合治疗，必要时予姑息性放疗。

四、综合治疗

1. 手术治疗　手术的目的是完全切除病灶，除了全胸膜切除，完全切除可能需要切除邻近结构，如心包、胸膜、肺甚至大血管；包膜完整的胸腺瘤可以行电视辅助胸腔镜外科手术，但难以评估胸腺瘤的外侵。侵袭性胸腺瘤伴有上腔静脉综合征一般不宜手术治疗，应进行放疗或化疗。

肿瘤种植引起的胸腔积液或心包积液不考虑外科手术。

2. 放射治疗　放疗的目的是降低局部复发风险，术后辅助放疗的推荐剂量为 60～65Gy，采用三维适形调强照射可以减少对周围组织的损伤。Ⅰ期胸腺瘤术后放疗无益，目前不推荐锁骨上淋巴结预防性照射。对于不能手术或局部晚期胸腺瘤患者（Masaoka 分期Ⅲ和Ⅳa 期），放疗可使肿块缩小，从而获得手术机会。

五、肿瘤内科治疗

Masaoka 分期Ⅲ～ⅣA 期的患者术后辅助化疗可以改善生存，术后辅助化疗在放疗之前进行有效率较高，部分患者可以通过新辅助化疗缩小外科手术的肿瘤。化疗是 Masaoka ⅣB 期患者及不可手术

Masaoka ⅣA 期患者的主要治疗手段。

目前认为比较有效的单药是顺铂（DDP）和异环磷酰胺（IFO），但化疗多选择以铂类为基础的方案，常用的有 CAP（CTX + ADM + DDP）、ADOC（CTX + VCR + ADM + DDP）等。

六、化疗方案

1. CAP 方案　如下所述。

环磷酰胺 $500mg/m^2$，静脉冲入，第 1 天。

多柔比星 $50mg/m^2$，静脉冲入，第 1 天。

顺铂 $50mg/m^2$，静脉滴注，第 1 天（正规水化、利尿）。

21 天为 1 周期。

疗效：Loehrer PJ 等转移性或局部进展复发的患者 30 例（29 例胸腺瘤、1 例胸腺癌），客观缓解率为 51%，完全缓解率为 10%，中位缓解持续时间为 11.8 个月（0.9 ~ 70.5 个月），中位生存时间为 37.7 个月（2 ~ 91.9 个月）。

2. CAPP 方案　如下所述。

环磷酰胺 $500mg/m^2$，静脉冲入，第 1 天。

多柔比星 $20mg/m^2$，静脉冲入，每日 1 次，第 1 ~ 3 天。

顺铂 $30mg/m^2$，静脉滴注，每日 1 次，第 1 ~ 3 天（适当水化、利尿）。

泼尼松 100mg，口服，每日 1 次，第 1 ~ 5 天。

21 天为 1 周期。

疗效：Kim ES 等报道 22 例侵袭性胸腺瘤用以上方案治疗，客观缓解率为 77%，完全缓解率为 14%。化疗后接受手术放疗及巩固化疗，5 年总生存率为 95%，5 年无进展生存率为 77%。

3. ADOC 方案　如下所述。

顺铂 $50mg/m^2$，静脉滴注，第 1 天（正规水化、利尿）。

多柔比星 $40mg/m^2$，静脉冲入，第 1 天。

长春新碱 $0.6mg/m^2$，静脉冲入，第 3 天。

环磷酰胺 $700mg/m^2$，静脉冲入，第 4 天。

28 天为 1 周期。

疗效：Fornasiero A 等对Ⅲ期或Ⅳ期胸腺瘤 32 例用上述方案治疗，客观缓解率为 91%，完全缓解率为 47%，中位疾病进展时间为 11 个月（0 ~ 99 个月）。

4. PE 方案　如下所述。

顺铂 $60mg/m^2$，静脉滴注，第 1 天（正规水化、利尿）。

依托泊苷 $120mg/m^2$，静脉滴注，每日 1 次，第 1 ~ 3 天。

21 天为 1 周期。

疗效：Ciaccone G 等对 16 例复发或转移性胸腺瘤用上述方案治疗，客观缓解率为 56% ~ 60%，完全缓解率为 31%，中位随访时间为 7 年，中位无进展生存时间为 2.2 年，中位总生存时间为 4.3 年。

5. VIP 方案　如下所述。

顺铂 $20mg/m^2$，静脉滴注，每日 1 次，第 1 ~ 4 天。

依托泊苷 $75mg/m^2$，静脉滴注，每日 1 次，第 1 ~ 4 天。

异环磷酰胺 $1\ 200mg/m^2$，静脉滴注，每日 1 次，第 1 ~ 4 天。

21 天为 1 周期。

疗效：Loehrer PJ 等对 34 例胸腺瘤或胸腺癌用上述方案治疗，客观缓解率为 32%，完全缓解率为 0%，中位随访时间为 43 个月（12.8 ~ 52.3 个月），中位缓解持续时间为 11.9 个月（1 ~ 26 个月），中位总生存时间 31.6 个月。

6. CP 方案　如下所述。

卡铂 AUC 6，静脉滴注，第 1 天。

紫杉醇 $225mg/m^2$，静脉滴注，第 2 天。

21 天为 1 周期。

疗效：Lemma GL 等对 44 例晚期胸腺瘤（21 例）或胸腺癌（23 例）用上述方案治疗，胸腺瘤组客观缓解率为 42.9%，完全缓解率为 14.3%，中位无进展生存时间为 16.7 个月（7.2 ~ 19.8 个月），中位总生存尚未达到；胸腺癌组客观缓解率为 21.7%，完全缓解率为 0%，中位无进展生存时间为 5.0 个月（3.0 ~ 8.3 个月），中位总生存时间为 20.0 个月（5.0 ~ 43.6 个月）。

（王立刚）

第三章

消化系统肿瘤

第一节　食管癌

食管癌（esophageal carcinoma）是指发生在食管上皮细胞和食管腺上皮细胞的恶性肿瘤。食管癌发病率占全部恶性肿瘤的 1%~2%，世界范围内因癌症死亡的病例中，食管癌位居第 6 位。我国是食管癌发病率和死亡率最高的国家，据估计全世界 50% 以上的食管癌发生在中国。我国食管癌高发区主要位于河南、河北、山西三省交界区。流行病学调查显示，食管癌是多病因作用的结果。在食管癌的病因中，化学因素有亚硝胺类，被认为是我国食管癌的主要致病因素。生物因素包括霉菌、乳头状瘤病毒。食物中缺乏维生素 A、B 族维生素、维生素 C，钼、锌、铁、氟等元素含量偏低，动物蛋白缺乏等营养状况不佳也可能引起食管癌。食管癌不是遗传性疾病，但具有较明显的家族聚集现象。

食管癌发病以中老年为主，30 岁以下的人较少见，30 岁以后随年龄增加而迅速升高。食管癌多为鳞状细胞癌，少数为腺癌。癌瘤开始于食管黏膜，在经过一段时间后，才突破基底膜形成侵犯癌。食管癌扩散时一般是向食管壁深层浸润，进而侵入外膜浸润周围器官。食管淋巴管网十分丰富，各淋巴管网相互吻合、双向引流，任何一段食管癌均可发生颈部、纵隔和腹部淋巴结转移。血行转移时可转移到肺、骨、肝、脑、肾和肾上腺等。

一、诊断

（一）症状

早期可有吞咽食物哽噎感，吞咽时食管内疼痛，胸骨后隐痛，胀闷不适，吞咽时食管内异物感。咽喉部干燥及紧缩感，少数患者有食物通过缓慢滞留感，随着病程进一步发展，出现进行性吞咽困难，胸背部胀痛等症状。

（二）体征

早期患者可无体征改变，中晚期患者双侧锁骨上窝及颈部可出现淋巴结肿大，当食管癌局限于食管内时，体格检查往往无阳性体征。晚期有恶病质表现，压迫气管引起气促及呼吸困难，侵犯喉返神经时引起声带麻痹，出现声嘶。锁骨上是最常见的淋巴结转移部位。

（三）X 线检查

食管吞钡 X 线双对比法有利于显示黏膜结构和发现隆起或凹陷的微小病变。食管癌早期可表现为黏膜皱襞增粗、皱襞断裂、管壁僵硬、充盈缺损或龛影，晚期可有管腔狭窄、钡剂通过受阻，可见软组织肿块影，食管气管或支气管瘘等。

（四）CT 检查

食管壁厚一般为 3mm，当超过 5mm 时应警惕食管癌的发生。当 CT 发现淋巴结大于 1cm 时，应考虑淋巴结转移。当食管与邻近组织器官的脂肪间隙消失时，应考虑食管癌外侵。Moss 将食管癌的 CT 检查分为 4 期。

（1）Ⅰ期：肿瘤局限于食管腔内，食管壁厚度≤5mm。

（2）Ⅱ期：肿瘤部位食管壁厚度>5mm。

（3）Ⅲ期：肿瘤侵犯食管邻近结构。

（4）Ⅳ期：肿瘤已有远处转移。

（五）食管内镜检查

食管镜检查是诊断食管癌比较可靠的方法。镜检时用甲苯胺蓝体内染色可以提高早期癌的发现率。早期食管癌在内镜下可见 4 种基本形态。

1. 充血型　癌变区黏膜平坦，呈局限性潮红斑片状充血，易接触出血，与正常黏膜界限不甚清楚。

2. 糜烂型　黏膜呈点片状浅表糜烂，轻微凹陷，大小不一，边界不规则，呈地图状改变，表面可附有白色或浅灰色的薄膜。

3. 斑块型　病变处黏膜苍白，轻微隆起，表面不平呈颗粒状或散在小斑块，呈橘皮样，有的可伴有浅表糜烂。

4. 乳头型　肿瘤呈乳头样或结节息肉样隆起，直径通常<3cm，有的表面伴有糜烂或出血。

（六）食管脱落细胞学检查

食管黏膜上皮基底细胞癌变称为原位癌，在生长过程中癌细胞逐渐取代表层上皮细胞，癌灶表面即暴露在食管腔内，因此容易从食管腔内得到脱落的癌细胞，其阳性率可达80%~90%。方法是将细胞采取器吞入食管内，网囊充气再拉出，用网上的分泌物做涂片，然后做染色，进行显微镜检查。一般所见为在大量增生的鳞状上皮细胞中有少数散在鳞癌细胞。为避免误差，要求有两次以上阳性结果。

（七）淋巴结活体组织检查

有锁骨上淋巴结转移者，可进行锁骨上淋巴结活体组织检查以确诊。

（八）食管癌应与下列疾病进行鉴别诊断

1. 食管功能失常　神经官能症，功能性食管痉挛，神经性吞咽无力，贲门失弛缓症等均可产生吞咽困难和进食梗阻症状。通过病史和影像学检查大多可鉴别，必要时进行食管内镜检查。

2. 食管憩室或憩室炎　可因进入憩室内的食物潴留或刺激而继发炎症、溃疡，甚至出血。食管吞钡 X 线检查和内镜检查有助于诊断。

3. 食管受压病变　纵隔肿瘤、先天性血管畸形、主动脉瘤、纵隔肿大淋巴结有时引起食管受压，出现吞咽困难，食管吞钡 X 线检查和内镜检查见食管为外压性改变，边缘光滑，黏膜完整。

4. 食管良性肿瘤　以平滑肌瘤多见，一般病程较长，吞咽困难多为间歇性，食管吞钡 X 线检查显示圆形、卵圆形或规则的充盈缺损，边缘整齐，周围黏膜正常。内镜检查食管腔内有隆起肿物，黏膜完整无溃疡。

二、病理学分类与临床分期

（一）病理学分类

1. 早期食管癌病理类型　如下所述。

（1）隐伏型：癌变处食管黏膜局限性充血，色泽潮红，黏膜内小血管模糊不清，触之易出血。组织学表现为原位癌，是食管癌的最早期。

（2）糜烂型：癌变处食管黏膜局限性糜烂，形状不规则，糜烂处色泽较深，呈微细颗粒状。组织学表现为原位癌或早期浸润癌，两者大约各占1/2。

（3）斑块型：癌变处食管黏膜稍微隆起，表面粗糙，呈颗粒状或大小不等的斑块，色泽潮红，较大斑块的表面有糜烂。组织学表现大约1/3为原位癌，2/3为早期浸润癌。

（4）乳头型：癌肿呈明显结节状隆起，呈乳头状或蕈伞状。组织学表现绝大多数为早期浸润癌。

2. 中晚期食管癌的病理类型　如下所述。

（1）髓质型：患者有明显的吞咽困难。癌已侵犯食管各层，并向腔内扩展，食管造影常见明显的对称性狭窄或偏心性狭窄和钡剂充盈缺损，或有中度黏膜破坏或龛影。肿瘤在食管壁内生长，累及食管周经的大部或全部，使管腔变窄。

这一类型常有明显外侵，手术切除率较低，外科治疗预后较差，放射治疗、化学药物治疗效果中等，复发率也高。

（2）蕈伞型：造影显示病变上下缘呈弧形，边缘清楚锐利，病变中部有浅而宽的龛影。瘤体呈卵圆形偏平肿块，状如蘑菇突向食管腔内。

蕈伞型患者外侵通常不明显，有较高的手术切除率。对放射线较敏感，放射治疗、化学药物治疗效果较好。

（3）溃疡型：食管造影的主要特点是边缘不规则、较大较深的溃疡，其周围通常只有少量食管壁受损，钡剂通过顺利。黏膜面可见深达肌层的凹陷性溃疡。

本类型易穿孔，化学药物治疗效果较好，手术切除率中等。

（4）缩窄型：患者的进行性吞咽困难症状比较突出，食管造影可见短但显著的向心性狭窄，钡剂通过困难，其上方食管明显扩张。大体标本瘤体形成高度的环行狭窄，肿瘤向心性收缩使上下端食管黏膜呈辐射状皱缩。

该型手术切除可能性一般，非手术治疗有一定疗效。

3. 病理组织学分类　分为鳞状细胞癌、腺癌、腺鳞癌、小细胞癌、未分化癌等。

（二）临床分期

1. TNM 分期（NCC 2002）　如下所述。

T：原发肿瘤

T_x：原发肿瘤不能确定

T_0：无原发肿瘤证据

T_{is}：原位癌

T_1：肿瘤侵及黏膜固有层或黏膜下层

T_2：肿瘤侵及固有肌层

T_3：肿瘤侵及纤维膜

T_4：肿瘤侵及邻近器官

N：区域淋巴结

N_x：区域淋巴结无法确定

N_0：无区域淋巴结转移

N_1：有区域淋巴结转移

M：远处转移

M_x：远处转移无法确定

M_0：无远处转移

M_{1a}：上段转移到锁骨上淋巴结，下段转移到腹腔淋巴结

M_{1b}：其他远处转移

H：细胞类型

H_1：未规定

H_2：未规定

G：分化程度

G_x：未规定

G_1：未规定

G_2：未规定

G_3：未规定

G_4：未规定

2. TNM 临床分期（AJCC 2002）　　如下所述。

0 期：$T_{is} N_0 M_0$

Ⅰ期：$T_1 N_0 M_0$

Ⅱa 期：$T_2 N_0 M_0$　$T_3 N_0 M_0$

Ⅱb 期：$T_1 N_1 M_0$　$T_2 N_1 M_0$

Ⅲ期：$T_3 N_1 M_0$　T_4 任何 NM_0

Ⅳ期：任何 T 任何 NM_1

Ⅳa 期：任何 T 任何 NM_{1a}

Ⅳb 期：任何 T 任何 NM_{1b}

3. 我国食管癌的临床病理分期　　见表 3－1。

表 3－1　我国食管癌的临床分期

临床分期		病变长度	病变范围	转移情况
早期	0	不定	限于黏膜层	无淋巴结转移
	Ⅰ	<3cm	侵犯黏膜下层	无淋巴结转移
中期	Ⅱ	3~5cm	侵犯部分肌层	无淋巴结转移
	Ⅲ	>5cm	侵犯全肌层及外膜	有局部淋巴结转移
晚期	Ⅳ	>5cm	有明显外侵	远处淋巴结或其他转移

三、治疗原则、程序与方法选择

（一）可内镜和手术切除食管癌的治疗

食管癌 0 期及部分Ⅰ期患者，病变浅小局限可行内镜下切除，定期随访。如病变广泛，多点起源或内镜下切除不全者，应行手术治疗。大多数Ⅰ期及Ⅱ期，Ⅲ期或 $T_{1~3} N_{0~1} M_x$ 的食管癌可采取以手术为主的综合治疗。Ⅱb 期以上的患者可选择术前同期放化疗，术前推荐的放疗剂量为在 4~5 周内照射 40~50Gy，照射结束后 4~6 周后手术。推荐的化疗方案为 FP（氟尿嘧啶、顺铂）方案。

（二）不可手术切除的食管癌的治疗

对Ⅳ期不能手术，T_4 或不愿意行手术治疗者，可采取以放疗为主的综合治疗。如果能忍受化疗，推荐同期放化疗。化疗方案以氟尿嘧啶＋顺铂为主。当不能手术又不能耐受化疗时，推荐行最佳支持治疗。最佳支持治疗包括：①梗阻时支架植入治疗。②营养治疗。③止痛治疗。④食管扩张治疗。

（三）复发和远处转移食管癌的治疗

对局部复发者，先期行过手术治疗而未行放化疗者推荐行放化疗和（或）内镜下治疗，也可行手术治疗；而先期行过放化疗而未行手术者，如果能手术切除则应行手术治疗，不能手术者，给予姑息性放疗、化疗或支持治疗。远处转移者一般给予支持治疗。食管癌治疗程序见图 3－1。

四、外科治疗

食管癌手术治疗已有一百多年历史，至今为止食管癌外科手术仍是治疗食管癌的有效手段。近年来我国许多医院发表的资料显示，早期食管癌手术切除后的 5 年生存率可达 50%。由于放射治疗和化学药物治疗的发展，使食管癌的治疗形成了以外科治疗为主要手段，辅以放、化疗等辅助治疗的综合治疗模式，使食管癌的治疗效果有了很大提高。

（一）适应证

（1）早期食管癌患者无临床症状或临床症状较轻微者，X线食管造影，食管拉网或食管镜检查能明确诊断者，应尽早手术彻底切除。

（2）中下段食管癌病变长度在5cm以下，上段在3cm以下者适宜手术切除。

（3）食管癌病变位于中上段，病变长度超过5cm者可采取新辅助放化疗和手术切除的综合治疗。

（4）食管癌放射治疗后复发，病变范围不大，无远处转移，全身情况良好者，可采取手术切除。

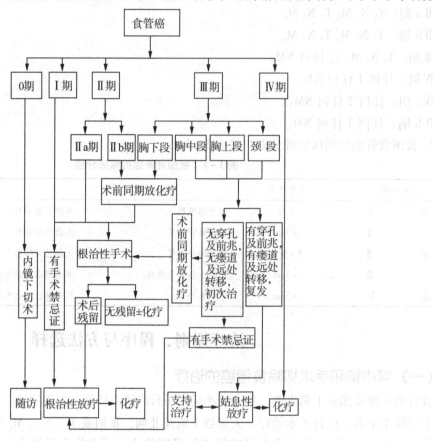

图3-1 食管癌治疗程序图

①（±）即为根据病情和患者的要求选择。②0期患者行局部内镜下切除即可，术后随访。③Ⅰ～Ⅱa为外科治疗最佳适应证，尽量行根治术。④Ⅱb期及Ⅲ期胸下段患者手术切除率较高，力争行根治术，但术前要行同期放化疗，术后也应行放化疗以提高远期生存率。⑤大多数Ⅲ期患者应行综合治疗，术前同期放化疗可提高手术切除率和远期生存率。⑥Ⅳ期患者不适于手术，采用以化疗为主的综合治疗及支持对症处理

（5）食管癌病变侵犯较广，CT显示未侵犯邻近器官，无远处转移，估计切除有一定可能性，患者一般情况允许者，可采取手术切除。

（6）食管癌高度梗阻，但无明显远处转移者，可采取手术探查，行姑息切除或减症手术。

在确定手术治疗时，要根据患者的性别、年龄、病期、症状、一般情况及器官功能检查情况、病变部位及肿瘤病理情况，进行综合考虑。

（二）禁忌证

（1）影像学检查病变侵犯邻近重要器官，如累及气管、肺、纵隔、心脏及大血管者。

（2）有远处转移，如锁骨上淋巴结、肺、骨、肝转移及癌性腹水者。

（3）恶病质及有内科禁忌证者。

（三）术前准备

食管癌切除手术是较大的手术，做好术前准备是降低手术死亡率及降低术后并发症的关键。除常规心、肝、肾功能和血液等检查外，更应注意以下事项。

1. 呼吸道准备　术前禁烟2周以上。梗阻严重的患者常因反流而引起吸入性肺炎，必要时术前给予抗生素治疗。

2. 营养及水、电解质的补充和纠正　食管癌患者进食困难，可造成营养不良、低蛋白血症，术前适当纠正有利于手术与术后康复。近年来在静脉高营养的基础上发展起来的营养支持疗法，尤其是全肠道外营养及全肠道内营养，可提高免疫力。

3. 食管冲洗　可使食管局部炎症和水肿减轻或消退，减少术中胸腔污染，利于吻合口的愈合。

4. 术前肠道准备　食管癌手术虽为上消化道手术，但仍需按常规做适当的肠道准备，术前进食流质和给予抗生素。如采用结肠代食管手术，则需严格按结肠手术进行肠道准备，给予口服流质、口服卡那霉素和甲硝唑灵，以及全肠道灌洗。

5. 手术前准备　术前晚灌肠，并给予适当的镇静药。对患者进行心理护理，减轻紧张心理。手术晨置胃肠减压者，亦可同时置十二指肠营养管，以便在术后早期给予肠道内营养。

（四）常用手术方式

1. 经左胸食管癌切除术　是目前较常用的手术方法，适用位于气管分叉水平以下的食管胸中下段癌。采取左后外侧剖胸切口，经第6肋床或第5肋间进胸，游离食管及清除胸内各组淋巴结，打开膈肌，游离胃及清除周围淋巴结，用胃代食管，根据肿瘤的位置，完成胸内食管胃主动脉弓下或弓上吻合术，部分病例行左颈部食管胃吻合术。

2. 经右胸食管癌切除术　采用右胸后外侧（或前外侧）、上腹正中及颈部三切口，适用位于气管分叉水平以上的食管胸中上段癌。

3. 非开胸食管拔（剥）脱术　适用于估计食管癌可以切除而因各种原因不适合开胸手术的患者。

4. 结肠代食管术　适用于胃有病变或胃部分切除术后不能利用其重建消化道，或食管、胃重复癌患者。

5. 减状手术　对于不适宜手术和晚期食管梗阻严重者行减状手术，目的是解决进食问题，维持营养，辅以综合治疗，提高生活质量和延长生命。

（1）食管胃转流手术。

（2）胃或空肠造瘘术。

（3）食管置管术。

6. 电视胸腔镜手术（VATS）　经胸腔镜食管癌切除包括3个步骤：主要步骤是经胸腔镜游离食管；第二步是经腹游离胃（或结肠），同一般开腹手术；第三步为颈部吻合，同一般手术。

（五）手术后处理

1. 呼吸运动及排痰　患者清醒后应取半卧位以利呼吸、气体交换及胸腔引流。每2~4小时宜做深呼吸运动，吹气球，协助咳嗽排痰以利肺膨胀。术后常规吸氧，术后第1天开始给予超声雾化吸入。

2. 胸腔闭式引流　术后保持胸腔闭式引流，注意胸腔引流瓶水柱高度、波动幅度及引流液颜色、引流量。注意胸腔内有无出血征象，如果术后出现大量非血性液体可能是胸导管破裂所致乳糜胸。一般术后2~3d行胸部X线检查，若肺膨胀良好，引流管水柱波动消失，引流液减少，可以拔除引流管。

3. 胃肠减压　患者回病房后即可行胃肠减压，保持胃管通畅，若无大量液体吸出，2~3d后可拔管。

4. 十二指肠营养管　术中安置十二指肠营养管，早期给予鼻饲，保证患者营养及术后恢复。

（六）手术并发症及处理

1. 肺部并发症　以肺炎、肺不张和肺功能不全最常见。患者术前常有不同程度的肺部疾病和（或）吸烟史，术后支气管分泌物潴留和排痰障碍是肺部并发症的重要原因。术前呼吸道准备，术中手术医师和麻醉师良好配合，术毕呼吸道的清理和肺的复张，术后鼓励并协助患者咳嗽排痰，保持胃肠减压管的通畅以排空胸胃，避免胸胃扩张和适量应用抗生素是预防肺部并发症的重要措施。预防比治疗更为重要。

2. 吻合口瘘　术后 5～7d，患者出现体温上升，中毒症状，X 线胸片示液气胸，胸管引流液混浊或见有食物残渣，口服染料从胸管内流出或碘油造影见吻合口有碘油流入胸腔，则可确诊。一旦发生吻合口瘘，应及时安置好引流管并保持引流通畅，进行充分引流，使不张的肺复张，并以足量抗生素控制感染。禁食期间良好的营养支持是治疗的重要原则。颈部吻合口瘘只要及时引流，治愈率最高；胸内吻合口瘘最为凶险，死亡率也较高。少数早期瘘，中毒症状轻，估计食管和胃有足够长度者可以切除原吻合口，在其高位重新吻合；晚期吻合口瘘炎症局限，中毒症状轻者，有时也可采用保守治疗。

3. 脓胸　多因术后胸腔引流不通畅，胸腔积液感染所致。表现为胸腔积液、发热、呼吸和脉搏增快、白细胞数增高，胸部 X 线检查见胸腔积液。处理上及早行胸腔闭式引流，全身抗生素治疗。

4. 乳糜胸　多发生在术后 4～6d，患者未进食时引流液每天 500～600mL，一旦进食，胸腔内大量积液，每天的引流液可达 2 000mL 以上。患者表现为胸闷、脉搏及呼吸增快、血压下降，严重者发生休克。X 线检查显示胸内大量积液，纵隔移位。处理上一旦确诊宜立即行胸腔闭式引流，使肺复张，以利胸导管愈合。能进食者则进低脂、高蛋白、高糖饮食。观察 2～3d 后乳糜漏出量未减少者应开胸结扎胸导管。

5. 吻合口狭窄　多因过分担心吻合口瘘，造成缝合时过紧，食管和胃吻合时对合不良或局部感染，产生过多瘢痕引起。处理上多采取吻合口扩张术，或在食管镜下做腔内激光治疗，或采用镍钛记忆合金食管腔内支架术。必要时考虑手术切除重新吻合。

五、放射治疗

放疗是治疗食道癌的主要手段之一。以颈段、胸中上段的疗效较好，胸下段常伴有腹腔淋巴结转移及胃的放射耐受量低而疗效较差。

（一）适应证

凡全身状况中等，无远处转移，无气管侵犯，无食管穿孔及出血征象，病变长度 <7cm，无明显胸背疼痛者均可作根治性放疗。

凡旨在缓解食管梗阻，减轻疼痛，提高生存质量者可考虑做姑息性放疗。

对术后证实有亚临床癌残留，如残端受浸润、胸腹腔淋巴结残留、大血管壁残留、邻近器官残留者应行术后放疗，对浸润深肌层以上的癌而无明显亚临床病灶残留者可考虑加用术后放疗。

（二）禁忌证

恶病质，食管穿孔，食管镜证实已侵犯气管，狭窄型或明显狭窄，有远处转移，纵隔炎，食管大出血，严重胸背痛及严重的心律失常，心功能低下。

（三）准备工作及注意事项

放疗前应纠正水、电解质平衡，消除食管炎症，治疗糖尿病、结核、冠心病等，给予营养支持治疗，洁齿保持口腔卫生，细渣饮食。

姑息放疗效果满意可调整治疗计划为高姑息，甚至为根治性放疗，相反根治性放疗期间出现全身状况恶化或剂量 40Gy 后肿瘤退缩不大、临床症状改善不明显时，应降低预定放射量。

定期行 X 线钡餐检查，出现食管穿孔前 X 线征象时应立即停止放疗，并加用高维生素、足量抗生素、护胃抑酸及补充蛋白质、热量等营养支持治疗。

（四）体外放射方法

1. 放射源　以 4～8meVX 线或 $^{60}Co\gamma$ 线为首选，胸中下段可适当提高 X 线能量，颈段食管前正中野可用高能电子束。

2. 照射范围和射野数　设野需包括原发灶及区域淋巴结，长度依实际吞钡片的病灶长度上下各延长 3～5cm，野宽为 4～7cm，一般前正中野为 6～8cm，背斜野为 5～6cm。射野数一般为前正中野加 2 个背斜野等中心照射，颈段可用两个前斜野 4cm×15cm 左右的 45°楔形成角照射。

3. 照射剂量与时间　通常采用常规照射（2Gy/次，5 次/周），肿瘤根治量为 60～70Gy/6～7 周。因目前国内学术界推断食管鳞癌存活的肿瘤干细胞在常规分割放疗中也可能发生加速再增殖，时间在开始放疗后 4 周左右，故可设置后程加速分割，即常规分割 DT 达 40Gy 左右时，缩野至 10cm 长，宽度不变，每周 5 天，每次 1.5Gy，每天 2 次，间隔 4 小时以上，将总量推至根治量，有望提高局部控制率及生存率。

4. 术前放疗　目的是使瘤体缩小，降低癌细胞的生命力以及使肿瘤周围小血管和淋巴管闭塞，从而提高局部切除率及降低转移，以提高生存率。中山医大报道术前放疗加手术的 5 年生存率为 37%，单纯手术组为 19.1%，单纯放疗组为 7.7%，但亦有报道对术前放疗的价值有争议，一般不作常规进行，术前放疗剂量 40Gy/4 周，间隔 2～3 周后手术。

5. 术后放疗　对术后证实有亚临床癌残留，如残端浸润、胸腹腔淋巴结残留、大血管壁残留、邻近器官残留者均应行术后放疗，以消灭残留癌。消灭亚临床病灶，剂量为 50～55Gy，消灭肿瘤残留或食管残端剂量为 60～70Gy。

6. 根治性放射治疗　如下所述。

（1）目的：期望局部肿瘤得到控制，获得较好的效果。放射治疗后不能因放射所致的并发症而影响生存质量。因此，要求放疗部位精确，肿瘤内剂量分布均匀，正常组织受量少，照射技术重复性好。

（2）适应证：一般情况好，病变比较短，食管病变处狭窄不明显（能进半流食），无明显的外侵（症状：无明显的胸背疼痛，CT 示未侵及主动脉或气管支气管树等邻近的组织和器官），无锁骨上和腹腔淋巴结转移（包括 CT 无明显肿大的淋巴结），无严重的并发症。

（3）禁忌证：食管穿孔（食管气管瘘或可能发生食管主动脉瘘），恶病质，已有明显症状且多处远处转移者。

7. 姑息性放射治疗　如下所述。

（1）目的：减轻痛苦（如骨转移的止痛放疗，转移淋巴结压迫症状等），缓解进食困难，延长寿命。

（2）禁忌证：已有食管穿孔，恶病质。

8. 腔内放射治疗　临床正是利用近距离治疗剂量的特点（即随肿瘤深度的增加，剂量迅速下降），以提高食管局部剂量，降低局部复发率为 7/16（44%），而单一外照射为 93%～100%。

肖泽芬报道：①采用气囊施源器由普通施源器半径 0.3～0.4cm 增加到平均 0.6cm，食管膜处的受量由 2031cGy 下降为 903cGy（设参考点为 1.0cm，剂量为 500cGy），急性放射性食管炎不明显，18 例中仅 3 例有轻微的下咽疼痛但无须处理。②做腔内放疗时行 MRI 或 CT 扫描检查，以明确肿瘤最大浸润深度、施源器在气囊内的位置，可以精确地知道肿瘤最大外缘的受量，食管黏膜的受量。③腔内放射治疗仅适合肿瘤最大外缘浸润深度 ≤1.5cm 的患者。否则肿瘤最大外缘（如在 2～2.5cm）的剂量仅为 224～166cGy，达不到有效剂量。目前医科院肿瘤医院行腔内放疗，在外照射 DT 50～60Gy 时加两次腔内，参考点剂量为 500～600cGy。

腔内放疗时机的选择：目前已有明确的报道，食管癌的近距离治疗，仅作为辅助治疗手段之一，仅有少部分患者在外照射开始时适合做腔内放疗。腔内放疗应在外照射之后。参考点剂量为 500～600cGy 较好，以减少食管黏膜的受量，降低吞咽疼痛的发生率。必须了解肿瘤的最大浸润深度，如肿瘤较大，就不适合腔内治疗。否则出现较严重的并发症，而肿瘤达不到有效控制剂量。

9. 三维适形放射治疗　几十年来，食管癌常规技术放射治疗后生存率没有明显提高，5 年生存率约 10%，其失败的原因主要是局部复发。针对此问题，目前必须搞清楚，常规放射治疗技术能否保证肿瘤靶体积达到理想的处方剂量。已有多位学者在 1993—2001 年提出常规放射治疗技术使肿瘤内存在低剂量区。为此，肖泽芬 2004 年报道用三维治疗计划系统评估食管癌常规放射治疗中肿瘤剂量的分布。其结果显示，常规照射野（即经典的三野等中心照射）的处方剂量为 60Gy 所覆盖的 GTV 体积仅为 36.6%，而假如患者因摆位和呼吸等的误差在 0.5cm（即设定的 CTV 范围）时，60Gy 所覆盖的 CTV 体积仅为 27%。即使采用扩大照射野，60Gy 所覆盖的 CTV 和 GTV 的体积也只有 38%、33%。如果采用三维适形放射治疗，其处方剂量为 95%、CTV 体积为 60Gy 时（在常规放射治疗的时代仅考虑 GTV 并没有考虑到摆位和呼吸等的误差，因此在作方法学研究与目前的三维适形放射治疗以 95% PTV 为处方剂量不同），60Gy 所覆盖的 GTV 体积为 100%，CTV 为 95%。因此，常规照射野、扩大照射野和适形放射治疗 100% GTV 体积受照射的剂量〔处方剂量设定为 60Gy/（30 次·6 周）〕分别为 44Gy、57Gy 和 62Gy，说明常规照射野不能使肿瘤靶体积达到所给的处方剂量。如果采用扩大照射野的方法来保全肿瘤的剂量，就不能保证肺（常规野、扩大照射野、适形放射治疗肺受照射的剂量，双肺 V_{20} 体积分别为 22.9%、31.2% 和 20.1%）和脊髓在安全剂量范围内。从上述方法学研究结果显示，假设食管癌局部高复发的主要原因之一是由于常规放射技术不能使靶体积较大的肿瘤患者达到理想的剂量。那么三维适形放射治疗理应降低局部复发率，但该技术是否能实现，有待临床资料进一步证实。

（五）放化疗同步综合治疗

国内外许多报道证实了放疗联合化疗所带来的益处。AlSarraf 等进行的随机试验结果显示，接受放化疗患者的 5 年生存率为 27%，明显高于单纯放射治疗。日本于 20 世纪 90 年代也开展了食管癌同期放化疗全国范围的协作研究，在无法手术切除的进展期病例中取得了 CR 33%、3 年生存率 23% 的斐绩。国内李斌等亦报道化疗加放射治疗食管癌 5 年、10 年生存率明显高于单纯放射治疗。

关于毒副反应，Rotman 等认为与单纯放射治疗相比，化疗加放射治疗肯定会增加毒副反应，但不能因为毒副反应增加就放弃化疗，关键看治疗增益比。笔者认为放疗与以顺铂、氟尿嘧啶为主的化疗同期进行能提高局控率，降低远处转移率，有提高远期生存率的可能性，其毒副反应虽有增加，但所有患者均能耐受，有进一步进行深入研究的价值。另，其他化疗方案有 PVB（DDP、VCR、PrM）、TP（TAP、DDP）、DF + 羟喜树碱。

（六）放射反应和并发症

最常见的反应和并发症为放射性食管炎、放射性气管炎、放射性肺炎，遇有食管穿孔、食管气管瘘、大出血时应及时终止放疗并对症处理。

（七）放疗效果与影响预后的因素

食管癌放疗后效果的好坏主要受以下因素的影响。

1. 病期的早晚（原发肿瘤的浸润深度和淋巴结转移状况）　由于非手术科室的医师很难明确掌握肿瘤浸润情况，目前常规判断方法仍是：①病变的长度。②X 线钡餐显示为病变的早、晚。③有一定的扩张度，表明肿瘤浸润不深或非全周性浸润。④食管腔内超声检查。

2. 食管癌的放射敏感性　目前判断的方法是：①疗前 X 线分型，腔内型、蕈伞型较其他类型敏感。②疗后 X 线改善情况的判断为基本正常、明显改善、改善、不变或恶化。或者采用万钧 1989 年提出食管癌放射治疗后近期疗效评价标准：a. 完全缓解（CR），肿瘤完全消失，食管片边缘光滑，钡剂通过顺利，但管壁可稍显强直，管腔无狭窄或稍显狭窄，黏膜基本恢复正常或增粗。b. 部分缓解（PR），病变大部分消失，无明显的扭曲或成角，无向腔外的溃疡，钡剂通过尚顺利，但边缘欠光滑，有小的充盈损及（或）小龛影，或边缘虽光滑，但管腔有明显狭窄。c. 无缓解（NR），放疗结束时，病变有残留或看不出病变有明显好转，仍有明显的充盈缺损及龛影或狭窄加重。

3. 淋巴结转移情况　治疗前是否有淋巴结转移和转移部位不同、和淋巴结转移多少与生存率有一定相关性。

六、化学药物治疗

虽然手术为食管癌治疗的首选方法，但由于大部分食管癌在诊断时已有微小转移或已为晚期，因而内科治疗在食管癌的治疗中有重要的地位。化疗和最佳支持治疗是内科治疗食管癌最常用的手段。食管癌以磷癌多见，但下段食管癌腺癌较多。对于腺癌及淋巴结阳性的患者术后应加用化疗，而对于高危因素的患者，术后也应给予辅助化疗。化疗方案主张选用以顺铂为主的方案，且以二联为宜。二线化疗时可选用含紫杉醇、伊立替康、长春瑞滨、多西紫杉醇等的方案。二线化疗有时是用于晚期或复发的食管癌的姑息化疗。关于术前新辅助化疗与单手术相比，显示出生存优势，并且2个周期新辅助化疗，改善生存期而不增加严重的不良反应。术前联合化疗方案多为FP方案，近来也出现了一些新的化疗方案，如以紫杉醇、多西紫杉醇、伊立替康为主的治疗方案，对食管有效的常用化疗方案见表3-2。

表3-2 对食管癌有效的常用化疗方案

方案	药物	剂量	给药途径	实施计划
FP	顺铂	$100mg/m^2$	静脉给药	第1~3天
每3周重复	氟尿嘧啶	$750mg/m^2$	静脉给药	第1~5天
EP	依托泊苷	$100mg/d$	静脉给药	第1~3天
每4周重复	顺铂	$80mg/m^2$	静脉给药	第1~3天
NP	长春瑞滨	$25mg/m^2$	静脉给药	第1、第8天
每3周重复	顺铂	$80mg/d$	静脉给药	第1~3天
	紫杉醇	$175mg/m^2$	静脉给药	第1天
TCF	氟尿嘧啶	$750mg/m^2$	静脉给药	第1~5天
每4周重复	顺铂	$15mg/d$	静脉给药	第1~5天
CP	伊立替康	$65mg/m^2$	静脉给药	第1、第8、第15、第22天
每6周重复	顺铂	$30mg/m^2$	静脉给药	第1、第8、第15、第22天
CD	伊立替康	$55mg/d$	静脉给药	第1、第8、第15天
每4周重复	多西紫杉醇	$25mg/m^2$	静脉给药	第1、第8、第15天
EOX	表柔比星	$50mg/m^2$	静脉给药	第1天
每3周重复	奥沙利铂	$130mg/d$	静脉给药	第1天
	卡培他滨	$1000~1500mg/m^2$	口服	第1~21天

七、内镜治疗

（一）早期食管癌的内镜治疗

1. 适应证　黏膜内癌及原位癌，深度不超过黏膜下层，病灶范围小于食管周径的1/3。

2. 操作方法　在应用止痛、镇静、麻醉和心电监护下进行。将一透明帽装在胃镜前端，托入胃镜（最好是叹通道），在病灶周围注入含一定比例的肾上腺素的生理盐水，使病变隆起便于切除。将圈套器托至病灶处，使透明帽张开，把病灶吸入帽内，收紧圈套器通过高频电切除。对切除病灶边缘及切后暴露的食管黏膜下层进行活检，如未发现癌细胞说明手术成功，否则需追加手术治疗。内镜下切除的主要并发症是出血及穿孔，如操作技巧熟练，则很少出血，比较安全。

（二）进展期食管癌的内镜治疗

1. 内镜下激光治疗　如下所述。

（1）适应证：食管乳头状癌，较大的无蒂息肉，腔内生长的其他良性肿瘤有癌变者，食管癌、贲门癌以及癌性狭窄者。

（2）激光凝固操作方法：插入内镜后，镜端置病灶上方，以活检孔中插入石英光导纤维，顶端距病灶$0.5~1.0cm$，先用He-He激光瞄准，启动激光发生器，调节动率到70W左右，脉冲时间$0.5~1.0s$，间歇照射、烧灼，使表面组织汽化，深层组织凝固。也可将光导纤维直接接触肿瘤表面，功率调至$10~25W$，适当延长脉冲时间，使照射部位更精确，平均能量密度更大。治疗过程中同时CO_2吹入，清除气雾及光导纤维头端的焦痂。操作结束后，禁食$2~3d$，给予静脉营养，再逐步改为流质、半流质饮食。

（3）光化学疗法：光化学疗法仅用于中、晚期食管癌。用血卟啉光敏剂时，激光照射的目的是激发摄血卟啉的肿瘤组织产生单态氧而破坏肿瘤细胞。器械除上消化道内镜外，还有氩激光发生器，整个治疗需在避光室中进行，患者术前静滴血卟啉 2.5~5mg/kg（溶于 250mL 生理盐水中），48~72h 进行激光照射。常规插入内镜，从活检孔中伸出石英光导纤维置病灶上方 1~2cm 处，照射时间 15~20min，病灶较大时可分电照射，照射后肿瘤表面凝固。

（4）激光、内照射联合治疗：激光、内照射联合治疗主要是为增强激光治疗效果，用于食管癌性狭窄。内照射源为 ^{192}Ir，导入系统为一直径 4mm 的聚四氟乙烯后装治疗管。操作方法为先用塑料探条或气束导管将狭窄部扩张至 12~13mm，按激光光激疗法在内镜下用激光从远端到近端烧灼食管癌。一般在治疗 3~4 次后行 ^{192}Ir 内照射。照射剂量 7Gy/cm，间歇 1~2 周可重复一次。对髓质型食管癌内照射 2 周后再做一次外照射疗效更好。

激光治疗后并发症主要有穿孔、食管支气瘘、出血等，多数与食管癌本身的病变有关。Fleischer 于 1981 年首先用 Nd-YAG 激光治疗食管癌，较多资料表明激光对缓解食管癌患者的吞咽困难具有很好的近期效果，但由于短期复发率较高，并发症较多，使其广泛应用受到限制。

2. 内镜下微波组织凝固治疗　常规插入内镜，从活检孔中插入辐射器，轻压于病灶上，启动微波发生器，调节功率 50W，辐射时间 15s，若病灶大，可分片辐射，如为癌性狭窄，可从狭窄的远端开始，每次移动 1cm，狭窄部位全部辐射。凝固后可重复一次，治疗结束后，禁食 3d，静脉营养，再逐渐改为流质、半流质饮食。2~3 周后内镜复查，酌情再行微波辐射。对于无梗阻的隆起型食管癌，可用针形电极插入肿瘤，功率 30W×（5~10）s，瘤体较大时从边缘后中央逐步插入辐射，凝固肿瘤组织。

由于微波治疗是通过组织中带离子的胶粒在微波运动中产生热量，故较高频电、激光更为安全，对深层组织无损伤，穿孔、出血等并发症发生率甚低。

3. 电凝治疗　电凝治疗是一种安全、简便和有效的缓解吞咽困难的办法，可分为单极和双极电凝。常用者为双极电凝 BICAP，其探头外形似 Eder-Puestow 扩张管，头端有弹性可以弯曲。在橄榄形的增大部分上有环绕的电极条，直径可为 6~15mm，治疗面积大，效率高。环 360° 电凝，使电能转变为热能作用于被接触组织上，造成凝固性坏死，损伤深度为 1~2mm，对于手术不能切除的食管癌（除外瘘管形成者）均可选用该法治疗。

4. 氩离子凝固术　在消化道恶性肿瘤后期，临床情况较差或不能进行外科手术切除，或肿瘤范围较大及广泛转移时，APC 术可望缩小肿瘤，缓解梗阻，恢复正常的消化道通道，从而减轻患者痛苦，提高生活质量，因此 APC 为癌肿姑息治疗的一种方法。Wahab 等人报道 15 例食管癌行 APC 治疗后，3 例解除了梗阻，5 例患者生存期延长至术后 14 月，3 例支架移位梗阻患者经 APC 治疗后恢复了正常通道。

5. 食管扩张有内支架置入术　食管扩张用 Savary 探条扩张器或球束扩张器。一般扩张到食管内径在 1.3cm 以下即可（有些患者食管内径已达 1.3cm，不需扩张，可直接置入内支架，防止支架移位）。内支架置入分为 X 线引导下置入法、内镜引导下置入法及非 X 线、非内镜引导下置入法，主要根据医院条件及医师操作技艺选一种即可。至于所用支架可根据患者情况采用各种类型（如带膜支架、无膜支架、防反流支架等）和不同长短型号（如 6cm、8cm、10cm、12cm）的记忆合金不锈钢支架。对已有食管气管瘘患者必须采用带膜（最好是双层膜）支架，对食管下段癌近贲门患者必须采用防反流支架。选择支架长度标准是：上下各超出病变长度 2~3cm。主要作用机制：扩张食管，压迫肿瘤，保证进食通畅，对已有食管气管瘘的患者封闭瘘口防止食物进入气管，防止胃内容物反流。

6. 电化学治疗　常用电脑控制的双路输出电化学治癌仪及铂铱合金食管环形电极。其主要作用机制：一是治疗开始后，电极间质子、离子移动，阳极区呈强酸性，阴极区呈强碱性，改变了瘤组织内的 pH，破坏了瘤细胞生存的外环境；二是在质子、离子迅速移动的过程中产生大量氯、氢等气体，后者可直接杀灭癌细胞；三是直流电改变癌细胞赖以生存的内环境，使癌细胞核固缩、线粒体消失、核蛋白凝固、细胞崩解坏死；四是在直流电作用下，阴极区水肿，阳极区脱水，结果使瘤组织内正常血供被破坏，瘤细胞坏死。具体操作方法是先在 X 线下经鼻腔/口腔将一环形电极置于肿瘤近侧，再在内镜引导下将另一电极准确置入癌瘤中心部，待电极与瘤组织充分接触并固定好后退出内镜，将电极导线与治癌仪相连，开机通电，使治疗电压缓慢达 4.0~5.0V、电量 150~250c 后，即可缓慢将电压降至 0，关机，缓慢退出电极结束治疗。一般每 10d 治疗一次，3 次为 1 个疗程。

7. 局部药物注射　目前，多数学者采用氟尿嘧啶及 MMC 进行局部化疗注射。具体方法是将氟尿嘧啶 500mg + MMC 8mg 溶于 20mL 注射用水，稀释混匀后用内镜注射针经内镜活检孔向瘤体内注射，根据瘤体大小做分点注射，一般每次可注射 10 个点左右，每点注射 1~2mL，7~10 日注射 1 次，连续 3 次即可。

（王立刚）

第二节　胃　癌

胃癌是全世界及我国最常见的恶性肿瘤。近年来，胃癌发病率在世界范围内有明显下降的趋势，多数国家胃癌发病率下降 40% 以上。尽管近年来胃癌发病率有所下降，但在各种恶性肿瘤中仍居首位。我国是胃癌的高发区，由于广大医务工作者的不懈努力，在胃癌的理论基础、临床诊断和治疗研究等方面均取得了长足的进步，其 5 年和 10 年生存率逐渐提高。胃癌生存率的提高主要依赖于各种诊断技术的进步和治疗方法的改进，综观国内各大医院胃癌切除术后 5 年生存率，差距甚大，一般综合性医院约为 30%，而某些专科医院多达 50%。因此，如何提高胃癌手术的根治性，开展合理的综合治疗，推广较成熟的治疗方案，有待临床工作者共同努力。

一、诊断要点

胃癌起病隐匿，早期诊断困难，待出现明显的临床症状再做出诊断时，大多已为进展期，胃癌的早期诊断是提高治疗效果的关键。因为早期胃癌无特异性临床症状，所以临床医师应高度重视患者的非特异性症状，对于以下症状应及早进行相关检查：慢性胃炎患者的症状近期内加重，体重下降，40 岁以上无胃病史，近期内出现上腹疼痛不适、呕血、黑便、消瘦等症状，患有慢性萎缩性胃炎伴肠上皮化生、胃息肉、胃溃疡、糜烂性胃炎以及手术后残胃，尤其有胃癌家族史。

（一）临床症状表现

早期胃癌多无症状，或者仅有一些非特异性的消化道症状，因此仅凭临床症状，诊断早期胃癌十分困难。

进展期胃癌最早出现的症状是上腹痛，常同时伴有食欲缺乏、厌食、体重减轻。腹痛可急可缓，开始仅为上腹饱胀不适，餐后更甚，继之有隐痛不适，偶呈节律性溃疡样疼痛，但这种疼痛不能被进食或服用抑酸药缓解。患者常有早饱感及软弱无力。早饱感或呕吐是胃壁受累的表现，皮革胃或部分梗阻时这种症状尤为突出。

胃癌发生并发症或转移时可出现一些特殊症状。根据转移部位不同临床症状也不同，贲门癌累及食管下段时可出现吞咽困难，并发幽门梗阻时可有恶心呕吐，溃疡型胃癌出血时可引起呕血或黑便，继之出现贫血。胃癌转移至肝可引起右上腹痛、黄疸和（或）发热，转移至肺可引起咳嗽、呃逆、咯血，累及胸膜可产生胸腔积液而发生呼吸困难、胸痛、气喘，侵及胰腺时，可出现背部放射性疼痛。

（二）体征

早期胃癌无明显体征，进展期在上腹部可扪及肿块，有压痛。肿块多位于上腹偏右相当于胃窦处。如肿瘤转移至肝可使肝大及出现黄疸，甚至出现腹水。腹膜有转移时也可发生腹水，出现移动性浊音。侵犯门静脉或脾静脉时有脾大。有远处淋巴结转移时可扪及 Virchow 淋巴结，质硬不活动，肛门指检在直肠膀胱凹陷可扪及一板样肿块。一些胃癌患者可以出现伴癌综合征，包括反复发作的表浅性血栓静脉炎及过度色素沉着、黑棘皮病、皮肌炎、膜性肾病、累及感觉和运动通路的神经肌肉病变等。

（三）胃癌的 X 线诊断

1. 胃钡餐造影　X 线征象主要有龛影、充盈缺损、黏膜皱襞的改变、蠕动异常及梗阻性改变。

2. 胃双重造影法　早期胃癌可见表面不光滑、边缘清晰、小的充盈缺损。龛影底部呈结节状，周边黏膜集中或仅表现为胃小区融合。

（四）胃癌的内镜诊断

1962 年日本内镜学会提示早期胃癌的概念，后被国际公认，其定义指癌组织浸润深度仅限于黏膜层或黏膜下层，而不论有无淋巴结转移，也不论癌灶面积大小。如符合上述条件伴癌灶直径 5.1 ~ 10mm 称为小胃癌（SGC），直径小于 5mm 者为微小胃癌（MGC）。原位癌系指癌灶仅限于腺管内，未突破腺管基底膜，如内镜活检证实为胃癌无误，但手术切除标本病理连续切片未发现癌为"一点癌"。内镜下胃癌最后诊断的确定均有赖于病理诊断，因此内镜下取活检更为重要。

（五）胃癌的超声波诊断

Yasudak 于 1995 年报道 641 例胃癌用超声内镜作术前检查的经验。经术后手术标本的病理检查复核，对浸润深度诊断的正确率为 79.6%。其中早期胃癌的诊断准确率达 84.9%，而对转移的区域淋巴结的检出率为 55%，认为应用超声内镜检查有助于决定对早期胃癌是否施行内镜下切除术，并可协助临床分期。

（六）胃癌的 CT 诊断

胃癌在 CT 的表现与胃癌各型的大体病理形态改变基本上是一致的。与钡餐和胃镜相比较，CT 既能显示肿瘤腔内生长情况，又能显示肿瘤向腔外生长侵犯周围器官和远处转移的情况。胃癌的 CT 分期见表 3 - 3。

表 3 - 3　MOSS 参照临床分期提出如下 CT 分期

分期	CT 表现
Ⅰ期	腔内肿块，胃壁增厚小于 1cm，无转移
Ⅱ期	胃壁增厚超过 1cm，无周围脏器侵犯和转移
Ⅲ期	胃壁增厚超过 1cm，伴有邻近器官直接侵犯，但无远处转移
Ⅳ期	胃壁增厚伴远处转移，有或无邻近脏器侵犯

上述 CT 分期对胃癌术前手术切除性评估有重要的指导作用，凡 CT 发现有远处淋巴结转移和脏器转移或多脏器侵犯等，即 CT 认为不可切除的，其可靠性大，可避免不必要的外科剖腹探查。

（七）胃癌生化免疫检查

常用的肿瘤标志物有 CEA、CA19 - 9、CA125、CA724，但经过多年的临床实践，证实上述标志物检查阳性常见于肿瘤较大或有远处转移的进展期胃癌，为提高检测的临床价值，尤其强调联合检测，动态检测，对早期胃癌的诊断阳性率 <5%，在可切除的病例中其阳性率也不超过 23%。

二、病理学分型及临床分期

（一）大体类型

根据胃癌大体形态，临床上可分为早期胃癌和进展期胃癌。

1. 早期胃癌（early gastric carcinoma，EGC）　凡是病变仅侵及黏膜或黏膜下层，不论病灶大小和有无淋巴结转移均称为早期胃癌。癌灶直径 5.1 ~ 10mm 的早期胃癌称为小胃癌，约占早期胃癌的 15%，癌灶直径在 5mm 以下的早期胃癌称为微小胃癌，约占早期胃癌的 10%，一点癌（或称为超微小胃癌）是指胃镜检查黏膜活检证实为癌，而在手术后切除的胃标本上未能找到癌的病例。直径大于 40mm 的早期胃癌称为浅表广泛型早期胃癌，此型胃癌的定性诊断与病变范围的确定同等重要，因为容易造成手术切缘的癌残留。早期胃癌的肉眼形态可分为 3 型（表 3 -4）。

表 3 - 4　早期胃癌肉眼分型

Ⅰ型	隆起型		
Ⅱ型	浅表型	Ⅱa	病变平坦
		Ⅱb	病变稍凹陷
		Ⅱc	病变稍隆起
Ⅲ型	凹陷型		
	混合型	Ⅱa + Ⅱc	
		Ⅱc + Ⅱa	
		Ⅱc + Ⅲ	
		Ⅱc + Ⅱa + Ⅲ	
		Ⅲ + Ⅱa	
		Ⅲ + Ⅱc	

2. 进展期胃癌（advanced gastric caranoma，AGC）　又称中晚期胃癌，是指病变超过黏膜下层，侵犯肌层甚至更远。进展期胃癌常有淋巴结转移、邻近组织器官的浸润或远隔脏器的转移，分期较晚。Borrmann 分型法将 AGC 分为 4 型。

（1）Borrmann Ⅰ 型（结节型或巨块型）：较为少见，约为进展期胃癌的 6% ~8%。突入胃腔的癌肿外形呈结节状、巨块状、蕈伞状或菜花状，亦为隆起型进展期胃癌。癌肿边界清楚，癌周胃壁浸润范围亦较小，具有明显的局限性。镜检观察，一般多在 10mm 以内。

（2）Borrmann Ⅱ 型（溃疡局限型）：本型占进展期胃癌的 30% ~40%。癌肿呈略隆起的溃疡型，癌周为环堤，呈局限型。癌肿基底与健胃界限亦很清楚。镜检观察，癌周胃癌浸润范围不超过 20mm。

（3）Borrmann Ⅲ 型（溃疡浸润型）：此型最常见，占进展期胃癌的 45% ~48%。癌中心为溃疡，癌周环堤有明显的癌组织向周围浸润，环堤为边缘不清楚的斜坡状。环堤基底与健胃界限不清楚。

（4）Borrmann Ⅳ 型（弥漫浸润型）：约占进展期胃癌的 15%。癌细胞与胃壁各层弥型浸润生长，胃壁增厚，不向胃腔内隆起亦不形成溃疡。肿瘤组织与健胃界限不清楚。临床上很难确定，当肿瘤组织浸润累及全胃时，整个胃壁肥厚，胃腔缩小而僵硬，呈皮革状，称为皮革状胃癌（皮革胃）。本型胃癌恶性程度高，较早发生淋巴转移。

（5）Borrmann Ⅴ 型：为不能分型的胃癌，少见。主要包括两种类型的肿瘤：其一为不能列入 Borrmann Ⅰ ~Ⅳ型中的任何一型的胃癌，形态特征为癌腔向胃腔内突出，呈结节型，但其基底部有浸润，顶部可有浅表溃疡。另一种为类似早期胃癌的进展期胃癌，即在术前胃镜、术后大体标本观察时，均诊断为早期胃癌。但病理组织学检查确诊为进展期胃癌，另外极其罕见的向胃外生长的胃癌亦应列入此型。

（二）组织学类型

在组织学上，有若干不同的分类方法，主要有以下几种。

1. 世界卫生组织分类（WHO）分类法　如下所述。

（1）乳头状腺癌。

（2）管状腺癌。

（3）低分化腺癌。

（4）黏液腺癌。

（5）印戒细胞癌。

（6）未分化癌。

（7）特殊型癌，包括类癌、腺鳞癌、鳞状细胞癌、小细胞癌等。目前我国胃癌的组织学分型也多采用上述分类方法。

2. 芬兰 Lauren 分类法　如下所述。

（1）肠型胃癌。

（2）弥散性胃癌。

（3）混合型胃癌。

表 3 - 5　肠型胃癌和弥漫性胃癌的比较

项目	肠型胃癌	弥漫性胃癌
组织发生学	肠上皮化生上皮	正常胃黏膜上皮
流行病学	胃癌高发区多见，与环境因素有关	胃癌低发区多见，与遗传因素有关
性别	男性多见	女性多见
年龄	多发于老年	多发于中、青年
好发部位	胃窦、贲门	胃体
大体类型	结节型多见，其次为溃疡限局型和溃疡浸润型	溃疡浸润型多见，其次为结节型和溃疡限局型
浸润范围	局限	广泛
癌旁黏膜	广泛萎缩性胃炎伴肠上皮化生	无或小片萎缩性胃炎伴肠上皮化生
预后	较好	较差

（三）临床分期

TNM 分期

我国现在胃癌的分期标准参照 1986 年初在夏威夷 UICC、AJCC 及 JRS 共同召开的部分国家代表参加的联席会议通过的胃癌分期标准。这一分期主要特点是：强调肿瘤的浸润深度，转移淋巴结至原发癌边缘的距离，以及将 12、13、14、16 组等淋巴结转移（N_3、N_4）作为远处转移（M）

T：肿瘤浸润深度

T_x：原发肿瘤无法评估

T_0：未发现原发肿瘤

T_{is}：原位癌，未侵及固有层，上皮内肿瘤

T_1：固有层、浸润至黏膜或黏膜下

T_2：浸润至肌层或浆膜下

T_3：穿透浆膜层

T_4：侵及邻近结构

N：淋巴结转移状况

N_x：区域淋巴结无法评估

N_0：无淋巴结转移

N_1：淋巴结转移

N_2：有 3~6 个区域淋巴结转移

N_3：7 个及以上淋巴结转移

M：远处转移的状况

M_0：无远处转移

M_1：有远处转移

如原发肿瘤局限于黏膜层而未累及黏膜固有层者为原位癌，以 Tis 表示，当肿瘤为 $TisN_0M_0$ 时即为原位癌，也可称为 0 期。

根据上述定义，各期划分如下

Ⅰ 期：

Ⅰ a：$T_1N_1M_0$

Ⅰ b：$T_2N_0M_0$、$T_1N_0M_0$

Ⅱ期：$T_3N_0M_0$、$T_2N_1M_0$、$T_2N_0M_0$

Ⅲ期：

Ⅲa：$T_4N_0M_0$、$T_3N_1M_0$、$T_2N_2M_0$

Ⅲb：$T_4N_1M_0$、$T_3N_2M_0$

Ⅳ期：$T_4N_{1\sim3}M_0$、TNM_1、$T_{1\sim3}N_3M_0$

三、治疗原则、程序与方法选择

（一）可手术切除的胃癌

目前治疗胃癌的手术方法有：内镜黏膜切除术（EMR），腹腔镜胃切除术，胃癌改良根治术 A 和 B（MG－A、MG－B）、标准胃癌根治术（D_2）、扩大胃癌根治术（D_3 或 D_4），对于各期的胃癌治疗应利用个体化治疗原则，遵循一定的程序，选择正确的手术方式方法。

表3－6 胃切除类型

术式	切除范围	淋巴结清扫范围
MG－A	小于2/3	D_1＋NO.7
MG－B	小于2/3	D_1＋NO.7, 8a, 9
标准根治术	大于或等于2/3	D_2
扩大根治术	大于或等于2/3联合切除	D_2 或 D_3

表3－7 Ⅰa期胃癌的术式选择

浸润深度	组织学分型	大小	推荐术式
黏膜层（M）	分化好	小于2cm	EMR
黏膜层（M）	其他		
黏膜下层（SM）	分化好	小于1.5cm	MG－A
黏膜下层（SM）	其他		MG－B

表3－8 Ⅰb期（T_1N_1、T_2N_0）治疗方案

浸润深度	大小	淋巴结	推荐术式
T_1（M、SM）	小于2cm	N_1	MG－B
T_1（M、SM）	大于或等于2.1cm	N_1	标准根治术
T_2（MP、SS＊）		N_0	标准根治术

注：＊MP为肌层，SS为浆膜下层。

表3－9 Ⅱ期（T_1N_2、T_2N_1、T_3N_0）治疗方案

浸润深度	淋巴结	推荐术式
T_1	N_2	标准根治术
T_2	N_1	标准根治术
T_3	N_0	标准根治术

表3－10 Ⅲa期（T_2N_2、T_3N_1、T_4N_0）治疗方案

浸润深度	淋巴结	推荐术式
T_2	N_2	标准根治术
T_3	N_3	标准根治术
T_4	N_0	扩大根治术

表 3 – 11　Ⅲb 期治疗方案

浸润深度	淋巴结	推荐术式
T_3	N_2	标准胃癌根治术
T_4	N_1	扩大胃癌根治术

（二）Ⅳ期胃癌的治疗

大多数Ⅳ期胃癌（除 N3 或 T4N2）病例不能只依靠手术获得根治性治疗。对于Ⅳ期患者没有证据表明除手术以外的方法能够延长患者的生存时间，但是一些方法能延长生命，减轻症状，对肿瘤缩小有益。一些一般情况较好、但不能手术切除的患者可实施化疗、放疗、免疫治疗、心理治疗，尽量减少手术。而对有严重症状，如出血、狭窄、营养不良的患者可行姑息手术，包括部分切除、旁路手术、胃造口术、肠造口术。

四、外科手术治疗

外科手术治疗是治疗胃癌的主要手段，也是目前能治愈胃癌的唯一方法。因此，胃癌一经诊断，即应按照胃癌分期及个体化原则治疗方案，争取及早手术治疗。进展期胃癌复发率、转移率高，仍以手术为主，辅以化疗、放疗及免疫、中医中药、营养支持、靶向治疗等综合治疗。

（一）适应证

（1）经内镜、钡餐检查后确诊为胃癌。

（2）临床检查无锁骨上淋巴结肿大，无腹水，直肠指诊直肠膀胱（子宫）窝未触及肿物。

（3）无严重的心、肺、肝、肾功能不全，血清蛋白 35g/L 以上。

（4）术前 BUS 及 CT 检查无肝脏或肺部等远处转移。

（5）剖腹手术探查未发现肝转移，无腹膜淋巴结弥散性种植转移，肿瘤未侵犯胰腺、肠系膜上动脉，无腹主动脉旁淋巴结转移。

（二）禁忌证

（1）临床证实有远处转移，如锁骨上淋巴结转移，直肠指诊直肠膀胱（子宫）窝有肿物，BUS、CT 或胸片证实有肝或肺转移。

（2）剖腹手术探查发现腹壁已有弥漫性种植转移，肝脏有转移灶，肿瘤已侵犯胰腺实质或已累及肠系膜上动脉，盆腔有肿物种植，腹主动脉旁已有淋巴结转移。

出现以上情况的已系不可能行根治性切除范围，对于有梗阻或出血倾向的患者，可酌情行姑息性手术，包括姑息性胃部切除术或姑息性胃空肠吻合术。

（三）术前准备

（1）纠正贫血、腹水和低蛋白血症，可酌情给予输血、血浆或人血蛋白，以及短期的静脉营养，改善营养状况。

（2）对伴有不全幽门梗阻者应禁食或仅进流质饮食，同时给予 3～5 天的洗胃。

（3）术前常规进行肠道清洁准备。

（4）术前 1 天常规进行上腹部及周围皮肤清洁准备。

（5）手术日晨放置鼻胃管。

（6）手术日晨静脉给予甲硝唑 0.5g 和抗生素。

（四）常用的手术方式

1. 与胃癌手术治疗有关的概念　如下所述。

（1）胃周淋巴结清除的范围以 D（dissection）表示，如胃切除、第一站淋巴结（N_1）未完全被清除者为 D_0 胃切除术。第一站淋巴结（N_1）已被清除者为 D_1 胃切除术，第二站淋巴结（N_2）完全被清除者为 D_2 胃切除术，依次为 D_3 胃切除术和 D_4 胃切除术。我国多行 D_2 手术，与日本等国家不同。

（2）胃癌手术的根治程度分为 A、B、C 3 级，A 级手术是指被清除的淋巴结站别需超越已有转移的淋巴结的站别，即 D＞N，胃切除标本的手术切缘 1cm 内无癌组织浸润。B 级手术是指被清除的淋巴结站别与已转移的淋巴结站别相同，即 D＝N，手术切除 1cm 内有癌细胞的浸润。C 级手术是指切除了部分原发灶和部分转移病灶，尚有肿瘤残留。提示 A 级可获根治，C 级未根治。

2. 早期胃癌的外科治疗 如下所述。

（1）胃镜下胃黏膜切除术（EMR）：施行该手术的前提条件是胃周淋巴结无转移。适用于分化较好的黏膜内癌，直径在 2cm 以下，而且病灶表面无溃疡形成。尤其适合于年老体弱不能耐受开腹手术或拒绝开腹手术的患者。

（2）胃局部切除术：适应证与胃镜下胃黏膜切除术相同，对于 EMR 切除术有困难或切除不彻底者更为适合。手术前需对病灶部位注射染料定位。

（3）胃大部分切除术，D_1（或 D_{1+}）淋巴结清除术：对诊断为分化型胃黏膜内癌（隆起型癌直径＜4cm，凹陷型或隆起＋凹陷型癌直径＜2cm），并且不伴有溃疡者，可行胃大部分切除，D_1 淋巴结清除术或 $D_1＋N_0$。已侵犯黏膜下层的早期胃癌，其淋巴结转移率较高，合并有溃疡或瘢痕形成的黏膜内癌多为低分化型癌，如直径＞2.0cm，则不宜缩小手术切除范围。

3. 进展期胃癌的外科治疗 目前没有统一的治疗模式，根据患者要求及病情可以选择根治性手术，但目前提倡诱导或转化治疗后，选择是否手术。

（1）根治性切除手术：彻底切除胃癌原发病灶，转移淋巴结及受侵犯的组织、脏器，包括根治性的胃次全切除术和根治性的全胃切除术。近年来对胃的切除范围界定基本趋向一致，即胃切线离肿瘤肉眼边缘不少于 5cm。远侧部胃癌应切除十二指肠第一部 3～4cm，近侧部胃癌应切除食管下段 3～4cm。淋巴结清扫方面，多数学者推荐 D_2。

近年来，多数学者主张，对脾门和脾动脉干淋巴结有明显转移或者肿瘤已侵及胰体尾和脾脏者，可行尾侧半胰和脾切除术，或保留胰腺的脾动脉和脾切除术。

对胃癌直接蔓延及肝脏或肝脏转移病灶局限在肝的一叶内的少数病灶或孤立病灶，胃周淋巴结尚可彻底清除，而且患者全身情况良好，可行胃癌根治性切除合并肝切除术。

对于 BorrmannⅡ、Ⅲ型胃癌，溃疡基底部侵入胰腺组织中，仅发生第Ⅰ、第Ⅱ站淋巴结转移或癌累及十二指肠第一段或出现转移淋巴结累及胰头，全身情况良好，可行胰头、十二指肠切除术。

左上腹脏器切除术主要应用于胃上、中部癌，其手术适应证为：胃浆膜受侵犯，肿瘤和胃周组织和脏器以及大小网膜、横结肠系膜等处有少量播散者。其手术切除范围包括：全胃及周围淋巴结、横结肠及其系膜、胰体尾、脾脏以及部分食管、肝左叶、膈肌、左肾及左肾上腺。

（2）胃癌的姑息性手术：胃癌的姑息性切除术可有效解除疼痛、出血和梗阻等症状，减轻癌中毒与免疫负荷，可使患者的精神状态好转，有望改善预后。姑息性手术包括两类：一类是切除原发病灶的各种短路手术，另一类是切除原发病灶的姑息性切除术。对于不能行根治性切除，但原发肿瘤切除不很困难，已发生胰脏播散或肝脏转移，全身状况尚可者，可行姑息性切除术。

（五）手术后的处理

（1）保持胃管通畅，持续引流，一般在术后 48～72 小时，肛门排气后可拔除。

（2）适量的应用抗生素，防止伤口感染，术后 3～5 天，复查血常规示白细胞不高，无腹痛，无发热，伤口无红肿、渗液等感染征象者，即可停用。

（3）腹腔引流管应根据引流液的多少，定时更换敷料保持局部清洁，引流管视引流量多少酌情拔除，一般在术后 1 周内拔除，若认定存在淋巴瘘则应持续放置。

（4）术后早期需用静脉输液维持营养，拔除胃管后可开始口服清淡的流质饮食，后改为流质至半流质饮食，一般在术后 5～7 天即可进半流质饮食。

（六）手术并发症及处理

1. 术后胃出血 根治性胃大部分切除术后 24 小时内，胃管内抽出少许黯红色或咖啡色胃液，一般不超过 300mL，以后逐渐减少至自行停止，属正常现象。若术后不断自胃管吸出新鲜血液，尤其在 24 小时后仍继续出血，考虑有活动性出血，均可定为术后胃出血，引起出血的原因绝大多数为吻合口出血或十二指肠残端出血。

处理：多采用非手术治疗止血，出血多数可以控制，非手术治疗若不能止血或出血量大于 500mL/h 时，应手术止血或行选择性血管造影，注入血管收缩剂或栓塞相关动脉止血。

2. 十二指肠残端破裂　十二指肠残端破裂原因：①胃癌患者贫血、体质差等原因致十二指肠残端愈合难。②胃空肠吻合口输入襻梗阻，使十二指肠内压力升高可致残端破裂，十二指肠残端破裂一般发生在 24 ~ 48 小时，应立即手术。若局部情况允许则进行残端再缝合，并在十二指肠腔内置 "T" 管引流加腹腔引流。若不允许再缝合则应经十二指肠残端放 "T" 管引流，并行空肠造瘘术。

3. 吻合口漏　原因：患者贫血、低蛋白血症、营养差、手术时吻合口张力较大等，术后可能出现吻合口漏，一般在术后 5 ~ 7 天出现。如腹腔引流管尚未拔除，可由引流管引流出胃内容物，有局限性腹膜炎现象，吞咽亚甲蓝可进一步证实。

处理：禁食，用全肠外营养支持治疗，将腹腔引流管改为双套管冲洗吸引，绝大多数病例经上述治疗后可在 3 ~ 4 周内愈合。

4. 术后呕吐　原因有：①术后残胃蠕动无力或胃排空延迟。②术后输入段梗阻，输出段梗阻和吻合口梗阻。

处理：术后胃蠕动无力或胃排空延迟属功能性呕吐予禁食、胃肠减压、洗胃、维持水盐平衡、营养支持、使用促进胃动力药物，连用 1 ~ 2 周，耐心非手术治疗，一般均可治愈。术后梗阻所致的呕吐，一般都须再次手术治疗。

5. 倾倒综合征　如下所述。

（1）早期倾倒综合征发生在餐后 30 分钟以内，原因与胃的快速排空有关，食物快速进入十二指肠、空肠，刺激嗜铬细胞分泌血管活性膜物质，血管活性物质致全身无力、头晕、晕厥、面色苍白、大汗淋漓、心动过速、呼吸深大。

（2）晚期倾倒综合征发生在餐后 2 ~ 4 小时，原因是糖过快进入空肠，刺激胰岛素大量分泌致低血糖。

处理：早期倾倒综合征主要以饮食治疗为主，主要采用低糖饮食，少量多餐，吃脂肪、蛋白质含量较高的膳食，选用较干的饮食，极少数患者需手术治疗。手术可将毕Ⅱ式改为毕Ⅰ式或 RoNxeny 术式，晚期倾倒综合征治疗主要靠饮食控制，症状明显者可用 "生长抑素" 等改善症状。

6. 腹腔内残留感染　原因是术后放置引流不畅，引流拔除过早使部分渗液积存于局部，可能导致腹腔局部感染，表现为腹痛、腹部压痛、体温升高、白细胞升高。

处理：多次用 B 超扫描腹部，可能发现局部有积液的暗区，一旦确诊，可通过 B 超引导穿刺，证实后加以引流，全身抗感染。

7. 术后营养并发症　如体重减轻、贫血、腹泻与脂肪泻、骨病等。

处理：通过饮食调节及药物治疗均可改善上述并发症。

五、放射治疗

以往一直认为胃癌不适合放射治疗，理由是胃癌大多数为腺癌，而腺癌具有对放射不敏感及容易远处转移的特点，胃蠕动靶区不易固定，同时正常胃黏膜及周围重要器官难以耐受杀灭癌细胞的根治剂量，故对胃癌很少采用放射治疗。虽然随着放射生物学的进展和放射治疗设备技术的改进，人们对放射治疗胃癌的效果进行了重新评价，并逐步开展了术前、术中和术后放射治疗的探索，收到了积极的效果，但迄今为止尚无研究证明放射治疗在胃癌治疗中的好处。胃癌放射治疗的目的仍只是姑息性的和辅助性的。

1. 放射治疗在胃癌治疗中的应用　胃癌对放射治疗不敏感，在综合治疗中主要作为一种补救措施。尤其是对于中晚期胃癌的放射治疗具有一定的价值。提高手术切除率可行术前放射治疗，术中放射治疗有助于控制不能切除的癌灶或残留亚临床灶，术后放射治疗是姑息切除术及术后残存癌灶的重要辅助肿瘤。

2. 放射治疗技术　如下所述。

（1）晚期胃癌：手术探查或姑息手术，胃未切除者，设前、后2野加左侧野照射。

1）野界

上界：平 T_{10} 椎体（约相当于贲门上2cm）。

右侧界：过中线右侧 3 ~ 4cm。

左侧界：胃大弯外 2cm（包括脾门淋巴结）。

下界：L_2 ~ L_3 之界。

侧野：

后界：椎体前缘。

前界：胃充盈影前 2cm。

缩野追加的靶区：主要针对 GTV0。

2）剂量：45Gy/5周，每次1.8Gy，每周5次；缩野追加10 ~ 15Gy。

（2）术前放射治疗

1）适应证：适用于估计手术切除困难，而且病理组织学相对敏感的Ⅱ期、Ⅲ期患者。

2）设野：原则同上。

3）剂量：35 ~ 40Gy/4周，放射治疗后2 ~ 3周手术为宜。

放疗后可否获得手术机会。一般放疗后2 – 4周立即手术。

（3）术中放射治疗

1）适应证：术中放射治疗是一种有效清除腹腔内手术野亚临床转移灶的方法，适用于Ⅰ期以外的胃癌患者，其原发灶已被切除且无远处转移。术中放疗具有容易设放射野，方便保护周围正常组织的优点，但因为术中放疗只能给予一次剂量、对医务人员辐射，剂量过大担心伤口愈合问题等原因，临床很少用。

2）设野：胃癌已被切除，尚未吻合前，在保护腹内重要脏器的情况下，对手术野进行一次大剂量照射。

3）剂量：一次性用电子线照射15 ~ 20Gy。

（4）术后放射治疗

1）适应证：术后病变残留或残端有癌的患者。

2）设野：原则上应该参考术前情况（如X线钡餐、CT及超声检查等），充分包括瘤床及相应淋巴引流区。应当在术中对残留病变区域留置银夹标志。

3）剂量：50 ~ 60Gy/（5 ~ 6）周，术后3周开始放射治疗。

3. 放射治疗副作用及处理　放射性肾损伤，常规分次照射发生放射性肾病的TD5/5为20Gy，表现为高血压肾病。放射性肾损伤目前尚无特效办法，主要是对症处理。临床上肾被放射治疗时至少要保护一侧全肾。其他较常见的并发症还有疼痛、出血和放射性肠炎等。采用高能X线，各野每天照射，以及增加分割次数可进一步降低并发症发生率。

六、化学药物治疗

由于受诊断水平的局限，目前临床收治的大部分是进展期胃癌，单纯手术疗效甚微。作为肿瘤综合治疗的重要组成部分，化疗是除手术以外治疗胃癌重要的手段。20世纪50年代初，国内已开始用氟尿嘧啶、亚硝胺等药物治疗晚期胃癌，取得了一定的成效。70年代初，随着对细胞动力学理论研究的深入，进一步了解了各类抗癌药物对细胞增殖周期的不同作用，而且同一增殖群细胞并非处于相同的增殖周期，同时应用不同作用时相的抗癌药物可发生协同作用，增强了疗效，同时减少了癌细胞耐药性的产生，联合化疗逐渐替代了单药化疗。

（一）单药化疗

氟尿嘧啶是单一药物治疗胃癌研究最多的一种药物，有效率在20%左右，主要不良反应有黏膜炎、腹泻、骨髓抑制，手足综合征（见于持续滴注）。丝裂霉素C是一种抗肿瘤抗生素，特别是在日本被广泛地应用于胃癌的治疗中，有效率30%，主要毒性反应是延迟性、累积性骨髓抑制。阿霉素是一种蒽环类抗生素，是治疗胃癌的主要药物之一，该药单药有效率17%，剂量限制性毒性是心肌损害。顺铂是近几年对胃癌治疗评价较高的药物之一，单药有效率19%。奥沙利铂是第三代铂类抗癌药，细胞毒作用比顺铂更强，且与顺铂及卡铂无交叉耐药，于20世纪90年代末开始广泛应用于胃癌的治疗中，主要不良反应为末梢神经炎。紫杉类药物作用靶点是微管，通过抑制微管的聚集与拆散的平衡，抑制癌细胞分裂，单药有效率在20%以上。近几年已较多地应用于晚期胃癌的治疗。对于胃癌一般公认的结果是，联合化疗优于单药化疗；单一化疗毒性较轻，因此单一药物化疗主要适用于病症较轻或不适宜联合化疗者。目前常用单一药物有效率一般为15%～20%，低于10%的药物不能参与联合方案。

表3-12　常用单一药物有效率见下表

药物	例数	有效率（%）	药物	例数	有效率（%）
氟尿嘧啶	46	21	表阿霉素	80	19
卡莫氟（口服）	31	19	顺铂	139	19
喃氟啶（口服）	19	27	卡铂	41	5
甲氨蝶呤	28	11	紫杉醇	98	17
优富啶	188	23	多西紫杉醇	123	21
三甲曲沙	26	19	依立替康	66	23
Gemcitabini	25	24	拓扑替康	33	6
S-1	51	49	足叶乙甙	25	12
丝裂霉素C	211	30	阿霉素	41	17

（二）联合化疗

1. 辅助化疗　临床表明，即使是治愈性手术且无淋巴结转移的胃癌患者（T3、N0、M0），至少50%的患者可能在1年内复发转移并死于本病。一旦有淋巴结转移，则疗效更差。因此，对于有潜在转移倾向的患者术后辅助化疗是必要的。辅助化疗是对已接受手术治疗可能治愈（如已将病灶整块切除，无肿瘤远处转移，手术切缘未见癌细胞）的患者的附加治疗，具有杀灭微小转移灶，部分术后残留有大量癌细胞或切缘有癌细胞患者的术后治疗不应称为辅助性的。

胃癌辅助化疗的目的，主要是消除手术后存在的亚临床病灶。以巩固手术的目的，减少术后复发。早期胃癌根治术后原则上不需要化疗，有以下高危因素时要求辅助化疗：①病理类型恶性程度高、分化差、分级低的患者。②病灶面积大于5cm。③有淋巴结转移。④有脉管癌栓。⑤多发癌灶。⑥年轻患者（40岁以下）。对以上高危因素仅存在其中一项可考虑术后单药辅助化疗，有两项以上者，应行联合化疗，对癌灶侵犯肌层以下的进展期胃癌，术后应行联合化疗。

对于手术后何时开始化疗，各国在执行起来差异很大。在一些肿瘤中心，尤其在日本，胃癌的化疗是在术后立即开始，而在美国一般在术后4～6周开始。从理论上讲，手术后应尽快开始辅助化疗，大量的临床研究表明，原发灶切除后，肿瘤转移标记指数增加了（意味着增加了细胞杀伤潜能）。因此，一些研究者强调，辅助性治疗应在术后立即开始，拖延至4～8周开始全身治疗，则可能使转移病变长成病灶，消除起来更加困难。目前我国专家建议一般手术后3周开始术后辅助化疗，最迟6周内一定给予术后辅助化疗，连续4～6个周期。

2. 新辅助化疗　指对高危的胃癌患者在手术前进行联合化疗，其目的是降低临床分期，提高手术切除率、保护器官功能。一般在手术前行2～3个周期的联合化疗，评估疗效、降级降期的患者，然后再行手术治疗。新辅助化疗对胃癌的治疗目前还未广泛开展，到目前为止的临床资料显示，新辅助化疗并未增加手术的并发症和死亡率。由于术前对一些肿瘤的分期判定较困难，化疗效果只能估计分期降低。最新的研究结果表明，只要将化疗药物剂量仔细调整，其毒性是可以耐受的，且并未增加术后并发症的发生率和死亡率。

（三）特殊形式化疗

1. 腹腔内化疗 胃癌腹膜和肝脏的转移十分常见，Kelsen 等报道，进展期胃癌根治术后有 50% 的患者 5 年内出现局部复发和（或）远处转移。常见的复发转移部位是切除部位、肝脏和腹膜表面、淋巴结转移。如果以上部位的复发减少或得到控制，胃癌患者的生存期和生存质量将会得到改善。有动物模型试验研究表明，剖腹术后，腹膜肿瘤种植或腹腔内立即扩散的危险性增加了，因此，手术后发生腹膜种植和腹腔内播散的危险性很高，术后早期进行腹腔内化疗（intrapnitoneal chemotherapy，IPCT）是合理的。

腹腔内化疗直接作用于上述复发和转移部位，使腹膜表面与腹腔内药物充分接触，药物对腹膜表面微小转移灶的缓解率达到 100%。从肿瘤细胞增殖动力学方面看，此时肿瘤负荷最小，瘤细胞增殖迅速，对化疗药物治疗敏感性高。因此，腹腔内化疗对预防胃癌术后的腹腔内复发和转移有一定的疗效，且能增加局部疗效而不影响全身治疗，观察显示，腹腔化疗最大的不良反应为腹腔粘连，导致梗阻。

胃癌腹腔内化疗常用药物有氟尿嘧啶、MMC、DDP 和 ADM 等。Yu 等对 248 例患者术后进行前瞻性随机对照研究，试验组患者术后早期给予 MMC 和氟尿嘧啶腹腔灌注，对照组单做手术。结果显示，Ⅰ、Ⅱ期患者的 5 年生存率无显著差异，而Ⅲ期患者的 5 年生存率分别是 49.1% 和 18.4%，差异有显著性（$P=0.011$）。因此认为，Ⅲ期胃癌术后行腹腔内化疗可明显改善生存期。

2. 持续性腹腔温热灌注化疗 在胃癌术后转移的诸多部位中，腹膜种植性转移约占 50%，而且是患者致死的直接因素。近十年来，许多国家开展了持续性腹腔内温热灌注化疗（contituvus hyperthermic penitunedl perfusion，CHPP），以期能降低胃癌的腹腔内转移率。常用药物为氟尿嘧啶、DDP、MMC 等。CHPP 是一种毒性小而又有效的治疗方法，凡是胃癌患者无重要脏器转移，且原发灶已切除，有下列情况之一者，均需作 CHPP 治疗。①肿瘤已侵犯至浆膜或浆膜外。②发现肉眼可见的腹膜种植较小或已被切除者。③术后腹膜转移伴有中少量腹水者。然而需要说明的是，CHPP 仅对小的腹膜癌灶有效。目前 CHPP 还有许多未解决的问题，如治疗方案的优化、疗程的确定、疗效的评价、给药装置和载体的改进等均需进一步探索。

表 3-13 胃癌常用化疗方案

名称	药物名称	剂量	给药方式	实施计划
FAM 方案	MMC	10mg/m²	静推	第 1 天
每 4 周重复	ADM	20mg/m²	静推	第 1 天
	氟尿嘧啶	300mg/（m²·d）	静滴（6~8h）	第 2~6 天
EAP 方案	VP-16	120mg/（m²·d）	静滴	第 4~6 天
每 4 周重复	ADM	20mg/（m²·d）	静推	第 1、第 7 天
	DDP	40mg/（m²·d）	静推	第 2、第 8 天
ELF 方案	VP-16	120mg/（m²·d）	静滴	第 1~3 天
每 4 周重复	氟尿嘧啶	500mg/（m²·d）	静滴（6~8h）	第 1~4 天
	DDP	30mg/（m²·d）	静滴	第 5~7 天
MELF 方案	MMC	10mg/m²	静推	第 1 天
每 4 周重复	VP-16	120mg/（m²·d）	静滴	第 1~3 天
	CF	200mg/（m²·d）	静滴	第 4~8 天
	氟尿嘧啶	300mg/（m²·d）	静滴（6~8h）	第 4~8 天
LFP 方案	CF	200mg/（m²·d）	静滴	第 1~5 天
每 4 周重复	氟尿嘧啶	1 000mg/（m²·d）	静滴（持续）	第 1~5 天

名称	药物名称	剂量	给药方式	实施计划
	DDP	20mg/（m²·d）	静滴	第1～5天
UFTM方案	UFT	3～4粒/次	口服每日3次	第1～42天
每6周重复	MMC	10mg/（m²·d）	静推	第1、第22天
LFEP方案	CF	200mg/（m²·d）	静滴	第1～3天
	氟尿嘧啶	600mg/（m²·d）	静滴（持续6～8h）	第1～3天
	EPI	50mg/m²	静滴	第1天
	DDP	20mg/（m²·d）	静滴	第1～3天
FAMTX方案	HD－MTX	1 500mg/m²	静滴	第1天
每4周重复	氟尿嘧啶	1 500mg/m²	静滴	第1天（MTX后1h）
	CF	15mg/m²	口服	Q6h×48h
	ADM	30mg/m²	静推	第14天
L－OHP（Oxaliplatin）+LVFU方案	L－OHP	100mg/m²	静滴（2h）	第1天
每2周重复	CF	200mg/（m²·d）	静滴（2h）	第1～2天
	氟尿嘧啶	400mg/（m²·d）	静滴（2h）	第1～2天
	氟尿嘧啶	600mg/（m²·d）	静滴（22h）	第1～2天
LFH方案	CF	200mg/（m²·d）	静滴（2h）	第1～5天
每3周重复	氟尿嘧啶	500mg/（m²·d）	静滴（6～8h）	第1～5天
	HCPT	10mg/（m²·d）	静滴（4h）	第1～5天
PTX（Paclitaxel）+FP方案	PTX	150mg/m²	静滴（3h）	第1天（常规预处理）
每3周重复	氟尿嘧啶	700mg/（m²·d）	静滴（6～8h）	第1～5天
	DDP	20mg/（m²·d）	静滴（2h）	第1～5天
Docetaxel＋DDP方案	Docetaxel	85mg/m²	静滴	第1天（常规预处理）
每3周重复	DDP	75mg/m²	静滴	第1天（注意水化处理）

七、胃癌的免疫治疗

常用于胃癌的免疫治疗药物有 PSK（Polysaccharide）、OK432 香菇多糖等。PSK 是一种从草益菌属杂色菌中提取的多糖，其作用机制尚不完全清楚。PSK 单独应用效果不明显，但与化疗合用时可提高疗效。OK432 是 Su 株链球菌加热并经青霉素处理后菌体的冻干粉末，可增加 NK 细胞、自身肿瘤杀伤细胞（ATK）和粒细胞的活性，促进淋巴因子分泌。香菇多糖是由香菇子实体中分离并纯化的一种抗肿瘤多糖，能促进免疫活性细胞、淋巴因子分泌，与化疗合用可提高疗效，可明显延长晚期无法切除或复发的胃癌患者的生存期，且生活质量也明显改善。随着近几年免疫治疗在恶性黑色素瘤应用的成功，不断的探索胃癌的免疫治疗的试验也开展地如火如荼，目前均处于研究探索阶段，是否有使用价值，需要更多的试验结果来证实。

（李志辉）

第三节　胃泌素瘤

一、概述

胃泌素瘤（gastrinoma）即卓－艾综合征（Zollinger－Ellison 综合征），是以难治性或非寻常性消化性溃疡、高胃酸分泌、非 β 胰岛细胞瘤为特征的临床综合征。最常见的临床表现是消化性溃疡，见于90%～95%的胃泌素瘤患者，其临床症状常与普通消化性溃疡患者类似。胃泌素瘤的病因不明，可能来源于胰腺的 α_1 细胞。由于胃泌素瘤多见于胰腺组织，少见于胰腺外其他组织，且肿瘤较小，故有时肿瘤的准确定位较为困难，但近年来随着 B 超、CT 或 MRI 诊断技术的提高，为肿瘤的定位创造了良好的条件。如肿瘤无远处转移，肿瘤切除后可达到治愈。

二、临床表现

（1）消化性溃疡：是胃泌素瘤患者最常见的临床表现，见于90%～95%的胃泌素瘤患者，其临床症状常与普通消化性溃疡患者类似，但症状呈持续性和进行性，对治疗的反应较差。

有1/2～2/3的胃泌素瘤是恶性的，胃泌素瘤恶性程度最可靠指标是他们的生物学行为，即肿瘤是否有转移，而组织学改变与生物学活性则无明显联系。恶性胃泌素瘤通常为无痛性，生长缓慢。

（2）反流性食管炎、食管溃疡和食管狭窄：由胃泌素瘤患者引起的消化性反流疾病较多见且严重。

（3）腹泻：可先于消化性溃疡症状。少数胃泌素瘤患者出现脂肪泻。

三、主要检查

（1）胃酸分泌测定：大多数（79%）胃泌素瘤患者基础胃酸分泌率 >15mmol/h，并可高达150mmol/h。

（2）胃泌素测定诊断胃泌素瘤的最灵敏和具有特异性的检测方法：是测定血清胃泌素浓度。在普通溃疡和正常人中，平均空腹血清胃泌素水平为 50～60pg/mL（或更少），高限为100～150pg/mL，胃泌素瘤患者空腹血清胃泌素水平常 >150pg/mL，平均水平接近1 000pg/mL，有时可高至 4.5×10^5pg/mL。

（3）X 线钡餐检查。

（4）激发试验促胰液素激发试验，钙剂激发试验，标准餐刺激试验。

（5）肿瘤定位超声，CT，选择性腹腔和肝动脉血管造影，磁共振成像技术。

四、诊断依据

胃泌素瘤尤其原发性胃泌素瘤的临床表现与普通溃疡难以区分，但有一些临床情况却可以高度提示胃泌素瘤的诊断：十二指肠第一段远端的溃疡；上消化道多发性溃疡；通常的溃疡治疗无效；溃疡手术后迅速复发；患者有消化性溃疡并腹泻或难以解释原因的腹泻；患者有典型的消化性溃疡家族史；患者有甲状旁腺或垂体肿瘤的病史或相关家族史；消化性溃疡患者合并泌尿系统结石；无服用非类固醇抗炎药病史的幽门螺旋杆菌阴性的消化性溃疡；伴高胃酸分泌或高促胃泌素血症或两者具备。

五、鉴别诊断

（1）消化性溃疡：消化性溃疡以单个溃疡或胃、十二指肠均有一个溃疡（复合性溃疡）多见，胃或十二指肠多发性溃疡相对少见。如出现下列情况应高度怀疑胃泌素瘤：①十二指肠壶腹后溃疡。②消化性溃疡经常规剂量的抗分泌药治疗和正规疗程治疗后仍无效。③溃疡手术治疗后溃疡迅速复发。④不能解释的腹泻。⑤有甲状旁腺或垂体肿瘤个人史或家族史。⑥显著的高胃酸分泌和高胃泌素血症。

（2）胃癌：本病和胃泌素瘤相似之处是内科治疗效果差以及腹腔内转移，但胃癌很少合并十二指肠溃疡，也无高胃酸和高胃泌素分泌特征，胃镜活检病理组织学检查有鉴别诊断价值。

六、治疗要点

（1）非手术：H_2 受体阻滞药；质子泵抑制剂。

（2）手术：全胃切除是唯一有效的解决方法。

H_2 受体阻滞药和质子泵抑制药的问世使该症合并消化性溃疡的发病率和病死率都大大降低，从而有效地规避了全胃切除术。

七、预后

本病应用一般的制酸和抗胆碱能药物只能取得暂时的疗效，很难完全治愈。经非手术治疗的患者死亡原因约半数是溃疡病的并发症而非死于恶性肿瘤。全胃切除作为择期手术其手术死亡率为 5% 左右，作为急症手术时其死亡率可高达 50%，一般在 20% 左右。全胃切除术后患者 1 年生存率为 75%，5 年生存率为 55%，10 年生存率为 42%，死亡患者中约半数死于肿瘤。

（李志辉）

第四节　胃平滑肌肉瘤

一、概述

（一）定义

胃平滑肌肉瘤多数原发于胃壁平滑肌组织，少数由良性平滑肌瘤恶变而来。

（二）发病情况

约占胃肿瘤的 2.7%，占胃恶性肿瘤的 1%～3%，占胃肉瘤的 30%。本病多见于中老年患者，好发年龄为 60～69 岁，男性略多于女性。病变可发生在胃壁任何部位，以胃底和胃体上部最多见，呈球形或半球形，质地坚韧，表面呈分叶状或结节状，可单发或多发。瘤体直径多 >5cm，可突向胃腔，或位于浆膜下或胃壁内，也可向胃内及胃外同时突出形成哑铃状。有研究表明，哑铃状肉瘤比其他类型的肉瘤更易转移，肿瘤的大小、部位与转移无关。主要转移途径为血行转移，最常转移到肝脏，其次为肺。病变也可向周围组织扩散，但很少通过淋巴转移。

（三）病因

与胃肠道其他间质肿瘤类似胃平滑肌肉瘤主要起源于平滑肌组织，少部分可能为神经起源，部分由良性胃平滑肌瘤恶变而来。

（四）病理

胃平滑肌肉瘤大体形态，可分为三型：①胃内型，肿瘤位于黏膜下，突向胃腔；②胃外型，肿瘤位于浆膜下，向胃壁外突出；③胃内和胃外型，肿瘤位于胃肌层，同时向黏膜下及浆膜下突出，形成哑铃状肿块。

组织学特征肿瘤细胞呈梭形，与正常的平滑肌有些相似，胞质较丰富，细胞核位于中央，呈卵圆形或棒状，染色质粒粗，可见核仁。但肿瘤细胞数多而密集，明显异形性，核呈多形性，核巨大而浓染或大小形状不等，核仁粗大，可见多核巨细胞，核分裂象多见。瘤细胞呈束状及编织状排列。肿瘤间质较少，有玻璃样变及黏液变性。

二、临床表现

（一）症状

临床表现缺乏特异性，常见症状为上腹胀痛不适、上消化道出血、食欲减退、体重减轻。

（二）体征

体检可发现贫血、上腹部肿块并有压痛。症状出现的时间和程度取决于肿瘤的部位、大小、生长速度以及有无溃疡及出血，而上消化道出血是其最突出的临床表现，因此对于不明原因的上消化道出血应除外本病。

（三）检查

（1）实验室检查除贫血外，可有血沉增快和粪便隐血试验阳性。

（2）X 射线钡餐表现为胃内边缘整齐的圆形充盈缺损，中央可见典型的"脐样"溃疡龛影，如肿瘤向外生长则见胃受压和推移。

（3）由于肿瘤位于黏膜下层，胃镜活检阳性率低。典型胃镜表现胃壁有圆形或椭圆形的隆起，表面光滑或糜烂，周围黏膜可见桥形皱襞，质韧或硬，较固定，但黏膜常能推动，蠕动弱。肿块表面常有溃疡、糜烂、出血，底覆坏死组织，尤其形成穿凿样或脐孔样溃疡对诊断有意义。活检时宜选病变边缘坏死组织部位，或采用挖洞式活检，多处取材可提高活检阳性率。

（4）CT 检查对胃外型平滑肌肉瘤价值较高，因此当怀疑患者有肿块、而钡餐及内镜呈阴性时，应做 CT 检查。CT 检查不仅能显示肿瘤大小、形态和密度，还可判断肿瘤与周围组织脏器有无浸润转移。肿块呈圆形、椭圆形和不规则形，腔内型或较小的肿块一般境界清楚、表面光滑，平扫密度较均匀；腔外型肿块较大，若侵及邻近器官，则界限不清，肿块密度不均，中间可见不规则斑片状低密度灶。CT 增强扫描见肿块周边明显强化，其内见不规则的无明显强化灶和不强化灶。

（5）彩超检查可发现肿瘤液化坏死和囊性变。超声内镜检查可明确胃壁占位病变形态及大小，内部出现点片状强回声反射是恶性肿瘤的标志。

三、诊断与鉴别诊断

（一）诊断

根据临床表现，X 射线钡餐表现、胃镜活检、CT 检查、彩超检查一般诊断。

（二）鉴别诊断

平滑肌瘤和平滑肌肉瘤的鉴别比较困难，除肉瘤肿块较大（>5cm），可有出血坏死、周围浸润及转移外，主要取决于有丝分裂的程度，镜下每 10 个高倍视野见 5 个以上核分裂象，瘤细胞有异型性，提示为平滑肌肉瘤。有时良恶性的组织像还可共存于同一个肿瘤内，因此需要多层切片以提高阳性率。平滑肌瘤和平滑肌肉瘤的 CD34 常为阳性，常在 kit 基因外显子上产生突变。14 号染色体和 22 号染色体长臂缺失，尤其在恶性平滑肌肿瘤中多见。

四、治疗

手术切除是唯一有效的方法。胃平滑肌肉瘤恶性程度低，对化疗和放疗均不敏感，手术切除率高，如能彻底切除，术后复发率低。

五、预后

胃平滑肌肉瘤的手术治疗效果较好，术后 5 年生存率在 50%，有邻近脏器受累者亦有 16.7%，因此，即使有复发及转移者也应尽量手术切除。

（张宁宁）

第五节 原发性胃淋巴瘤

一、概述

（一）定义

原发性胃淋巴瘤是原发于胃、起源于黏膜下层淋巴组织的恶性肿瘤。

（二）发病情况

原发性胃淋巴瘤是除胃癌以外胃内发病率最高的恶性肿瘤，占所有胃恶性肿瘤的30%～11%、胃肠恶性淋巴瘤的48%～63%。可发生于任何年龄，但好发于青壮年，国外报道为55～60岁，国内报道为43岁，男性比女性多见。发病有地理性特征，中东等国较常见，我国以中部、西部及海南省较多见。

胃淋巴瘤在胃内的分布和胃癌相似，主要见于胃窦部及幽门前区，胃的其他部分也可发生。原发性胃淋巴瘤绝大部分为B细胞非霍奇金淋巴瘤，T细胞少见，霍奇金病非常罕见。胃淋巴瘤病理组织学上主要有两种类型：一种称为低度恶性黏膜相关淋巴组织淋巴瘤，另一种称为高度恶性弥漫性大B细胞淋巴瘤。

（三）病因

由于正常胃黏膜不含淋巴组织，有人推测Hp到胃淋巴瘤分为3个步骤：Hp感染引起慢性胃炎，导致淋巴细胞增生形成MALT；在部分病例Hp感染产物激活黏膜内T细胞进而诱导3号染色体变异，致使MALT的B细胞产生克隆性增生；在已形成肿瘤基因变化的基础上，细胞增殖基因表达产物增加，出现染色体易位t［1；14］，致使对T细胞依赖性的解除，促使低度恶性MALToma向高度恶性转化。高度恶性大B细胞胃淋巴瘤其表型和形态与结内淋巴瘤没有明显差异，有时可见低度恶性MALToma背景中出现成片的大淋巴细胞的瘤细胞，不论数量多少，也属于高度恶性淋巴瘤。

（四）病理

低度恶性胃淋巴瘤起源于中心细胞样细胞，其组织学特点与一般结性淋巴瘤不一样，肿瘤中可见散在转化的母细胞和浆细胞分化，淋巴上皮病变是胃MALToma的重要特征。胃MALToma和Hp感染有关；Hp感染可导致胃淋巴组织增生，并可导致胃淋巴瘤细胞增生；抗Hp治疗引起了胃MALLToma的消退。

二、临床表现

（一）症状

本病的临床症状缺乏特异性。早期症状不明显，晚期症状可与胃癌相似，如上腹部隐痛、食欲减退、恶心、嗳气和消瘦等。发热、呕血、黑便也不少见，有时为本病的首发症状。

（二）体征

上腹部触痛、腹块和贫血是本病的主要体征。半数病例胃酸缺乏，粪便隐血试验阳性。少数病例可发生胃穿孔，晚期可出现全身浸润及恶病质。

（三）检查

（1）X射线钡餐检查确定胃部病变者达93%～100%，但诊断为胃淋巴瘤者仅18%，多误诊为胃癌、胃溃疡和胃炎。X射线表现为黏膜粗大、排列紊乱，广泛浸润可使胃腔缩小，胃轮廓呈锯齿状，形如皮革胃，也可表现为腔内多发不规则龛影或菜花样充盈缺损。

（2）胃淋巴瘤的CT表现有一定特征性：胃壁广泛性明显增厚（＞2cm），并有一定柔软度；增强早期可见受累胃壁的胃黏膜呈线样强化；病灶一般边界清晰光整，累及周围脏器较少。

（3）胃镜检查和病理活检的阳性率可达76%以上，表现为：胃内多发结节状隆起伴糜烂或溃疡；

单发或多发不规则形溃疡呈地图状或放射状,底较浅而平,边缘呈结节状或堤样隆起,胃壁无明显僵硬感;异常粗大的黏膜皱襞。如内镜下考虑为胃淋巴瘤时,应于一个部位连续活检取材多块,可提高阳性率。

(4) 超声内镜不仅能观察胃淋巴瘤患者胃壁表面改变,同时能发现胃壁内的改变,能提供大多数胃淋巴瘤的诊断及准确分期。

三、诊断与鉴别诊断

(一) 诊断

临床上凡遇到上腹痛伴发热、消瘦明显者,尤其是中老年男性,应疑有胃淋巴瘤可能,均应行 X 射线钡餐造影及胃镜检查,并对病变部位进行多部位适当深度的活检以明确诊断。原发性胃恶性淋巴瘤的诊断仍采用 Dawson 提出的 5 条标准:①无表浅淋巴结肿大;②白细胞总数及分类均正常;③X 射线胸片中未见纵隔有肿大的淋巴结;④手术中除胃及周围区域淋巴结累及外,无其他肉眼可见的侵犯;⑤肝脾正常。

(二) 鉴别诊断

胃 MALToma 诊断较为困难,主要应与慢性胃炎的淋巴组织反应性增生相鉴别,因为二者的基本组织学形态相似,应检测细胞单克隆基因重排。目前免疫组化、原位杂交及 PCR 方法检测轻链限制已经作为一个诊断标准来诊断 B 细胞淋巴瘤。

四、治疗

(一) 手术治疗

本病以手术治疗为主,即使病变已有淋巴结转移,切除病灶及受侵犯的淋巴结,亦可延长生存期。

(二) 综合治疗

术后应辅以放疗和(或)化疗,有助于加强和巩固疗效。选用单一疗法,疗效较差。手术多主张胃次全切除术,若病变广泛或已波及全身者,应采取化疗。大量研究表明,抗 Hp 治疗可致部分 MALToma 完全缓解,病变局限于黏膜和(或)黏膜下者,抗 Hp 治疗效果好,而病变超过黏膜下层抗 Hp 治疗缓解率低。本病预后较胃癌好,胃 MALToma 局限于胃部者多数可长期存活。

五、预后

早期孤立性病变,术后 5 年生存率达 90%,一般病例术后 5 年生存率 >60%。

(张宁宁)

第四章

泌尿生殖系统肿瘤

第一节 肾脏肿瘤

肾脏肿瘤为泌尿系统第二位肿瘤，其中恶性肿瘤占90%以上。原发性肾脏恶性肿瘤以。肾细胞癌最常见，占85%，而肾盂癌占7%~8%，Wilms瘤占5%~6%，肾脏肉瘤占3%。继发性肾脏恶性肿瘤可由邻近脏器肿瘤直接侵袭或由远处肿瘤转移而致，常见于肾上腺癌、后腹膜肿瘤、胰腺癌、胃癌、结肠癌、肺癌、乳腺癌、淋巴瘤、白血病和多发性骨髓瘤等。原发性肾脏良性肿瘤（不包括肾脏囊性疾病）包括肾腺瘤、错构瘤、平滑肌瘤、纤维瘤、中胚层肾瘤和血管瘤等。

一、肾脏恶性肿瘤

（一）肾细胞癌

肾细胞癌（renal cell carcinomas，RCC）是起源于肾实质泌尿小管上皮系统的恶性肿瘤，又称肾腺癌，简称为肾癌，占成人恶性肿瘤的2%~3%，占肾脏恶性肿瘤的80%~90%。肾癌的发病率和死亡率均有上升趋势。男女比例约为2：1。城市地区高于农村地区，两者最高相差43倍。发病年龄可见于各年龄段，高发年龄为50~70岁。

1. 病因和发病机制　肾癌的病因未明。其发病与吸烟、肥胖、长期血液透析、长期服用解热镇痛药物等有关；某些职业如石油、皮革、石棉等产业工人患病率高；少数肾癌与遗传因素有关，称为遗传性肾癌或家族性肾癌，占肾癌总数的4%。非遗传因素引起的肾癌称为散发性肾癌。

2. 临床表现　既往经典血尿、腰痛、腹部肿块"肾癌三联征"临床出现率不到15%，这些患者诊断时往往已为晚期。无症状肾癌的发现率逐年升高，近10年国内文献报道其比例为13.8%~48.9%，平均33%，国外报道高达50%。10%~40%的患者出现副瘤综合征，多表现为高血压、贫血、体重减轻、恶病质、发热、红细胞增多症、肝功能异常、高钙血症、高血糖、血沉增快、神经－肌肉病变、淀粉样变性、溢乳症、凝血机制异常等改变。30%为转移性肾癌，常见转移部位有肺、纵隔、骨、肝、中枢神经系统和甲状腺，可由于肿瘤转移所致的骨痛、骨折、咳嗽、咯血等症状就诊。

绝大多数肾癌发生于一侧肾脏，常为单个肿瘤，10%~20%为多发。肿瘤多位于肾脏上下两极，瘤体大小差异较大，直径平均7cm，常有假包膜与周围肾组织相隔。双侧先后或同时发病者仅占散发性肾癌的2%~4%。遗传性肾癌则常表现为双侧、多发性肿瘤。

3. 诊断　肾癌目前采用WHO 1997年根据肿瘤细胞起源以及基因改变等特点制订的肾实质上皮性肿瘤分类标准，分为透明细胞癌（60%~85%）、乳头状肾细胞癌或称为嗜色细胞癌（7%~14%）、嫌色细胞癌（4%~10%）、集合管癌（1%~2%）和未分类肾细胞癌。分级以往最常用1982年Fuhrman四级分类。1997年WHO推荐将Fuhrman分级中的Ⅰ、Ⅱ级合并为Ⅰ级即高分化，Ⅲ级为中分化，Ⅳ级为低分化或未分化。目前采用将肾癌分为高分化、中分化、低分化（未分化）的分级标准。分期采用2002年AJCC的TNM分期和临床分期（clinicalstage grouping，cTNM）。肾癌的不同类型，伴有不同的基因变异，对治疗的反应不同，而肿瘤细胞的分级和患者的 TNM 分期是肾癌的预后因素。

肾癌的临床诊断主要依靠影像学检查。实验室检查作为对患者术前一般状况、肝肾功能以及预后判定的评价指标，确诊则需依靠病理学检查。推荐检查项目：尿素氮、肌酐、肝功能、全血细胞计数、血红蛋白、血钙、血糖、血沉、碱性磷酸酶和乳酸脱氢酶、腹部 B 超或彩色多普勒超声、胸部 X 线片（正、侧位）、腹部 CT 平扫和增强扫描（碘过敏试验阴性、无相关禁忌证者）。腹部 CT 平扫、增强扫描及胸部 X 线片是术前临床分期的主要依据。对不能行 CT 增强扫描而无法评价对侧肾功能者可行核素肾图扫描或 IVU。肾功能不全、超声检查或 CT 检查提示下腔静脉瘤栓患者可行腹部 MRI 扫描。

穿刺活检和肾血管造影对肾癌的诊断价值有限，不推荐作为常规检查项目，但特定病例可考虑使用。不推荐对能够进行手术治疗的肾肿瘤患者行术前穿刺检查；对影像学诊断有困难的小肿瘤患者，可以选择定期（1~3 个月）随诊检查或行保留肾单位手术。对不能手术治疗的晚期肾癌需化疗或其他治疗的患者，治疗前为明确诊断，可选择肾穿刺活检获取病理诊断。对需姑息性肾动脉栓塞治疗或保留肾单位手术前需了解肾血管分布及肿瘤血管情况者可选择肾血管造影检查。对巨大肾脏肿瘤手术，术前行肾动脉栓塞可减少术中出血。

4. 鉴别诊断

（1）肾盂癌：肾盂癌占肾脏肿瘤的 10%，占尿路上皮性肿瘤的 5%。血尿是肾盂癌的典型症状，80% 患者因无痛性肉眼血尿就诊，仅少部分患者表现为镜下血尿。B 超检查因无创、方便，已成为健康体检和普查的重要手段，而且可区分肾盂肿瘤和阴性结石，但其分辨率有限，较小肿瘤不能分辨。静脉肾盂造影的典型表现是充盈缺损，但应与阴性结石相鉴别。患肾不显影者通过逆行插管造影获得诊断。CT 扫描对肾盂癌的诊断有特别重要的意义，其无创、分辨率高，对肾盂癌的临床分期有重要价值，主要表现为软组织块影，增强扫描轻度强化或不强化。尿细胞学检查有助于确诊。近年来随着腔内泌尿外科技术发展，输尿管肾镜在肾盂癌诊治中已占一定的地位。一般来说，凡血尿来自一侧输尿管，疑为肿瘤，但 B 超、IVU 和 CT 等诊断不明确者，均可考虑进行输尿管镜检查。

（2）肾母细胞瘤：又称 Wilms 瘤，是婴幼儿最常见的恶性实体瘤之一。临床上常表现为无症状性腹部包块。早期多无不适主诉，肿瘤迅速增大时可有腹部不适、烦躁不安、气促等表现。影像学诊断首选经济、方便、快捷的超声检查，根据肿块位置、性质可初步甄别肾积水、肾囊肿、神经母细胞瘤。典型 CT 表现为起源于肾内的伴有低密度区或出血区的非均质性包块，可有细小散在灶性钙化，具有假被膜的瘤体与正常肾组织常有明确界限，并将正常肾组织挤压至周边呈薄片状、线状或新月状。

（3）肾脏良性肿瘤：肾腺瘤由于仅靠影像学检查难以确诊，临床上多积极手术探查，术中冰冻切片病理确诊。其治疗同肾癌，因腺瘤可以是多病灶的，保留肾单位手术后必须严密随访。肾血管平滑肌脂肪瘤亦名错构瘤，常为双侧、多病灶，切面呈黄色或灰黄色，常伴有瘤内出血。CT 扫描图像中可见具有特征性的脂肪成分，具有确诊的价值。超声检查为高回声肿瘤，肿瘤富含血管。小肿瘤在临床上常无症状，在体检中偶然发现，或在结节性硬化患者中发现。大的肿瘤可表现为局部或胃肠道症状。如果发生肿瘤内出血，可能突发腹部或腰部疼痛、高血压等症状。肾嗜酸细胞瘤少见，是近年才被确定的肾良性肿瘤，占肾脏上皮肿瘤的 3%~5%。肿瘤的特点为大的嗜酸细胞，胞质内含有嗜酸性颗粒，细胞核分化良好并均匀一致，罕见细胞分裂象，肿瘤边界清楚，质地均匀，无出血坏死，CT 及 MRI 检查可见到中央瘢痕，有助于术前确诊。

5. 治疗 综合影像学检查结果评价 cTNM 分期，根据 cTNM 分期初步制订治疗原则。依据术后组织学确定的侵袭范围进行病理分期（pTNM）评价，如 pTNM 与 cTNM 分期有偏差，按 pTNM 分期结果修订术后治疗方案。

外科手术是局限性肾癌首选治疗方法。行根治性肾切除术时，不推荐加区域或扩大淋巴结清扫术。根治性肾切除手术是目前唯一得到公认可能治愈肾癌的方法。经典的根治性肾切除范围包括肾周筋膜、肾周脂肪、患肾、同侧肾上腺、肾门淋巴结及髂血管分叉以上输尿管。根治性肾切除术的死亡率约为 2%，局部复发率 1%~2%。保留肾单位手术（nephronsparing surgery，NSS）在按各种适应证选择实施时，其疗效同根治性肾切除术。NSS 肾实质切除范围应距肿瘤边缘 0.5~1.0cm。不推荐选择肿瘤剜除术治疗散发性肾癌。对肉眼观察切缘有完整正常肾组织包绕的病例，术中不必常规进行切缘组织冰冻病理检查。NSS可经开放性手术或腹腔镜手术进行保留。肾单位手术后局部复发率为0~10%，而肿瘤≤4cm者手术后局部复发率为0~3%。需向患者说明术后潜在复发的危险，NSS的死亡率为1%~2%。局限性肾癌手术后尚无标准辅助治疗方案，目前不推荐术后常规应用辅助性放疗、化疗。

腹腔镜根治性肾切除术、腹腔镜肾部分切除术切除范围及标准同开放性手术。腹腔镜手术适用于肿瘤局限于肾包膜内，无周围组织侵犯以及无淋巴转移、静脉瘤栓的局限性肾癌患者，其疗效与开放性手术相当。但对≥T_3期的肾癌、曾有患肾处手术史以及其他非手术适应证的患者应视为腹腔镜手术的禁忌证。腹腔镜手术也有一定的死亡率。微创治疗包括射频消融（radio-frequency ablation，RFA）、高强度聚焦超声（high-intensity focused ultrasound，HIFU）、冷冻消融（Cryo-ablation），其治疗肾癌处于临床研究阶段，远期疗效尚不能确定，不推荐作为外科手术治疗的首选治疗方案。

局部进展性肾癌首选治疗方法为根治性肾切除术，而对转移的淋巴结或血管瘤栓需根据病变程度选择是否切除。对Ⅲ、Ⅳ期伴淋巴结肿大的肾癌患者，建议对比较容易切除肿大淋巴结的患者行根治性肾切除术+肿大淋巴结切除术；对临床分期为$T_{3b}N_0M_0$，即瘤栓在肾静脉或膈肌以下腔静脉，且行为状态良好的患者行下腔静脉瘤栓取出术。不推荐对CT或MRI扫描检查提示有下腔静脉壁受侵或伴淋巴结转移或远处转移的患者行此手术。术后尚无标准治疗方案。对手术后有肿瘤残留的患者，建议以免疫治疗或二氟脱氧胞苷（健泽）为主的化疗或（和）放疗。肾癌对放射线不敏感，单纯放疗不能取得较好效果。术前放疗一般较少采用，对未能彻底切除干净的Ⅲ期肾癌可选择术中或术后放疗。

转移性肾癌尚无标准治疗方案，应采用以内科为主的综合治疗。外科手术主要为转移性肾癌辅助性治疗手段，极少数患者可通过外科手术而治愈。切除肾脏原发灶可提高IFN-α或（和）IL-2治疗转移性肾癌的疗效。对根治性肾切除术后出现的孤立性转移瘤以及肾癌伴发孤立性转移、行为状态良好、低危险因素的患者可选择外科手术治疗。对伴发转移的患者，可视患者的身体状况与肾脏手术同时进行或分期进行。对肾肿瘤引起严重血尿、疼痛等症状的患者可选择姑息性肾切除术，以缓解症状，提高生存质量。转移性肾癌手术死亡率为2%~11%。

转移性肾癌的内科治疗，随机对照研究结果不能证明LAK细胞、TIL细胞、IFN-γ治疗转移性肾癌有效。目前IFN-α或（和）IL-2为转移性肾癌治疗的一线治疗方案，有效率约为15%。IFN-α推荐治疗剂量：IFN-α：9MU/次，肌注或皮下注射，3次/周，共12周。可从3MU/次开始逐渐增加，第1周每次3MU，第2周每次6MU，第3周以后每次9MU。治疗期间每周检查血常规1次，每月查肝功能1次，白细胞<3×10^9/L或肝功能异常时应停药，待恢复后再继续进行治疗。如患者不能耐受9MU/次剂量，则应减量至6MU/次甚至3MU/次。国外常用IL-2方案包括大剂量方案：IL-2 6.0×10^5~7.2×10^5U/kg，15min内静注，第1~5日，第15~19日。间隔9日重复1次。大剂量应用IL-2有4%的死亡率。小剂量方案Ⅰ：IL-2 2.5×10^5U/kg，皮下注射，每周用5日，用1周；IL-2 1.25×10^5U/kg，皮下注射，每周用5日，用6周，每8周为一周期。小剂量方案Ⅱ：18MU/d，皮下注射，每周用5日，用8周。目前尚不能确定常用化疗药物（无论是单用还是联合应用）对转移性肾癌的疗效，化疗联合IFN-α或（和）IL-2也未显示出优势。近几年以二氟脱氧胞苷为主的化疗对转移性肾癌取得了一定疗效，也可作为一线治疗方案。对局部瘤床复发、区域或远处淋巴结转移、骨骼或肺转移患者，姑息放疗可达到缓解疼痛、改善生存质量的目的。近些年开展的立体定向放疗、三维适形放疗和调强适形放疗对复发或转移病灶能起到较好的控制作用。

6. 预后　影响肾癌预后的最主要因素是病理分期，其次为组织学类型。乳头状肾细胞癌和嫌色细胞癌的预后好于透明细胞癌；乳头状肾细胞癌Ⅰ型的预后好于Ⅱ型；集合管癌预后较透明细胞癌差。此外，肾癌预后与组织学分级、患者的行为状态评分、症状、肿瘤中是否有组织坏死等因素有关。

随诊的主要目的是检查是否有复发、转移和新生肿瘤。第一次随诊可在术后4~6周进行，主要评估肾脏功能、失血后的恢复状况以及有无手术并发症。对行NSS的患者术后4~6周行肾CT扫描，了解肾脏形态变化，为今后的复查做对比之用。常规随诊内容包括：①病史询问；②体格检查；③血常规和血生化检查；④胸部X线片（正、侧位）。胸部X线片检查发现异常的患者，建议行胸部CT扫描检查；⑤腹部超声检查。腹部超声检查发现异常的患者、NSS 以及 $T_3 \sim T_4$ 期肾癌手术后患者需行腹部 CT 扫描检查，可每 6 个月 1 次，连续 2 年，以后视具体情况而定。①$T_1 \sim T_2$：每 3 ~ 6 个月随访一次，连续 3 年，以后每年随访 1 次；②$T_3 \sim T_4$：每 3 个月随访一次，连续 2 年，第 3 年每 6 个月随访 1 次，以后每年随访 1 次。

遗传性肾癌是一类特殊的肾癌，包括：①VHL 综合征；②遗传性乳头状肾癌；③遗传性平滑肌瘤病肾癌；④BHD（Birt - Hogg - Dube）综合征。其诊断要点：①患病年龄以中、青年居多，有或无家族史；②肾肿瘤常为双侧、多发，影像学上具有肾癌的特点；③有上述综合征的其他表现，如 VHL 综合征可合并中枢神经系统及视网膜成血管网状细胞瘤、胰腺囊肿或肿瘤、肾上腺嗜铬细胞瘤、附睾乳头状囊腺瘤、肾囊肿等改变；④检测证实相应的染色体和基因异常。VHL 综合征较多，治疗原则：肾肿瘤直径 <3cm 者观察等待，当肿瘤最大直径≥3cm 时考虑手术治疗，以 NSS 为首选，包括肿瘤剜除术。大部分遗传性肾癌与 VHL 综合征的治疗方法、原则相近。VHL 综合征治疗后应每 6 个月进行腹部和头部 CT 扫描 1 次。每年进行 1 次中枢神经系统的 MRI 检查、尿儿茶酚胺测定、眼科和听力检查。

（二）肾盂癌

肾盂癌占肾脏肿瘤的 10%，占尿路上皮性肿瘤的 5%，其中 90% 以上来源于肾脏集合系统移行上皮细胞，其余为鳞癌和腺癌。多发于 40 ~ 70 岁，我国平均为 55 岁，男性约为女性的 3 倍。病因不明，除了与年龄、性别、种族等因素有关外，最重要的危险因素为吸烟，其他危险因素有接触芳香烃胺、反复发作的肾盂肾炎、肾结石、长期应用环磷酰胺和镇痛剂肾病。

血尿是肾盂癌的典型症状，80% 患者因无痛性肉眼血尿就诊，仅少部分患者表现为镜下血尿。镜下血尿常见于早期或分化良好的肿瘤。血块通过输尿管部发生肾绞痛并不多见，多数为腰部钝痛或无疼痛。多数患者体检时无特殊体征发现，腰部肿块多为晚期表现，且伴有贫血、消瘦症状。B 超检查因无创、方便，已成为健康体检和普查的重要手段，而且可区分肾盂肿瘤和阴性结石，但其分辨率有限，较小肿瘤不能分辨。静脉肾盂造影的典型表现是充盈缺损，但应与阴性结石相鉴别。患肾不显影者通过逆行插管造影获得诊断。CT 扫描对肾盂癌的诊断有特别重要的意义，其无创、分辨率高，对肾盂癌的临床分期有重要价值，主要表现为软组织块影，增强扫描轻度强化或不强化。尿细胞学检查有助于确诊。近年来随着腔内泌尿外科技术发展，输尿管肾镜在肾盂癌诊治中已占一定的地位。一般来说，凡血尿来自一侧输尿管，疑为肿瘤，但 B 超、IVU 和 CT 等诊断不明确者，均可考虑进行输尿管镜检查。

肾盂肿瘤的治疗应行肾输尿管全长加膀胱袖状切除，或称半尿路切除。输尿管肾镜及经皮肾镜在肾盂癌治疗中逐渐发挥作用，其出血少、恢复快、损伤小，适用于孤立肾、对侧肾有病变、肾功能不全、全身性疾病不宜行大手术者，以及一些小的（<1cm）、分化良好并能清楚观察、触及者。外科治疗对于晚期肾盂肿瘤疗效不佳。有转移者可行放疗或全身化疗，但疗效不佳。肿瘤分期和细胞分化级别与预后密切相关，因此早期诊断、早期治疗对肾盂癌患者的长期存活有极其重要的意义。

（三）肾母细胞瘤

肾母细胞瘤（nephroblastoma）又称肾胚胎瘤，1899 年 MaxWilms 对该瘤进行了详细的描述，临床上习惯称 Wilms 瘤。Wilms 瘤是婴幼儿最常见的恶性实体瘤之一，占 15 岁以下小儿泌尿生殖系肿瘤的 80% 以上，发病高峰为 3 岁，新生儿和成人罕见。它是应用现代综合治疗技术最早且疗效最好的恶性实体瘤，由过去死亡率的 80% 以上转为目前的存活率 80% 以上。Wilms 瘤的病因为遗传异质性，从胚胎发育学上来说，持续存在的后肾胚基未能分化为肾小球及肾小管并呈不正常的增殖而发展为 Wilms 瘤。近年来研究发现 Wilms 瘤与 11 号染色体某些基因部位缺失（WT_1、WT_2 基因）有关。

临床上最常见的表现为无症状性腹部包块，约 75% 以无意或查体时发现腹部包块而就诊，包块位于上腹季肋部一侧，表面光滑呈实质性，多无明显压痛，其大小依据发现早晚可大不相同。早期多无不适主诉，肿瘤迅速增大时可有腹部不适、烦躁不安、气促等表现，甚至出现类似急腹症表现。肉眼血尿少见，约 25% 患者有镜下血尿，约 60% 患儿因肾动脉受压而出现不同程度高血压。食欲不振、体重下降、恶心、呕吐为疾病晚期征兆。影像学诊断首选经济、方便、快捷的超声检查，多数情况下可以基本定位肿瘤起源于肾内或肾外，分辨肿块是实质性或囊性，并探测腔静脉是否受累（受压、梗阻、瘤栓等）。根据肿块位置、性质可初步甄别肾积水、肾囊肿、神经母细胞瘤。典型 CT 表现为起源于肾内的伴有低密度区或出血区的非均质性包块，可有细小散在灶性钙化，具有假被膜的瘤体与正常肾组织常有明确界限，并将正常肾组织挤压至周边呈薄片状、线状或新月状。CT 扫描可明确肿瘤起源于肾内，由此除外 Wilms 瘤；明确肿瘤范围，与周围组织器官的关系，是否为双肾病变以及有无转移瘤等。

近 40 年来，Wilms 瘤的治疗效果取得了惊人的进步，利用手术、化疗、放疗综合治疗使疗效大为提高。对于单侧 Wilms 瘤，一旦确诊，应尽早手术切除，即使已出现肺转移。对 I～II 期肿瘤应完全切除，III 期肿瘤尽可能完全切除。对于晚期肿瘤，如试图彻底切除肿瘤可能冒很大风险，故不宜过分强调完全切除，术后化疗和放疗可清除残余瘤组织。Wilms 瘤对放射线敏感，术后尽早（术后 10d 内）放疗对提高疗效、降低复发率、提高生存率有重要意义。分化良好的 I 期患者术后可不做放疗；II 期以上者，实施术床、残余瘤及转移灶放射治疗，有腹内扩散者需在保护对侧肾脏的前提下行全腹放射治疗。Wilms 瘤治疗最重要的进展是联合化疗，合理应用必要的术前化疗和坚持术后规律化疗已显著提高肿瘤存活率。较为敏感的化疗药物为长春新碱（VCR）、放线菌素（ACTD）、多柔比星（ADR），实践证明二、三联化疗方案明显优于单药化疗，对中晚期（尤其分化不良型）病例采用手术、放疗、三联化疗是提高疗效关键。影响 Wilms 瘤预后的主要因素为组织分化程度、分期、复发、血行或淋巴转移以及是否合理综合治疗。Wilms 瘤 4 年生存率达 94.5%。

（四）肾脏肉瘤

肾脏肉瘤罕见，主要包括平滑肌肉瘤、横纹肌肉瘤、脂肪肉瘤、纤维肉瘤、成骨肉瘤。本病恶性程度高，发现时多已属晚期。可做手术广泛切除，但局部复发和远处转移多见，预后很差。

二、肾脏良性肿瘤

（一）肾血管平滑肌脂肪瘤

肾血管平滑肌脂肪瘤（angiomylipoma）亦名错构瘤（hamartoma），显微镜下可见血管、成簇的脂肪和平滑肌成分，有时可见核分裂象，是一种良性肾脏肿瘤。发病率为 0.01%，男女之比为 1 : 2.6，多于中年起病。

1. 病因和发病机制　该病与结节性硬化密切相关，可以是单独疾病，也可能为结节性硬化的一种临床表现。国外报道大约 50% 的肾脏错构瘤患者可以发现结节性硬化的皮肤红斑，有的患者可能合并精神发育迟缓、癫痫和皮脂腺瘤"三联征"。有些错构瘤发生在脑、眼睛、心脏、肺和骨骼的部位，具有家族性和遗传性发病倾向。我国肾脏错构瘤合并结节性硬化者比较少见。

2. 临床表现　小的肾脏错构瘤在临床上常无症状，在体检中偶然发现，或在结节性硬化患者中发现。大的肿瘤可表现为局部或胃肠道症状。如果发生肿瘤内出血，可能突发腹部或腰部疼痛、高血压等症状。

3. 诊断和鉴别诊断　CT 扫描图像肾脏错构瘤中可见具有特征性的脂肪成分，具有确诊的价值。超声检查为高回声肿瘤，肿瘤富含血管。血管造影不能与肾肿瘤完全区别。肾脏错构瘤常为双侧、多病灶，切面呈黄色或灰黄色，常伴有瘤内出血。显微镜下可见血管、成簇的脂肪和平滑肌成分，有时可见核分裂象。肾脏错构瘤需与：肾细胞癌、肾盂癌、肾脏其他良性肿瘤鉴别，主要根据 CT 扫描图像肾脏错构瘤中可见具有特征性的脂肪成分，但最后确诊需根据病理学诊断。有人报道恶性错构瘤，但也有人认为肾外和淋巴结错构瘤可能为肿瘤的多中心发生，而非肿瘤的转移，到目前为止还没有恶性的诊断依据。

4. 治疗　小的肿瘤不需要特别治疗，但要严密观察随访，每半年行 B 超或 CT 检查，了解肿瘤的变化情况。若肿瘤直径 >4cm，发生肿瘤内出血的机会较高，或者肿瘤生长较快，需要积极处理。可以选择保留肾单位的肾脏部分切除术，也可以行选择性肾动脉栓塞术。若发生瘤内出血，首先选择行肾动脉分支栓塞术。肾动脉栓塞不能解除患者的临床症状，可以防治肿瘤出血。肿瘤体积过大或多发肿瘤，必要时可行肾脏切除术。

（二）肾腺瘤

肾腺瘤（renal adenoma）诊断目前仍有争论，1950 年 Bell 把直径 < 3cm 的肿瘤看作肾腺瘤，1975 年 Bennington 提出所谓的肾腺瘤实际上是早期的肾细胞癌。肾腺瘤组织学表现为统一的嗜酸或嗜碱细胞，细胞核大小一致，细胞排列整齐。如果发现肿瘤内有透明细胞、核分裂象、细胞分层、坏死及多形性核等现象，应排除肾腺瘤的诊断。

肾腺瘤直径多在 1cm 以下，临床上无症状，多在体检时由 B 超或 CT 发现，与分化良好的小肾癌易混淆。由于仅靠影像学检查难以确诊，临床上多积极手术探查，术中冰冻切片病理确诊。其治疗同肾癌，因腺瘤可以是多病灶的，保留肾单位手术必须严密随访。

（三）肾嗜酸细胞瘤

肾嗜酸细胞瘤少见，是近年才被确定的肾良性肿瘤，占肾脏上皮肿瘤的 3% ~ 5%。肿瘤的特点为大的嗜酸细胞，胞质内含有嗜酸性颗粒，细胞核分化良好并均匀一致，罕见细胞分裂象；肿瘤边界清楚，质地均匀，无出血坏死；CT 及 MRI 检查可见到中央瘢痕，有助于术前确诊。大多数病例无任何临床症状，偶然被发现；少数病例可有血尿、腰酸和腹部包块等症状。肿瘤一般为单发，约 6% 可为双侧病变。如果是年轻人、肿瘤直径 < 4cm、位于肾的一极，应考虑保留肾单位手术。该肿瘤预后良好，5 年生存率为 100%。

（四）肾球旁细胞瘤

肾球旁细胞瘤（juxtaglomerular cell tumor）亦称血管外皮细胞瘤、肾素瘤。该肿瘤罕见，来源于入球小动脉旁的球旁小体，是分泌肾素的良性肿瘤。多见于年轻人，尤好发于女性，临床表现为高血压、高肾素血症。肿瘤直径多在 2cm 以下，有完整的纤维包膜，呈灰黄色或浅棕色结节。自主分泌肾素，致肾素 - 血管紧张素 - 醛固酮增多、多尿、夜尿增多、周期性瘫痪等。实验室检查有低血钾、高肾素和高醛固酮。B 超和 CT 见肾实质内肿瘤。治疗可行肾部分切除术。

三、小结

当前，分子靶向治疗备受全世界的关注，从最初的一个靶点的药物，到现在多靶点药物的研制成功，肿瘤治疗进入分子时代，面临新的机遇。手术、放疗、化疗主要以细胞减灭为主，而分子靶向治疗以细胞稳定为主，就是打断肿瘤生长的恶性生物学行为，让它慢性消亡。与传统化疗药物治疗癌症的"地毯式"轰炸相比，靶向治疗药物就是治疗癌症的精确制导武器，能选择性地作用于癌细胞，且对人体正常的组织和器官影响不大。这是一种分子生物学治疗方式，在简单的"靶向"两字背后，其实包含着非常复杂难懂的道理。在分子靶向治疗的家族中，有具有靶向性的表皮生长因子受体阻滞剂、针对某些特定细胞标志物的单克隆抗体、针对某些癌基因和癌的细胞遗传学标志的药物、抗肿瘤血管生成的药物、抗肿瘤疫苗和基因治疗等。而首先进入临床的是酪氨酸激酶抑制剂，它可以利用多靶点联合阻断信号传导，是肿瘤治疗和药物开发新的发展方向。

肾透明细胞癌占肾癌 80% 以上，组织病理学表现为高度血管化，伴有大量新生血管生成。进一步研究发现，肾透明细胞癌的生长、进展及转移均依赖于新生血管形成。分子水平的研究显示，VHL 基因的突变、缺失或超甲基化，导致缺氧诱导因子 HIF 的聚集蓄积，从而诱导 VEGF 等缺氧反应基因的过度表达，引发一系列肿瘤生物学行为，而新生血管形成是肾透明细胞癌的主要特点。基于肾癌较明确的基因作用通路，肾癌已经成为研究实体肿瘤的理想模型，而晚期肾癌的靶向药物治疗已成为最先突破的一个领域。索拉非尼是一种新型多靶点的抗肿瘤药物，具有双重的抗肿瘤作用，一方面直接抑制肿瘤生长，另一方面阻断肿瘤新生血管的形成，间接抑制肿瘤细胞生长。Ⅲ期临床试验显示，其有效率达 80%。2005 年 12 月美国 FDA 快速批准了索拉非尼作为晚期肾细胞癌的治疗药物，这是美国 FDA 10 年来批准的第一个治疗肾癌的药物。舒尼替尼是又一种口服的小分子药物，用来治疗晚期肾癌，于 2006 年 1 月由美国 FDA 批准上市。这两种药物临床疗效优于以前任何一种药物，而且不良反应少，大多数患者都能耐受，给本来缺少有效治疗方式的晚期肾癌患者带来了新的希望，不仅延长患者的生存时间，而且提高患者的生活质量。在未来的20年后，靶向治疗药物可能成为晚期肾癌的标准治疗药物。

目前单克隆抗体治疗的适应证仍比较局限，如何结合化疗或放疗用于根治性或辅助性治疗，以提高肿瘤的治愈率，成为非常重要的课题。相信随着肿瘤基础研究的发展和对肿瘤发生机制的逐渐揭示，将有助于发现新的作用靶点。癌基因和抑癌基因及其产物、各种生长因子及受体、蛋白激酶及信号传导通路、端粒及端粒酶、DNA拓扑异构酶和微管蛋白等均成为开发抗癌药物作用的热门靶点。针对新靶点和新作用机制，将有助于发现一些选择性高而不良反应少的新型抗癌药物。随着对新的作用靶点的认识，细胞、分子靶向性治疗在肿瘤治疗中的作用将越来越受到重视，相信在不久的将来，肿瘤的分子靶向治疗将会逐渐完善，为肿瘤患者带来新的曙光。

（王　琼）

第二节　膀胱癌

膀胱癌是临床上最常见的肿瘤之一，是一种直接威胁患者生存的疾病。世界范围内，膀胱癌发病率居恶性肿瘤的第9位，在男性排名第6位，女性排在第10位之后。在我国，男性膀胱癌发病率位居全身肿瘤的第8位，女性排在第12位以后。膀胱癌可发生于任何年龄，甚至于儿童。但是主要发病年龄为中年以后，并且其发病率随年龄增长而增加。种族对膀胱癌发病的影响迄今还没有确定。由于对低级别肿瘤认识不同，不同国家报道的膀胱癌发病率存在差异，这使不同地域间发病率的比较非常困难。不同人群的膀胱癌组织类型不同，在美国及大多数国家中，以移行细胞癌为主，占膀胱癌的90%以上，而埃及则以鳞状细胞癌为主，约占膀胱癌的75%。膀胱癌的发生是多因素、多步骤的复杂的病理变化过程，既有内在的遗传因素，又有外在的环境因素。较为明确的两大致病危险因素是吸烟和长期接触工业化学产品。正常膀胱细胞恶变开始于细胞DNA的改变。流行病学证据表明化学致癌物是膀胱癌的致病因素，尤其是芳香胺类化合物，如2 - 萘胺、4 - 氨基联苯，广泛存在于烟草和各种化学工业中。烟草代谢产物经尿液排出体外，尿液中的致癌成分诱导膀胱上皮细胞恶变。

大部分膀胱癌患者确诊时处于分化良好或中等分化的非肌层浸润性膀胱癌，其中约10%的患者最终发展为肌层浸润性膀胱癌或转移性膀胱癌。膀胱癌的大小、数目、分期与分级与其进展密切相关，尤其是分期与分级，低分期、低分级肿瘤发生疾病进展的风险低于高分期、高分级肿瘤。

一、诊断

（一）临床表现

1. 血尿　血尿是膀胱癌最常见的症状，尤其是间歇全程无痛性血尿，可表现为肉眼血尿或镜下血尿，血尿出现时间及出血量与肿瘤恶性程度、分期、大小、数目、形态并不一致。

2. 尿频、尿急、尿痛　膀胱癌患者亦有以尿频、尿急、尿痛即膀胱刺激征和盆腔疼痛为首发表现，为膀胱另一类常见的症状，常与弥漫性原位癌或浸润性膀胱癌有关，而 T_a、T_1 期肿瘤无此类症状。

3. 其他症状　包括输尿管梗阻所致腰胁部疼痛、下肢水肿、盆腔包块、尿潴留。有的患者就诊时即表现为体重减轻、肾功能不全、腹痛或骨痛，均为晚期症状。

（二）体格检查

膀胱患者触及盆腔包块多是局部进展性肿瘤的证据。体检还包括经直肠、经阴道指检和麻醉下腹部双合诊等，但体检在 T_a、T_1 期膀胱癌中的诊断价值有限。

（三）影像学检查

1. 超声检查　超声检查可通过3种途径（经腹、经直肠、经尿道）进行，可同时检查肾脏、输尿管、前列腺和其他脏器（如肝脏等）。经直肠超声显示膀胱三角区、膀胱颈和前列腺较清楚。经尿道超声应用不太广泛，需麻醉，但影像清晰，分期准确性较高。国外报道经尿道超声判定肿瘤分期并与病理分期相比，结果显示非肌层浸润性肿瘤准确率为 94% ~ 100%，肌层浸润性肿瘤准确率为 63% ~ 96.8%。彩色多普勒超声检查还可显示肿瘤基底部血流信号，但膀胱肿瘤血流征象对术前肿瘤分期、分级帮助不大。

总之，超声检查不仅可以发现膀胱癌，还有助于膀胱癌分期，了解有无局部淋巴结转移及周围脏器侵犯，尤其适用于造影剂过敏者。

2. 胸部检查　术前应常规拍胸部 X 线片，了解有无肺部转移；对肺部转移最敏感的检查方法是胸部 CT。

3. 泌尿系统平片和静脉尿路造影（KUB + IVU）　泌尿系统平片及静脉尿路造影检查一直被视为膀胱癌患者的常规检查，以期发现并存的上尿路肿瘤。但初步诊断时此项检查的必要性目前受到质疑，理由是其获得的重要信息量较少。一组 793 例膀胱肿瘤患者上尿路肿瘤发病率仅有 1.1%（9 例），而 IVU 只对 6 例做出诊断。但如果怀疑有 T_1G_3 的肿瘤（该类肿瘤可致上尿路肿瘤发病率增加 7%），浸润性膀胱肿瘤或膀胱肿瘤并发肾盂、输尿管肿瘤以及有肾积水征象时仍有其应用价值。

4. CT 检查　传统 CT（平扫 + 增强扫描）对诊断膀胱肿瘤有一定价值，可发现较大肿瘤，还可与血块鉴别。尽管螺旋 CT 分辨率大大提高，但较小肿瘤如 <5mm 和原位癌仍不易被发现，不能了解输尿管情况，分期正确性不高，肿大的淋巴结不能区分是转移还是炎症，不能准确区分肿瘤是局限于膀胱还是侵犯到膀胱外，而且既往有肿瘤切除史者可因局部炎症反应的假象而造成分期过高。因此，如果膀胱镜发现肿瘤为实质性（无蒂）、有浸润到肌层的可能或了解肝脏有无病变时可进行 CT 检查。一组浸润性膀胱肿瘤患者行 CT 检查，诊断准确率只有 54.9%，39% 分期偏低，6.1% 偏高。但患者若存在尿道狭窄或膀胱有活动性出血不能进行膀胱镜检查，CT 仍有其优越性。CT 仿真膀胱镜可获取与膀胱镜相似的视觉信息，虽不能完全代替膀胱镜，但有其应用价值，是膀胱镜较好的替代和补充方法。行 CT 仿真膀胱镜时，一种方法是将尿液引出，用气体充盈膀胱，然后进行扫描，将所获数据进行三维重建。采用 CT 仿真膀胱镜检查准确率为 88%，CT 仿真膀胱镜对 >5mm 的肿块能准确识别，并可以显示小至 2mm 的黏膜异常。CT 仿真膀胱镜检查还可经静脉或经膀胱注入造影剂进行对比。国内一项研究对膀胱癌患者行螺旋 CT 多平面重组（MPR）、三维（3D）重建和 CT、仿真膀胱镜（CTVC）成像，结果显示 CT 对肿瘤术前分期准确率为 87.7%，轴位图像能较好显示浸润深度。MPR 可更直观观察肿瘤起源、向周围侵犯情况及其与输尿管的关系。3D 和 CTVC 能清楚显示肿瘤大体形态及其与输尿管开口的关系。

5. MRI 检查　传统 MRI 对膀胱癌检查并无明显优越之处。MRI 检查膀胱，T_1 加权像尿液呈极低信号，膀胱壁为低至中度信号，而膀胱周围脂肪为高信号。T_1 加权像有助于检查扩散至邻近脂肪的肿瘤、淋巴结转移以及骨转移情况，甚至可评价除前列腺以外的邻近器官受侵犯情况。T_2 加权像尿液呈高信号，正常逼尿肌呈低信号，而大多数膀胱癌为中等信号。低信号的逼尿肌下方的肿瘤出现中断现象提示肌层浸润。因此，MRI 有助于肿瘤分期。动态 MRI 在显示是否有尿路上皮癌存在，以及肌层侵犯程度方面准确性高于 CT 或非增强 MRI。应用 MRI 仿真膀胱镜诊断肿瘤效果较好（包括较小肿瘤）。膀胱癌患者行 MRI 膀胱造影，以术中或膀胱镜结果作为参考标准，仿真膀胱镜重建与多维重建的敏感性和特异性较高。在分期方面，应用增强剂行 MRI 检查进行分期，可区分非肌层浸润性肿瘤与肌层浸润性肿瘤以及浸润深度，也可发现正常大小淋巴结有无转移征象。例如，应用铁剂作为增强剂可鉴别淋巴结有无转移；良性增大的淋巴结可吞噬铁剂，在 T_2 加权像上信号强度降低，而淋巴结转移则无此征象。最近有人评价增强 MRI 对膀胱癌分期的准确程度，MRI 分期准确率为 62%，32% 出现分期过高，但在区分非肌层浸润性肿瘤与肌层浸润性肿瘤或区分肿瘤局限于膀胱与否方面，MRI 分期准确率则分别提高到 85% 和 82%。在检测有无骨转移时 MRI 敏感性远高于 CT，甚至高于核素骨扫描。

6. 诊断性经尿道电切术　诊断性经尿道电切术作为诊断膀胱癌的首选方法，已逐渐被采纳。如果影像学检查发现膀胱内有肿瘤病变，并且没有明显的膀胱肌层浸润征象，可以酌情省略膀胱镜检查，在麻醉下直接行诊断性 TUR。这样可以达到两个目的：一是切除肿瘤；二是对肿瘤标本进行组织学检查，以明确病理诊断、肿瘤分级和分期，为进一步治疗以及判断预后提供依据。如果肿瘤较小，可以将肿瘤连带其基底的膀胱壁一起切除送病理检查；如果肿瘤较大，先将肿瘤的表面部分切除，然后切除肿瘤的基底部分，分别送病理检查，基底部分应达到膀胱壁肌层。肿瘤较大时，建议切取肿瘤周边的膀胱黏膜送病理检查，因为该区域有原位癌的可能。为了获得准确的病理结果，建议 TUR 时尽量避免对组织烧灼，以减少对标本组织结构的破坏，也可以使用活检钳对肿瘤基底部以及周围黏膜进行活检，这样能够有效地保护标本组织不受损伤，可以配合 TUR 酌情使用。

7. 骨扫描　一般不做常规使用。只在浸润性肿瘤患者出现骨痛，怀疑有骨转移时使用。

8. PET（正电子发射断层扫描）　一般不用于诊断，因示踪剂 FDG（氟脱氧葡萄糖）经肾脏排泄入膀胱会影响对较小肿瘤的诊断，而且费用较高，限制了其应用。有关肿瘤分期目前研究较少，例数不多，因而结果也不甚相同。尽管已有使用新型示踪剂（如胆碱、蛋氨酸）的报道，但还需进一步证实。

（四）其他检查

1. 尿脱落细胞学　尿脱落细胞学检查方法简便、无创、特异性高，是膀胱癌诊断和术后随访的主要方法。尿标本的采集一般通过自然排尿，也可以通过膀胱冲洗，这样能得到更多的肿瘤细胞，有利于提高检出率。尿脱落细胞学检测膀胱癌的敏感性为 13% ~75%，特异性为 85% ~100%。敏感性与肿瘤细胞分级密切相关，对于分级低的膀胱癌敏感性较低，一方面是由于肿瘤细胞分化较好，其特征与正常细胞相似，不易鉴别；另一方面由于肿瘤细胞之间黏结相对紧密，没有足够的细胞脱落到尿中用于检测。相反，对于分级高的膀胱癌，特别是原位癌，敏感性和特异性均较高。尿标本中细胞数量少、不典型或退行性变、泌尿系感染、结石以及膀胱灌注治疗等可以导致尿脱落细胞学诊断困难。

2. 尿液肿瘤标志物的检测　美国 FDA 已经批准 BTA Stat、BTA、Trak、NMP22、Immunocyt 和 FISH 用于膀胱癌的诊断和术后随诊检查。下述方法除 FISH 以外均已应用多年，总的来看，仍存在敏感性和特异性不足的问题。

（1）膀胱肿瘤抗原（bladder tumor antigen，BTA）：是较早用于检测膀胱癌的肿瘤标记物，现在多采用 BTAStat 和 BTATrak 方法检测尿液中的人补体因子 H 相关蛋白（HCF - Hrp），敏感性和特异性有所提高。BTAStat 是一种快速定性实验，敏感性和特异性分别为 29% ~74% 和 56% ~86%；BTATrak 是酶联免疫定量实验，敏感性和特异性分别为 60% ~83% 和 60% ~79%，敏感性随着肿瘤分级和分期上升而提高，泌尿系感染、结石、血尿等可以导致假阳性结果。

（2）核基质蛋白 22（nuclear matrix protein，NMP22）：是核基质蛋白的一种，当细胞恶变时，NMP22 合成激增并通过凋亡细胞核的溶解释放入尿中，采用酶联免疫定量实验，以 10kU/mL 为临界值，检测膀胱癌的敏感性和特异性分别为 47% ~100% 和 55% ~98%。NMP22 在低分级和低分期膀胱癌中仍能保持较高的敏感性，是一种很有价值的膀胱癌早期诊断标记物，缺点是操作相对复杂、时间长，合适的临界值较难确定。

（3）Immunocyt 实验：是一种免疫细胞学检查，采用单克隆抗体结合免疫荧光细胞学方法检测与膀胱癌密切相关的抗原，敏感性和特异性分别为 52% ~100% 和 62% ~82%。优点是操作相对简单，在各分级膀胱癌中均有较高的敏感性，G_1、G_2 和 G_3 肿瘤的敏感性分别为 85.7%、73.9%、83.3%，较适合于高危人群的普查和复发可能性小的低分级、低分期膀胱癌患者的随访。

（4）荧光原位杂交（FISH）：采用荧光标记的核酸探针检测 3，7，17，9p21 号染色体上的着丝点，以确定染色体有无与膀胱癌相关的非整倍体，检测膀胱癌的敏感性和特异性分别为 70% ~86% 和 66% ~93%。与 BTA、NMP22 相比，特异性较高，FISH 比膀胱镜能够更早地发现膀胱癌复发。近年来发现了很多新的具有诊断潜力的肿瘤标记物，如端粒酶、存活素（survivin）、透明质酸和透明质酸酶、黏液素 - 7、核基质蛋白（BLCA - 4）、微卫星序列分析和单核苷酸多态性分析等，在诊断膀胱癌的研究中显示了较高的敏感性和特异性，但其临床实用价值还有待于进一步研究观察。

以上所述肿瘤标志物虽然敏感性较高，但是其特异性却普遍低于尿脱落细胞学检查，特别是对于分级低的膀胱癌，目前还难以根据单一标志物的结果对膀胱癌的诊断和术后随访做出判断，仍不能取代膀胱镜和尿脱落细胞学检查。检测的标准化和可重复性也是妨碍上述标志物临床应用的原因。采用合理的多种标记物的联合检测方法，可以优势互补地提高敏感性和特异性，也许会成为一种非常有效的检测膀胱癌的无创方法。

3. 膀胱镜检查和活检　目前膀胱镜检查仍然是诊断膀胱癌最可靠的方法。通过膀胱镜检查可以发现膀胱是否有肿瘤，明确肿瘤数目、大小、形态和部位，并且可以对肿瘤和可疑病变部位进行活检以明确病理诊断。如有条件，建议使用软性膀胱镜检查，与硬性膀胱镜相比，软性膀胱镜检查具有损伤小、视野无盲区、检查体位舒适等优点。

膀胱肿瘤通常为多灶性。原位癌可以类似炎症、发育不良等病变，表现为浅红色天鹅绒样黏膜改变，也可以表现为正常。当尿脱落细胞学检查阳性或膀胱黏膜表现异常时，建议行选择性活检（selected biopsy），以明确诊断和了解肿瘤范围。肿瘤位于膀胱三角区或颈部，尿脱落细胞学阳性或怀疑有原位癌时，应该行前列腺部尿道活检。对于单一的乳头状肿瘤，如果其他部位的膀胱黏膜表现正常并且尿脱落细胞学阴性，不主张常规行随机活检。

二、膀胱癌的组织病理学和临床分期

目前，膀胱癌的分级广泛采用 WHO 的国际肿瘤组织学分类（WHO1973，1998，2004）分级标准，而浸润深度则主要以国际抗癌联盟（Union International Contrele Cancer/International Union Against Cancer，UICC，2002）TNM 分期法为标准。

（一）膀胱癌的组织学类型

尿路被覆的上皮统称为尿路上皮（urothelium），传统上将尿路上皮称为移行上皮（transitional epithelium），目前在文献和习惯上这两个名词常常被交替使用。

膀胱癌包括尿路上皮细胞癌、鳞状细胞癌和腺细胞癌，其次还有较少见的转移性癌、小细胞癌和癌肉瘤等。其中，膀胱尿路上皮癌最为常见，占膀胱癌的 90% 以上。膀胱鳞状细胞癌比较少见，占膀胱癌的 3% ~7%。膀胱腺癌更为少见，占膀胱癌的比例 <2%，膀胱腺癌是膀胱外翻患者最常见的癌。

（二）膀胱癌的组织学分级

膀胱癌的分级与膀胱癌的复发和侵袭行为密切相关。膀胱肿瘤的恶性程度以分级（grade）表示。关于膀胱癌的分级，目前普遍采用 WHO 分级法（WHO 1973，WHO/ISUP 1998，WHO 2004）。

1. WHO1973 分级法　1973 年的膀胱癌组织学分级法根据癌细胞的分化程度分为高分化、中分化和低分化 3 级，分别用 Grade1，2，3 或 Grade Ⅰ，Ⅱ，Ⅲ表示。

2. WHO/ISUP 分级法　1998 年 WHO 和国际泌尿病理协会（International Society of Urological Pathology，ISUP）提出了非浸润性尿路上皮癌新分类法，2004 年 WHO 正式公布了这一新的分级法。新分类法中肿瘤的分类主要基于光镜下的显微组织特征，相关形态特征的细胞类型和组织构型（www. pathology. jhu. edu/bladder 上可以查到各级膀胱肿瘤的详细描述）。此分级法将尿路上皮肿瘤分为低度恶性倾向尿路上皮乳头状肿瘤（papillary urothelial neoplasms of low malignant potential，PUNLMP）、低分级和高分级尿路上皮癌。

低度恶性倾向尿路上皮乳头状瘤指乳头状尿路上皮损害，乳头状肿瘤细胞排列有序，结构轻度异常，细胞核轻度间变，可不考虑细胞层次的数目。低度恶性倾向尿路上皮乳头状瘤细胞层次明显多于乳头状瘤，细胞核轻微增大、染色质增多，有丝分裂象偶见，通常限于基底层。此种尿路上皮肿瘤虽然进展的风险很小，但不完全属于良性病变，仍有复发的可能。

建议使用 WHO 2004 分级法，以便用统一的标准诊断膀胱肿瘤，更好地反映肿瘤的危险倾向。但是需要更多的临床试验验证新的 WHO 分级法比 WHO 1973 分级法有更合理和更优越之处。目前可以同时使用 WHO 1973、WHO 2004 分级标准。

膀胱癌的分期指肿瘤浸润深度及转移情况，是判断膀胱肿瘤预后的最有价值的参数。目前主要有两种分期方法：一种是美国的 Jewett - Strong - Marshall 分期法，另一种为国际抗癌联盟（UICC）的 TNM 分期法。目前普遍采用国际抗癌联盟的 2002 年第 6 版 TNM 分期法。

膀胱癌可分为非肌层浸润性膀胱癌（T_{is}，La，T_1）和肌层浸润性膀胱癌（T_2 以上）。局限于黏膜（Ta - T_{is}）和黏膜下（T_1）的非肌层浸润性膀胱癌（以往称为表浅性膀胱癌）占 75% ~85%，肌层浸润性膀胱癌占 15% ~ 25%。而非肌层浸润性膀胱癌中，大约70%为 Ta 期病变，20%为 T_1 期病变，10%为膀胱原位癌。原位癌虽然也属于非肌层浸润性膀胱癌，但一般分化差，属于高度恶性的肿瘤，向肌层浸润性进展的概率要高得多。因此，应将原位癌与 T_a 期、T_1 期膀胱癌加以区别。

膀胱癌 2002TNM 分期

T（原发肿瘤）

T_x：原发肿瘤无法评估

T_0：无原发肿瘤证据

T_a：非浸润性乳头状癌

T_{is}：原位癌（"扁平癌"）

T_1：肿瘤侵入上皮下结缔组织

T_2：肿瘤侵犯肌层

T_2A：肿瘤侵犯浅肌层（内侧半）

T_2B：肿瘤侵犯深肌层（外侧半）

T_3：肿瘤侵犯膀胱周围组织

T_3A：显微镜下发现肿瘤侵犯膀胱周围组织

T_3B：肉眼可见肿瘤侵犯膀胱周围组织（膀胱外肿块）

T_4：肿瘤侵犯以下任一器官或组织，如前列腺、子宫阴道、盆壁、腹壁

T_4A：肿瘤侵犯前列腺、子宫或阴道

T_4B：肿瘤侵犯盆壁或腹壁

N（淋巴结）

N_x：区域淋巴结无法评估

N_0：无区域淋巴结转移

N_1：单个淋巴结转移，最大径≤或 =2cm

N_2：单个淋巴结转移，最大径≥2cm 但≤5cm 或多个淋巴结转移，最大径≤5cm

N_3：淋巴结转移，最大径≥5cm

M（远处转移）

M_x：远处转移无法评估

M_0：无远处转移

M_1：远处转移

三、治疗原则、程序与方法选择

非肌层浸润性膀胱癌（non muscle - invasive bladder cancer）或表浅性膀胱癌（superficial bladder cancer）占全部膀胱肿瘤的75% ~ 85%，其中 T_a 占70%、T_1 占20%、T_{is} 占10%。T_a 和 T_1 虽然都属于非肌层浸润性膀胱癌。但两者的生物学特性有显著不同，由于固有层内血管和淋巴管丰富。因此 T_1 容易发生肿瘤扩散。Lamm 将原位癌分为 3 型：Ⅰ型没有侵袭性，单一病灶，为疾病的早期阶段。Ⅱ型为多病灶，可引起膀胱刺激症状。Ⅲ型合并 1 个或多个其他膀胱癌，会增加肿瘤复发、进展及死亡的风险。经尿道切除的Ⅱ型原位癌发生疾病进展的风险约54%，膀胱灌注化疗可降低其进展风险至30% ~ 52%，而 BCG 膀胱灌注可以将上述风险降至30%以下。

1. 经尿道膀胱肿瘤切除术　经尿道膀胱肿瘤切除术（TUR - BT）既是非肌层浸润性膀胱癌的重要诊断方法，同时也是主要的治疗手段。膀胱肿瘤的确切病理分级、分期都需要借助首次 TUR - BT 后的病理结果获得。经尿道膀胱肿瘤切除术有两个目的：一是切除肉眼可见的全部肿瘤，二是切除组织进行病理分级和分期。TUR - BT 术应将肿瘤完全切除直至露出正常的膀胱壁肌层。肿瘤切除后，建议进行基底部组织活检，便于病理分期和下一步治疗方案的确定。有报道 T_1 期膀胱癌术后 2 ~ 6 周再次行 TUR - BT，可以降低术后复发概率。

2. 经尿道激光手术 激光手术可以凝固，也可以汽化，其疗效及复发率与经尿道手术相近，但术前需进行肿瘤活检以便进行病理诊断。激光手术对于肿瘤分期有困难，一般适合于乳头状低级别尿路上皮癌，以及病史为低级别、低分期的尿路上皮癌。

3. 光动力学治疗 光动力学治疗（photodynamic therapy，PDT）是利用膀胱镜将激光与光敏剂相结合的治疗方法。肿瘤细胞摄取光敏剂后，在激光作用下产生单态氧，使肿瘤细胞变性坏死。膀胱原位癌、控制膀胱肿瘤出血、肿瘤多次复发、不能耐受手术治疗等情况可以选择此疗法。

四、外科手术治疗

（一）根治性膀胱切除术

根治性膀胱切除术同时行盆腔淋巴结清扫术，是肌层浸润性膀胱癌的标准治疗，是提高浸润性膀胱癌患者生存率、避免局部复发和远处转移的有效治疗方法。该手术需要根据肿瘤的病理类型、分期、分级、肿瘤发生部位、有无累及邻近器官等情况，结合患者的全身状况进行选择。文献报道浸润性膀胱癌患者盆腔淋巴结转移的可能性为 30% ~ 40%，淋巴结清扫范围应根据肿瘤范围、病理类型、浸润深度和患者情况决定，有条件的单位还可在术中应用淋巴结检测仪（即手持型伽马探测器）测定是否有淋巴结转移，决定淋巴结清扫范围。

1. 根治性膀胱切除术的指征 根治性膀胱切除术的基本手术指征为 $T_2 \sim T_4$，$N_{0 \sim x}$，M_0 浸润性膀胱癌，其他指征还包括高危非肌层浸润性膀胱癌 T_1G_3 肿瘤，BCG 治疗无效的 T_{is}，反复复发的非肌层浸润性膀胱癌，保守治疗无法控制的广泛乳头状病变等，以及保留膀胱手术后非手术治疗无效或肿瘤复发者和膀胱非尿路上皮癌。

以上手术指征可独立选用，亦可综合应用。但应除外有严重并发症（心、肺、肝、脑、肾等疾病）不能耐受根治性膀胱切除术者。

2. 根治性膀胱切除术的相关事项 根治性膀胱切除术的手术范围包括膀胱及周围脂肪组织、输尿管远端，并行盆腔淋巴结清扫术；男性应包括前列腺、精囊，女性应包括子宫、附件和阴道前壁。如果肿瘤累及男性前列腺部尿道或女性膀胱颈部，则需考虑施行全尿道切除。国内有学者认为若肿瘤累及前列腺、膀胱颈、三角区，或多发肿瘤、原位癌，应行全尿道切除术。亦有报道术中尿道远端切缘送快速病理检查，明确有无肿瘤累及，以决定是否需同时行尿道切除术。对于性功能正常的年龄较轻男性患者，术中对周围神经血管的保护可以使半数以上患者的性功能不受影响，但术后需严密随访肿瘤复发情况及 PSA 变化情况，并且患者的长期转归有待进一步证实。

目前根治性膀胱切除术的方式可以分为开放手术和腹腔镜手术两种。与开放手术相比，腹腔镜手术具有失血量少、术后疼痛较轻、恢复较快的特点，但手术时间并不明显优于开放性手术，而且腹腔镜手术对术者的操作技巧要求较高。近来机器人辅助的腹腔镜根治性膀胱切除术可以使手术更精确和迅速，并减少出血量。

淋巴结清扫不仅是一种治疗手段，而且为预后判断提供重要的信息。目前主要有局部淋巴结清扫、常规淋巴结清扫和扩大淋巴结清扫 3 种。局部淋巴结清扫仅切除闭孔内淋巴结及脂肪组织；扩大淋巴结清扫的范围包括主动脉分叉和髂总血管（近端）、股生殖神经（外侧）、旋髂静脉和 Cloquet 淋巴结（远端），髂内血管（后侧），包括闭孔、两侧坐骨前、骶骨前淋巴结，清扫范围向上达到肠系膜下动脉水平；常规淋巴结清扫的范围达髂总血管分叉水平，其余与扩大清扫范围相同。有学者认为扩大淋巴结清扫对患者有益，可以提高术后的 5 年生存率，但该方法仍存在争议。阳性淋巴结手术中切除淋巴结的比例（淋巴结密度）可能是淋巴结阳性高危患者的重要预后指标之一。

3. 根治性膀胱切除术的生存率 随着手术技术和随访方式的改进，浸润性膀胱癌患者的生存率有了较大的提高。根治性膀胱切除术围术期的死亡率为 1.89% ~ 2.5%，主要死亡原因有心血管并发症、败血症、肺栓塞、肝衰竭和大出血。患者的总体 5 年生存率为 54.5% ~ 68%，10 年生存率为 66%。若淋巴结阴性，T_2 期的 5 年和 10 年生存率分别为 89% 和 78%，T_3A 期为 87% 和 76%，T_3B 期为 62% 和

61%，T_4期为 50% 和 45%。而淋巴结阳性患者的 5 年和 10 年生存率只有 35% 和 34%。

（二）保留膀胱的手术

对于身体条件不能耐受根治性膀胱切除术，或不愿接受根治性膀胱切除术的浸润性膀胱癌患者，可以考虑行保留膀胱的手术。施行保留膀胱手术的患者需经过细致选择，对肿瘤性质、浸润深度进行评估，正确选择保留膀胱的手术方式，并辅以术后放射治疗和化学治疗，且术后需进行密切随访。

浸润性膀胱癌保留膀胱的手术方式有两种：经尿道膀胱肿瘤切除术（TUR-BT）和膀胱部分切除术。对于多数保留膀胱的浸润性膀胱癌患者，可通过经尿道途径切除肿瘤。但对于部分患者应考虑行膀胱部分切除术，包括肿瘤位于膀胱憩室内、输尿管开口周围或肿瘤位于经尿道手术操作盲区的患者，有严重尿道狭窄和无法承受截石位的患者。近来有学者认为对于 T_2 期患者，初次 TUR-BT 术后 4~6 周内再次行 TUR-BT 并结合化疗与放疗有助于保全膀胱。

浸润性膀胱癌患者施行保留膀胱手术的 5 年生存率为 58.5%~69%，T_2 期的 3 年生存率为 61.2%，T_3 期的 3 年生存率为 49.1%。

推荐意见：

（1）对于肌层浸润性膀胱尿路上皮癌首选根治性膀胱切除术，并同时进行淋巴结清扫。

（2）可根据标本切缘情况决定是否行尿道切除术。

（3）特殊情况下行保留膀胱的手术须经过仔细选择，应辅以放疗与化疗，并密切随访。

（三）尿流改道术

尿流改道术尚无标准治疗方案。目前有多种方法可选，包括不可控尿流改道（non-continent diversion）、可控尿流改道（continent diversion）、膀胱重建（bladder reconstruction）等。手术方式的选择需要根据患者的具体情况，如年龄、伴发病、预期寿命、盆腔手术及放疗史等，并结合患者的要求及术者经验认真选择。泌尿外科医师应与患者充分沟通，术前应告知患者有几种可选择的手术方式，意见一致后再决定手术方式。保护肾功能、提高患者生活质量是治疗的最终目标。神经衰弱、精神病、预期寿命短、肝或肾功能受损的患者，对于有复杂操作的尿流改道术属于禁忌证。

1. 不可控尿流改道（non-continent diversion）　回肠膀胱术（bricker operation）是一种简单、安全、有效的术式。主要缺点是需腹壁造口、终身佩戴集尿袋。经过长期随访，患者出现肾功能损害率约为 27%，造瘘口并发症发病率约为 24%，输尿管回肠吻合口并发症发病率约为 14%，死亡率约为 1.0%。伴有短肠综合征、小肠炎性疾病、回肠受到广泛射线照射的患者不适于此术式。乙状结肠膀胱术（sigmoid bladder）对于有原发性肠道疾病或严重放射性盆腔炎和不愿意接受可控性膀胱术的患者，可作为回肠膀胱术的替代术式。横结肠膀胱术对于进行过盆腔放疗或输尿管短的患者可选用。输尿管皮肤造口术（cutaneous ureterostomy）适用于预期寿命短、有远处转移、姑息性膀胱全切、肠道疾患无法利用肠管进行尿流改道或全身状态不能耐受其他手术者。

2. 可控尿流改道（continent diversion）

（1）可控贮尿囊（continent reservoir）：在原位新膀胱术无适应证的情况下，可控贮尿囊为一种可选术式。可控贮尿囊必须满足肠道去管重建成高容量低压贮尿囊、抗反流和控尿、能自行插管导尿的原则。随访发现该术式早、晚期并发症发病率分别为 12% 和 37%。晚期并发症主要有输尿管狭窄或梗阻、尿失禁、导尿困难和尿路结石，代谢并发症也比较常见。正确的病例选择、术前指导以及选用合适的肠段和早期治疗，可以减少大多数患者的这些并发症。主要缺点是需要腹壁造口。在多种术式中值得推荐的是使用缩窄的末段回肠作输出道的回结肠贮尿囊（indiana pouch），使用原位阑尾做输出道的回结肠贮尿囊（riedmiller technique）以及去带回盲升结肠贮尿囊。可控贮尿囊适用于：①预期寿命较长、能耐受复杂手术；②双侧肾脏功能良好，可保证电解质平衡及废物排泄；③无上尿路感染；④肠道未发现病变；⑤能自行导尿。

（2）利用肛门控制尿液术式：利用肛门括约肌控制尿液的术式包括尿粪合流术，如输尿管乙状结肠吻合术，输尿管结肠、结肠直肠吻合术；尿粪分流术，如直肠膀胱术，直肠膀胱、结肠腹壁造口术。

输尿管乙状结肠吻合术由于易出现逆行感染、高氯性酸中毒、肾功能受损和恶变等并发症，现已很少用，但这种术式的改良可以减少并发症的发生，所以还被一些治疗中心选择应用。采用肛门括约肌控制尿液的术式患者肛门括约肌功能必须良好。

（3）膀胱重建（bladder reconstruction）或原位新膀胱（orthotopic neobladder）术：原位新膀胱术由于患者术后生活质量高，近10年内已被很多的治疗中心作为尿流改道的首选术式。此术式主要优点是不需要腹壁造口，患者可以通过腹压或间歇清洁导尿排空尿液。缺点是夜间尿失禁和需要间歇性的自我导尿。早期很少发生尿潴留，但长期随访发现有一半的患者出现尿潴留。早、晚期并发症发病率分别为20%~30%和30%，主要由输尿管与肠道或新膀胱与尿道吻合口引起。另一缺点是尿道肿瘤复发，为4%~5%，如膀胱内存在多发原位癌或侵犯前列腺尿道则复发率高达35%。建议术前男性患者常规行前列腺尿道组织活检，女性行膀胱颈活检，或者术中行冷冻切片检查，术后应定期行尿道镜检和尿脱落细胞学检查。

原位新膀胱术主要包括回肠原位新膀胱术（ileal neobladder）、回结肠原位新膀胱术（ileal - colon neobladder）、去带回盲升结肠原位新膀胱术（detina ceacal - rescending colon neobladder）。一些学者认为回肠收缩性少、顺应性高，可达到好的控尿率，黏膜萎缩使尿液成分重吸收减少，手术操作不甚复杂，比利用其他肠道行原位新膀胱术更为优越。乙状结肠原位新膀胱易形成憩室和有癌变的危险，因此不适合作为长期的尿流改道，在其他改道术失败时可选用。胃原位新膀胱仅见个案报道和小样本病例报道，远期疗效需要进一步观察，一般主张在肠道严重缺损、骨盆接受过放疗或其他疾病无法利用肠道时可选用。

原位新膀胱术的先决条件是完整无损的尿道和外括约肌功能良好，术中尿道切缘阴性。前列腺尿道有侵犯、膀胱多发原位癌、骨盆淋巴结转移、高剂量术前放疗、复杂的尿道狭窄以及不能忍受长期尿失禁的患者，为原位新膀胱术的禁忌证。

（四）腹腔镜手术

腹腔镜手术已应用于多种尿流改道术。现多采用在腹腔镜下行膀胱切除术后通过小切口在腹腔外行尿流改道术。目前的技术条件下是否有必要完全在腹腔镜下完成尿流改道仍存在争议。腹腔镜下尿流改道方式选择原则与开放性手术基本相同。腹腔镜下膀胱全切 - 尿流改道术可在熟练掌握腹腔镜技术、掌握严格适应证并且在患者的意愿下选择。

（1）泌尿外科医师应与患者充分沟通，取得一致意见后再决定尿流改道术式，应重视保护肾功能、提高患者生活质量。

（2）尿流改道推荐采用原位新膀胱术。

（3）原位新膀胱术推荐使用回肠原位新膀胱术。

（4）原位新膀胱术术前男性患者应常规行前列腺尿道组织活检，女性应行膀胱颈活检，或者术中行冷冻切片检查，术后应定期行尿道镜检和尿脱落细胞学检查。

五、放 射 治 疗

（一）放射治疗指征

（1）T_2期、T_3期宜行术前放射治疗。

（2）术后残存病灶或区域淋巴结转移行术后放射治疗。

（3）严重出血的膀胱癌，放射止血。

（4）拒绝手术者行单纯放射治疗。

（5）晚期膀胱癌行放射减症治疗。

（二）放射治疗禁忌证

（1）肿瘤已导致肾盂积水。

（2）肾功能异常。

（3）易激惹膀胱。

（4）T₄病例。

（5）弥散性原位癌存在。

（三）放射治疗技术

1. 体外放射治疗　分单纯根治性放射治疗，术前、术后放射治疗。

（1）放射源：^{60}Co、γ线或高能 X 线。

（2）定位：膀胱造影方法，将 6.25% ~ 12.5% 碘化钾或 25% 泛影葡胺造影剂注入膀胱内，在模拟机下定位，确定照射范围，并摄正、侧位片；也可利用 CT 模拟机定位技术进行放射治疗设计。

（3）剂量

1）术前：（45 ~ 50）Gy/（4.5 ~ 5）周。

2）术后：（50 ~ 55）Gy/（5 ~ 5.5）周。

3）单纯：（60 ~ 70）Gy/（6 ~ 7）周。

（4）设野通常分全骨盆照射野和全膀胱照射野。

全骨照射。

上界：骶髂关节的中部，需要时可上延至 L₅ 上缘。

下界：闭孔下缘或耻骨联合中部（阴茎根部），即膀胱内口下 2cm；若膀胱颈、前列腺、尿道受侵，下界向下延伸包括受侵部位。

侧界：膀胱两侧外缘各放 4cm，即骨性盆腔外 1.5cm。

照射野面积约 12cm × 14cm，前后两相对野，全骨盆照射（40 ~ 45）Gy/（4 ~ 4.5）周；缩野时下界不动，上界移至 S₂ ~ S₃ 水平，侧界为入口内 0.5 ~ 1cm，推量至 65Gy/7 周。

全膀胱照射野包括整个膀胱外 2cm 区域，可用前垂直野、后二斜野照射（8 × 10）cm²，斜野用 45° 角。也可采用旋转照射、"适形"照射。

（5）术前放射治疗指征：较大的浸润癌，腹壁可扪及肿物；肿瘤扩展至膀胱外（前列腺、膀胱周围组织、盆壁淋巴结）；浸润性癌；多个浸润性肿瘤，经常复发。术前主张全骨盆放射治疗，前后野 DT（45 ~ 50）Gy/（4.5 ~ 5）周；放射治疗后休息 8 周再手术。

（6）术后放疗指征：经耻骨上区进行手术或活体组织检查后；膀胱部分切除术后，膀胱内、腹壁、骨盆有残存病变；全膀胱切除术后，有盆腔淋巴结转移或肿瘤种植。一般术后先大野 DT 40Gy 左右，后缩野（8 × 10）cm²，推量 10 ~ 15Gy，剂量尽量控制在 50Gy/5 周以内。

2. 姑息减症放射治疗　对晚期患者采用根治量放射仍较满意，全骨盆野 25Gy/14 次→膀胱野 16Gy/8 次→全骨盆量 25Gy/14 次。

3. 腔内放射治疗　主要治疗黏膜及黏膜下病变。采用 ^{192}Ir、^{137}Cs 等放射源，先全骨盆野外照射 Dm 3.5Gy × 3 次，然后腔内照射，休息 3 周，再外照射 30Gy/3 周。

4. 适形放疗和调强适形放疗　这两种治疗技术是放射治疗近年来的新发展，是在 CT 影像上勾画靶区和可能受照射的正常器官，所勾画的靶区范围应与前述治疗范围相同。适形放疗和调强适形放疗能在各射野方向上保持射野形状与所需治疗靶区形状一致，调强适形放疗还能对射野内各处的剂量分布按照需要进行调整。另外，适形放疗和调强适形放疗能对治疗靶区和周边重要器官的受量进行准确评估，因此在给予治疗靶区以精确集中照射的同时能最大限度地保护未受肿瘤侵犯的正常组织器官，故近年来适形放疗和调强适形放疗在膀胱癌治疗中的应用越来越多。但膀胱体积和形状随充盈程度不同而变化，因此，在应用三维适形放疗和调强适形放疗时，应保持治疗过程中膀胱充盈一致并使用体位固定，以减少器官移动和摆位误差，保证准确照射靶区。

（四）放射治疗的并发症

（1）膀胱反应：尿急、尿频、血尿，严重时发生放射性膀胱炎、膀胱纤维化、挛缩性膀胱。

（2）直肠反应：大便次数增多、便血、里急后重，严重者出现直肠狭窄及穿孔现象，形成膀胱直肠瘘或膀胱阴道瘘。

（3）小肠反应：位于盆腔内的小肠受照射所致，表现肠粘连、梗阻、狭窄及穿孔，需手术处理。

六、化学药物治疗

（一）单药化疗（表6-1）

浸润性膀胱癌行根治性全膀胱切除时，其5年局部控制率可达90%，但由于其容易发生远处的微小转移，故单纯手术治疗的5年生存率仅为40%左右。有研究显示应用手术+化疗（放疗）的综合治疗手段，可提高浸润性膀胱癌患者的生存率。目前常用的对膀胱癌有效的化疗药物有顺铂（DDP）、环磷酰胺（CTX）、丝裂霉素（MMC）、阿霉素（ADM）、甲氨蝶呤（MTX）、长春碱（VLB）、长春新碱（VCR）等。其中以顺铂疗效最好。

表4-1　单药治疗膀胱癌的疗效

药物	例数	有效率（%）
顺铂	320	30
阿霉素	248	17
甲氨蝶呤	236	29
长春碱	38	16
卡铂	80	30
丝裂霉素	42	13
长春新碱	42	14
5-Fu	105	15
环磷酰胺	26	7

（二）辅助化疗

有研究显示，对于仅侵犯肌层的膀胱癌患者，术后辅助化疗不能改善其生存期，但对于肿瘤侵犯膀胱外组织，如脂肪、相邻器官或盆腔淋巴结阳性的患者，术后辅助化疗可显著提高其无病生存率，故对于这一类型的膀胱癌患者可行术后辅助化疗。目前常用的辅助化疗方案有M-VAP方案（表4-2）、DDP+ADM方案（表4-3）等。

表4-2　M-VAP方案

药物名称	剂量	给药方式	实施计划
甲氨蝶呤（MTX）	30mg/m²	静脉滴注	第1、第15、第22日
长春碱（VLB）	3mg/m²	静脉滴注	第3、第15、第22日
阿霉素（ADM）	30mg/m²	静脉滴注	第2日
顺铂（DDP）	70mg/m²	静脉滴注	第2日

注：①如患者曾行盆腔放疗，剂量达2 500cGy以上，阿霉素剂量应减小到15mg/m²；②若白细胞<2.5×10⁹/L或pt<100×10⁹/L或有黏膜炎，第22日化疗应慎用。

表4-3　DDP+ADM方案

药物名称	剂量	给药方式	实施计划
阿霉素（ADM）	40mg/m²	静脉滴注	第1日
顺铂（DDP）	30mg/m²	静脉滴注	第1~3日

（三）姑息化疗

对于发生远处转移的膀胱癌患者，全身化疗是首选治疗。近年来随着新方案的应用、药物剂量的提高，全身化疗对晚期膀胱癌患者的有效率可达 70%，可达到延长生存时间的目的。其中的部分 CR 患者可获得重新手术的机会。常用的化疗方案有 M - VAP 方案、GP 方案（表 4 - 4）、CAP 方案（表 4 - 5）等。

表 4 - 4 GP 方案

药物名称	剂量	给药方式	实施计划
吉西他滨（Gemcifabinc）	1000mg/m²	静脉滴注	第 1、第 8、第 15 日
顺铂（DDP）	30mg/m²	静脉滴注	第 1 ~ 3 日

表 4 - 5 CAP 方案

药物名称	剂量	给药方式	实施计划
环磷酰胺（CTX）	650mg/m²	静脉滴注	第 1 日
阿霉素（ADM）	40mg/m²	静脉滴注	第 1 日
顺铂（DDP）	30mg/m²	静脉滴注	第 1 ~ 3 日

注意事项：①先用阿霉素，再用顺铂；②本方案中有 4 例死亡与药物相关，故在应用中阿霉素剂量应酌减。

（四）膀胱灌注治疗（表 4 - 6）

膀胱癌灌注治疗的目的主要是消除已存在的肿瘤，预防肿瘤复发，防止肿瘤进展、浸润或转移。目前灌注治疗多用于浅表的膀胱肿瘤术后或复发的浅表膀胱肿瘤。常用的膀胱灌注药物分两类：生物制剂和化疗药物。生物制剂有卡介苗、干扰素等，化疗药物有丝裂霉素、阿霉素、噻替派、吡柔比星等。目前一般认为，对于低危的膀胱癌，可用化疗药物膀胱灌注，而对于高危或原位膀胱癌则应采用卡介苗灌注。由于卡介苗膀胱灌注的不良反应率较高，目前多采用化疗药物膀胱灌注。

表 4 - 6 常用的膀胱灌注药物的用法

药物名称	剂量	用法
卡介苗	120mg	每周 1 次×6 次，后改为 2 周 1 次×6 次
丝裂霉素	40mg	每周 1 次×8 次，后改为每月 1 次×12 次
阿霉素	50mg	每周 1 次×6 次，后改为每月 1 次×6 次
吡柔比星	60mg	每周 1 次×6 次，后改为每月 1 次×6 次

注意事项：①卡介苗灌注的时间应在腔内治疗膀胱镜检查 2 周后，或手术伤口完全愈合后。出现尿路损伤时应停止灌注以减少其严重并发症的发生；②丝裂霉素的灌注时间应在术后 6 小时内或至少不晚于手术当天，可有效降低复发率。

（王　琼）

第三节　肾上腺肿瘤

一、肾上腺的解剖及生理功能

肾上腺是人体相当重要的内分泌器官，由于位于两侧肾脏的上方，故名肾上腺。肾上腺是腹膜后器官，左右各一，共同为肾筋膜和脂肪组织所包裹。左肾上腺呈半月形，右肾上腺为三角形。长可达 5cm，宽可达 3cm，厚可达 1cm。肾上腺两侧共重 10 ~ 15g。腺体分肾上腺皮质和肾上腺髓质两部分，周围部分是皮质，内部是髓质。两者在发生、结构与功能上均不相同，实际上是两种内分泌腺。

肾上腺皮质较厚，位于表层，约占肾上腺的 80%，组织结构可以分为三层，自外向内分为球状带、束状带和网状带三部分。球状带腺细胞排列成短环状或球状。这一层较薄，主要分泌盐皮质激素，主要为醛固酮，调节电解质和水盐代谢。束状带位于皮质中间，腺细胞排列成垂直于腺体表面呈束状。这层较厚，构成皮质的大部分，该带细胞分泌糖皮质激素，主要代表为可的松和氢化可的松，调节糖、脂肪和蛋白质的代谢。网状带位于皮质最内层，腺细胞排列不规则。网状带分泌少量糖皮质激素，以皮质醇为主，网状带还分泌少量性激素，生理情况下意义不大。

肾上腺髓质位于肾上腺的中央部，周围有皮质包绕，上皮细胞排列成索，吻合成网，细胞索间有毛细血管和小静脉。此外，还有少量交感神经节细胞。该部上皮细胞形态不一，核圆，位于细胞中央，胞质内有颗粒。若经铬盐处理后，显棕黄色，故称为嗜铬细胞。嗜铬细胞用组织化学方法又可分为两型：一类为肾上腺素细胞，胞体大，数量多；另一类为去甲肾上腺素细胞，胞体小，数量少。肾上腺髓质分泌肾上腺素和去甲肾上腺素。前者的主要功能是作用于心肌，使心跳加快、加强；后者的主要作用是使小动脉平滑肌收缩，从而使血压升高。

肾上腺血供丰富，动脉（图4-1）有三个来源：①由腹主动脉发出的肾上腺中动脉；②由膈下动脉发出的肾上腺上动脉；③由肾动脉发出的肾上腺下动脉。这些动脉的分支末梢互相吻合。肾上腺动脉进入被膜后，分支形成动脉性血管丛，其中大部分分支进入皮质，形成窦状毛细血管网，并与髓质毛细血管通连。少数小动脉分支穿过皮质直接进入髓质，形成窦状毛细血管。髓质内的小静脉汇合成一条中央静脉，经肾上腺静脉出肾上腺。右侧汇入下腔静脉，左侧汇入肾静脉（图4-2）。

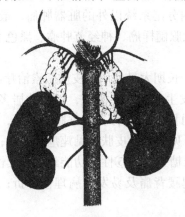

图4-1 左、右肾上腺动脉血供

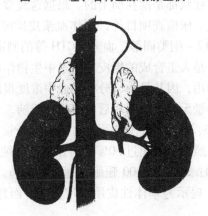

图4-2 左、右肾上腺静脉回流

肾上腺本身体积虽然很小，但它生长的肿瘤体积则差别很大，通常将直径3cm以下者称为小瘤，最小的不到1cm，大者可达到30cm。肿瘤的形状可如豆粒、桃李、苹果、哈密瓜等。

二、肾上腺肿瘤的分类

肾上腺肿瘤的分类可按其性质分为良性肿瘤和恶性肿瘤；按发生部位分为皮质肿瘤、髓质肿瘤、间质瘤或转移瘤等。按有无内分泌功能分为非功能性肿瘤和功能性肿瘤；临床上需要手术干预的肾上腺肿瘤通常为功能性肿瘤或高度怀疑恶性（或术前无法鉴别良、恶性）的肿瘤。

三、肾上腺皮质肿瘤

肾上腺皮质肿瘤是指位于肾上腺皮质的肿瘤，可分为原发性肿瘤和转移性肿瘤。原发性肿瘤有肾上腺皮质腺瘤和肾上腺皮质癌等。转移性肿瘤较原发性肾上腺皮质癌多见。最常见的原发病为黑色素瘤、肺癌、乳腺癌和肾癌等。

四、皮质醇增多症

人体内皮质醇增多引起的一系列病理生理变化和临床表现为皮质醇症，或皮质醇增多症，也称库欣综合征。

1. 病因

（1）由于肾上腺皮质肿瘤（腺瘤或癌）的存在，自主性的分泌皮质醇过多；约占病例的15%。

（2）由于脑垂体腺瘤的存在或下丘脑乃至中枢神经调节紊乱，垂体分泌促肾上腺皮质激素过多，使双侧肾上腺皮质增生，分泌过多的皮质激素。

（3）异位 ACTH 综合征指由于内分泌系统以外的脏器肿瘤，最常见的有小细胞肺癌，其次为胸腺瘤、胰腺瘤及支气管类癌，还有甲状腺髓样癌、神经节肿瘤、黑色素瘤和前列腺癌等发病过程中自主分泌的 ACTH 增多。

（4）医源性皮质激素增多：由于长期大量使用糖皮质激素治疗出现的类似症状，停药后逐渐消失。

2. 临床表现　皮质醇增多症可发生于任何年龄组，以女性居多，女：男为（3~8）：1。患者临床表现：①典型的向心性肥胖，满月脸，水牛背，悬垂腹，颈短，四肢肌萎缩，相对消瘦；②皮肤菲薄，下腹壁、大腿内侧、腋下皮肤可见紫纹，皮肤可见痤疮和多毛；③高血压，部分患者轻度或中度高血压；④糖尿病，部分患者血糖和尿糖升高；⑤性腺功能紊乱，女性月经不调，甚至闭经；男性性欲减退；⑥其他症状，如骨质疏松症引起腰背痛及易发生病理性骨折；精神症状，表现为失眠、记忆力减退、注意力分散等。

3. 诊断　一般并不困难，只要具有这方面的常识，提高对本病的警惕性，记住上面所说的一些症状和体征就可一望便知，因为许多症状都是摆在面上的。根据这线索再抽血留尿进行内分泌方面激素检验，皮质醇症患者除进行常规的血、尿检查项目外，须作血浆皮质醇、24 小时尿游离皮质醇、24 小时尿 17 - 羟皮质类固醇、24 小时尿 17 - 酮类固醇、血浆 ACTH 等的测定。

地塞米松抑制试验：地塞米松是人工合成的糖皮质激素中生物作用最强的激素之一，仅需要很小的量即能达到与天然皮质醇相似的作用，因其量小，分布在血中浓度很低，难以用常规放射免疫定量测定法测出，故对测定自身皮质醇分泌量无影响。服用后可抑制下丘脑，垂体 - 肾上腺轴的功能。

（1）小剂量地塞米松试验：23：30~24：00 顿服地塞米松 1mg（或 1.5mg），次日晨8：00抽血，测定血浆游离皮质醇。测定值较对照值下降超过50%，可诊断为单纯性肥胖症。

（2）大剂量地塞米松试验：23：30~24：00 顿服地塞米松 8mg，次日晨 8：00 抽血，测定血浆游离皮质醇。皮质醇抑制超过50%，提示为垂体性皮质醇增多症，而肾上腺皮质肿瘤或异位 ACTH 综合征不被抑制。

用 B 超、CT 和 MBI 等做肾上腺肿瘤定位的检查，便可诊断。此外，蝶鞍 CT 扫描，磁共振成像诊断有无垂体腺瘤或微腺瘤。

由于这种病例很少，即使一般医务人员也很少见到，就难免误诊。

4. 治疗　主要是针对病因进行处理。对肾上腺肿瘤患者应尽可能争取切除肿瘤，特别是对良性肿瘤，其疗效肯定。对恶性肿瘤，也以切除肿瘤缓解症状后，继以其他辅助治疗，改善生存质量和延长生存期。对一般情况太差，难以胜任手术治疗，或广泛转移者，才给予姑息治疗如放射、化疗和免疫治疗等。对确诊为脑垂体肿瘤者，经鼻行蝶鞍垂体瘤切除后效果良好。异位 ACTH 综合征病例的原发瘤切除后，ACTH 可逐渐消退。无法控制者可用肾上腺酶抑制剂密妥坦、氨鲁米特，或直接作用于下丘脑、垂体的药如赛庚啶、溴隐亭等控制。

五、肾上腺皮质腺瘤

肾上腺皮质腺瘤（adrenocortical adenoma），是肾上腺皮质细胞发生的一种良性肿瘤，分为无功能性和功能性2种，女性多于男性，约2：1，且儿童多见。大多数皮质腺瘤是非功能性，少数为功能性，可引起醛固酮增多症或 Cushing 综合征。

1. 临床表现　无功能性肾上腺皮质腺瘤临床表现隐匿，缺乏特征性。患者多以行 B 超、CT 检查时偶然发现。功能性肾上腺皮质腺瘤可引起醛固酮增多症，Cushing 综合征或性征异常等内分泌异常表现（具体内容见相关章节）。

2. 诊断　无功能性肾上腺皮质腺瘤在行 B 超、CT 或 MRI 检查时可发现。功能性肾上腺皮质腺瘤通过结合临床表现和相关内分泌指标实验室检查来诊断。

治疗原则：功能性肾上腺皮质腺瘤一旦诊断，无论肿瘤大小，均应手术切除。无功能性肾上腺皮质腺瘤，如果瘤体小于3cm 可以暂观察。

六、肾上腺皮质癌

肾上腺皮质癌是发生于肾上腺皮质的恶性肿瘤，分为有内分泌功能性和无内分泌功能性两种类型。可发生于任何年龄，约60% 为有内分泌功能性肿瘤。随着 B 超、CT 的广泛应用，肾上腺皮质癌检出率有增高趋势，二者对诊断肾上腺皮质癌具有非常重要的价值。

1. 临床表现　功能性肾上腺皮质癌临床表现为库欣综合征、原发性醛固酮增多症或男性性早熟、男性女性化或女性男性化等性征异常，其中以库欣综合征表现最为常见。无功能性肾上腺皮质癌临床表现隐匿，缺乏特征性，患者多以腰痛、腹痛就诊，早期诊断困难，肿瘤多为行 B 超、CT 检查时偶然发现。

2. 诊断　在功能性肾上腺皮质腺瘤诊断中，患者出现下列情况应高度怀疑肾上腺皮质癌的可能：①病程短，进展快，病程多少于1年；②库欣综合征或原发性醛固酮增多症同时伴有 17 - 酮类固醇明显升高者，24 小时尿 17 - 酮类固醇测定对鉴别肿瘤良、恶性有特殊价值，恶性肿瘤可超过正常值数倍；③肿瘤大于4cm，内部回声不均匀。肾上腺是肿瘤转移的好发部位，转移癌一般体积不大，直径约3cm 左右。对于双侧肾上腺占位病变，更应考虑转移癌所致。

肿瘤多为行 B 超，CT 检查时偶然发现。目前 B 超和 CT 为肿瘤早期定位诊断的主要手段。肾上腺皮质癌的 CT 主要表现为一般瘤体较大，直径可达 7~20cm，多数有包膜，呈分叶状，瘤内可有广泛出血、坏死和钙化，表现为多种不同密度的混合性肿块。又因为肿瘤较大，常对周围组织和器官造成挤压推移现象。若同时看到腹膜后的淋巴结肿大，或在肝、肾内出现转移灶，对判断肿瘤的良、恶性更有意义，对临床分期、手术难易程度、预后判断有重要意义。但对瘤体较小者确定肿瘤性质仍有一定困难。一般来说，肿瘤越大恶性变的可能性越大。

3. 治疗　肾上腺皮质癌手术切除是唯一有效的治疗手段。然而对于已有转移的患者，虽手术不能治愈，但可使肿瘤体积缩小及减轻临床症状。肿瘤侵及周围脏器，如肾脏，可做一侧肾切除；如为肝脏可作部分肝切除；如远处转移癌为孤立性转移灶，可分别切除。肿瘤侵犯下腔静脉者，行根治性肾上腺切除术的同时，积极予以手术处理。患者行肿瘤切除术后，如有皮质醇分泌再次增加或术后持续有不能被抑制的皮质醇分泌，则提示肿瘤已复发、转移。

七、原发性醛固酮增多症（醛固酮瘤）

原发性醛固酮症是由于人体醛固酮分泌增加而引起肾素分泌受抑制的综合征，临床上以高血压和低血钾为特征。1953 年孔氏首先报告1 例切除分泌醛固酮的肾上腺皮质腺瘤后获得痊愈，因而将本病命名为 Conn 综合征。原发性醛固酮症病因中肾上腺皮质腺瘤最常见，约占原醛症的80%，以肾上腺单个肿瘤多见，醛固酮瘤瘤体积较小，多数直径小于3cm，有些仅为0.3~0.6cm，平均直径为1.8cm，重量多数为 3~5g。位于肾上腺的最外层。肾上腺癌极少见。

1. 临床表现

（1）高血压：主要由于血浆容量增加和钠离子增加造成的血管阻力增强，是本病最主要或最早出现的症状。血压增高以舒张压为主。一般降压药难以奏效。也有血压正常型原醛症，其机制不明了。因高血压、高血钠常造成头晕、头痛、疲乏、视力模糊、心烦、口渴等症状。

（2）低血钾：低血钾引起的肌无力和肌麻痹，使患者感到头重脚轻，四肢无力，以下肢更明显，重者呈现周期性瘫痪。低血钾导致心律失常、脑缺氧症候群，以及肾功能障碍所致的多尿、夜尿增多。

（3）水、电解质平衡失调：造成碱中毒，最终使钙镁离子丧失，出现肢端麻木、四肢痉挛、软瘫等。

2. 诊断

（1）儿童或青少年高血压患者中，应考虑到有此病的可能而做相应的检查。

（2）成年人高血压患者中服降压药效果不明显者，伴有低血钾或周期性下肢四肢麻痹者，应考虑此病做进一步检查。

（3）实验室检查：①低血钾、高血钠；②碱中毒，血 CO_2 结合力正常高值或高于正常；③尿钾排出增多，24 小时超过 25~30mmol/L；④血和尿醛固酮含量升高；⑤血浆肾素活性降低，激发试验往往无反应，但该测定对原醛症并不特异，因为 25% 高血压患者有肾素抑制现象。

（4）特殊检查：①螺内酯（安体舒通）试验：螺内酯每次 80~100mg，每日 3 次口服，连续 2~3 周，原醛症者，血压下降，肌无力改善，尿钾减少，尿钠增多，血钾上升到正常范围，血钠下降，CO_2 结合力下降，尿 pH 变酸性；②体位试验：特发性醛固酮症者站立位时肾素和醛固酮分泌增高；③钠钾平衡试验：仅适用于诊断有困难时。原醛症患者在普食情况下呈钾负平衡，钠平衡；在低钠饮食情况下呈血钾升高，尿钠排出减少。

（5）影像学诊断：原醛症除肾上腺腺瘤、腺癌引起者外，肾上腺皮质增生者亦占很大比例。须通过 B 超、CT、MRI 对三者进行鉴别诊断。由于引起原醛症的腺瘤可能很微小，CT 扫描应用间距 0.5cm 的密层扫描可避免将肿瘤遗漏。鉴别遇到困难时，可应用肾上腺同位素碘化胆固醇闪烁扫描，即给患者注射[131] I - 19 - 碘，胆固醇后进行扫描。皮质腺瘤较正常吸收较多量的放射标志物，皮质增生摄取量正常，皮质癌则不显示。其准确率可达70%~90%。

3. 治疗原则　依据原醛症的不同病因，选择相应的治疗方法。醛固酮瘤首选手术切除，可治愈。术前准备，包括口服螺内酯，以控制高血压，纠正低血钾；采用低钠高钾饮食。高血压、低血钾、碱中毒纠正后，才可施行手术。单个单侧肾上腺腺瘤，可将瘤体与同侧肾上腺切除。近年来腹腔镜技术进步，腹腔镜手术成为治疗肾上腺肿瘤的"金标准"。

八、肾上腺髓质肿瘤（嗜铬细胞瘤）

肾上腺髓质肿瘤以嗜铬细胞瘤最多见，可导致继发性高血压，患病率占高血压病的 0.1%~1%。近年来随着医学的发展和医生警惕性的提高，本病的发现已渐渐增多，男女发病数相似，各年龄组均可发生，以 20~50 岁最多见，儿童患者也不少。肿瘤重量自数克至 3kg，大小不等，一般 100g 左右。

1. 病理及病理生理　嗜铬细胞瘤为起源于神经外胚层嗜铬组织的肿瘤，位于肾上腺者占80%~90%，大约10%在肾上腺外，10%呈恶性，10%为家族性，10%出现于儿童，10%瘤体在双侧，10%为多发性。主要分泌儿茶酚胺。临床症状及体征与儿茶酚胺分泌过量有关，表现有高血压、头痛、心悸、高代谢状态、高血糖、多汗。某些患者可因长期高血压致严重的心、脑、肾损害或因突发严重高血压而导致危象，危及生命，但如能及时、早期获得诊断和治疗，是一种可治愈的继发性高血压病。肿瘤有完整的包膜，呈圆形或椭圆形，表面光滑，其旁可见被肿瘤压迫的扁平肾上腺组织。肿瘤切面呈红棕色，富有血管，质地坚实，还可见出血灶，以及坏死和囊性变。与大部分肿瘤一样，散发型嗜铬细胞瘤的病因仍不清楚。家族型嗜铬细胞瘤则与遗传有关。

2. 临床表现　本病的临床表现个体差异甚大，可突然发生恶性高血压、心衰或脑出血等。其常见症状和体征如下。

（1）心血管系统

1）高血压为本症的主要和特征性表现，可呈间歇性或持续性发作。典型的阵发性发作常表现为血压突然升高，可达（200~300）/（130~180）mmHg，伴剧烈头痛，全身大汗淋漓、心悸、心动过速、心律失常、心前区和上腹部紧迫感、疼痛感、焦虑、恐惧或有濒死感、皮肤苍白、恶心、呕吐、腹痛或胸痛、视力模糊、复视，严重者可致急性左心衰竭或心脑血管意外。

2）低血压、休克本病也可发生低血压或直立性低血压，甚至休克或高血压和低血压交替出现。

3）心脏病变大量儿茶酚胺可致儿茶酚胺性心脏病，可出现心律失常如期前收缩、阵发性心动过速、心室颤动。部分病例可致心肌退行性变、坏死、炎性改变等心肌损害，而发生心衰。长期、持续的高血压可致左心室肥厚、心脏扩大和心力衰竭。

（2）代谢紊乱：高浓度的肾上腺素作用于中枢神经系统，尤其是交感神经系统而使耗氧量增加，基础代谢率增高可致发热、消瘦。肝糖原分解加速及胰岛素分泌受抑制而使糖耐量减退，肝糖异生增加。少数可出现低钾血症，也可因肿瘤分泌甲状旁腺激素相关肽而致高钙血症。

（3）其他表现：过多的儿茶酚胺使肠蠕动及张力减弱，故可致便秘、肠扩张、胃肠壁内血管发生增殖性或闭塞性动脉内膜炎，致肠坏死、出血或穿孔；胆囊收缩减弱，Oddi 括约肌张力增强，可致胆汁潴留、胆结石。病情严重而病程长者可致肾衰竭。膀胱内副神经节瘤患者排尿时，可诱发血压升高。在大量肾上腺素作用下血细胞发生重新分布，使外周血中白细胞计数增多，有时红细胞也可增多。

3. 诊断

（1）血、尿儿茶酚胺及其代谢物测定：尿中儿茶酚胺、香草基杏仁酸、3-甲氧基肾上腺素（MN）和甲氧基去甲肾上腺素（NMN）及其总和（TMN）均可升高。

血浆儿茶酚胺测定：血浆儿茶酚胺值在本病持续或阵发性发作时明显高于正常。仅反映取血样即时的血儿茶酚胺水平，故其诊断价值不比发作期24小时尿中儿茶酚胺水平测定更有意义。

（2）B超：可以检出肾上腺内直径>2cm的肿瘤。一般瘤体有包膜，边缘回声增强，内部为低回声均质。如肿瘤较大，生长快时内部有出血、坏死或囊性变，超声表现为无回声区。但B超对于过小或是肾上腺外一些特殊部位的肿瘤不能显示。灵敏度不如CT和MRI，不易发现较小的肿瘤。可用作初步筛查、定位的手段。

（3）肾上腺CT扫描：CT是目前首选的定位检查手段。嗜铬细胞瘤在CT上多表现为类圆形肿块，密度不均匀，出血区或钙化灶呈高密度，增强扫描时肿瘤实质明显强化，而坏死区无或略有强化。CT诊断肾上腺内嗜铬细胞瘤的敏感性达到93%~100%，但特异性不高，只有70%。对于肾上腺外嗜铬细胞瘤，如腹腔内小而分散的肿瘤不易与肠腔的断面相区分，因此有可能漏诊。做CT检查时，由于体位改变或注射静脉造影剂可诱发高血压发作，应先用α-肾上腺素能受体阻断剂控制高血压，并在扫描过程中随时准备酚妥拉明以备急需。

（4）磁共振显像（MRI）：MRI诊断嗜铬细胞瘤的敏感性及特异性与CT相似，其优势在于是三维成像，可显示肿瘤与周围组织的解剖关系及结构特征。

（5）^{131}I-间碘苄胍（^{131}I-MIBG）闪烁扫描：间碘苄胍（^{131}I-MIBG）是去甲肾上腺素的生理类似物，可被摄取和储存于嗜铬细胞瘤内，经同位素^{131}I标记后，能显示瘤体。具有定性和定位意义。

恶性嗜铬细胞瘤，只有发现肿瘤侵犯血管、周围组织以及转移时才确诊为恶性。影像学检查恶性嗜铬细胞瘤，直径>6cm，且不规则，有钙化区。

4. 治疗原则　嗜铬细胞瘤一旦确诊并定位，应及时切除肿瘤，否则有肿瘤突然分泌大量儿茶酚胺、引起高血压危象的潜在危险。近年来，随着生化试验及显像技术的发展，嗜铬细胞瘤的定性和定位诊断技术大为提高，因此术手术成功率得以提高。术前应采用α-受体阻滞药使血压下降，减轻心脏负荷，并使原来缩减的血管容量扩大，以保证手术的成功。

（1）药物治疗：①嗜铬细胞瘤的定性及定位的诊断一旦明确，应立即用药物控制，以防出现高血压急症。主要用药为长效 α - 受体阻滞药，包括酚苄明和哌唑嗪；②合并高血压急症时可静脉给以酚妥拉明。如疗效不好可静脉输注硝普钠。

（2）术前准备和药物治疗：常用药物：酚苄明 20～60mg/d，分 3 次日服。术前准备一般应在 2 周以上。若降血压不满意时，可加用钙离子通道阻滞剂硝苯地平口服，能取得较好效果，这可能由于钙离子参与儿茶酚胺的代谢之故。心率快的患者可加用 β - 肾上腺受体阻滞剂，如普萘洛尔、美托洛尔等。如拟行双侧肾上腺切除，应给予糖皮质激素替代治疗。

儿茶酚胺症患者的周围血管长期处于收缩状态，血容量低，切除肿瘤或增生腺体后可引起血压急剧下降，围手术期不稳定，术中术后出现难以纠正的低血容量休克。因此，在使用肾上腺素能受体阻滞剂的同时，应考虑扩容如输血、补液。

（3）手术：以全麻为安全。准备酚妥拉明和去甲肾上腺素等降血压和升血压药物，桡动脉插管可正确测定动脉血压变化，上腔或下腔静脉插管测定中心静脉压以便及时调整补液和输血量。根据肿瘤大小、单侧病变还是双侧或多发病变以及肿瘤与周围血管脏器的关系来决定相应的手术路径。

目前腹腔镜手术已成为切除肾上腺肿瘤的最常用方式。其优点显而易见，一是微创，即皮肤上仅需几个直径 0.5～1cm 的小孔即可完成肿瘤的切除，术后恢复很快；二是清晰，由于腹腔镜的放大作用，使位置很深的肾上腺近在眼前，实现了开放手术所无法匹敌的清晰视野，再加之配套先进切割、分离器械的使用，使手术解剖相当精细，出血极少。

（4）术后处理：在肿瘤切除后，患者血压很快下降。如术后仍存在持续性高血压，可能是肿瘤未切除干净或已伴有原发性高血压或肾性高血压。儿茶酚胺在手术后 7～10 天即可恢复正常水平。因此在术后 1 周时要测定儿茶酚胺或其代谢物以明确肿瘤是否完全切除。对于不能手术的患者可以长期药物治疗。可使用酚苄明、哌唑嗪等药物以改善症状，也可采用 ^{131}I - MIBG 内放射治疗。

（5）恶性嗜铬细胞瘤的治疗：恶性嗜铬细胞瘤可以在腹膜后复发或是转移到骨、肺、肝脏等处。复发有可能在第 1 次术后的数年或数十年后才发生，需要长期随诊观察。放疗虽效果不是很好，但对控制骨转移有好处。可以联合应用环磷酰胺、长春新碱等化疗。

（余海英）

第四节　阴茎癌

一、流行病学与病因

（一）流行病学

阴茎癌占泌尿生殖系统癌症的 2%，在北美和中国极少见。在美国，阴茎癌在未做包皮环切术的男性中占所有泌尿系恶性肿瘤的 10%～20%，年龄调整后的年发病率为 1/10 万。在巴拉圭，阴茎癌是最常见的泌尿生殖系统肿瘤，占泌尿生殖系统肿瘤的 45%～76%。在非洲的乌干达，男性不做包皮环切术，阴茎癌是男性最常见的恶性肿瘤。阴茎癌的高发年龄在 50 岁以上。

阴茎癌过去是我国常见的泌尿生殖系统恶性肿瘤。20 世纪 50 年代男性泌尿生殖系统肿瘤发病率的首位。随着生活水平的提高和卫生条件的改善，发病率逐年下降。阴茎肿瘤在男性泌尿生殖系统肿瘤的构成比 20 世纪 50 年代为 26.2%，60 年代为 12.1%，70 年代为 9.7%。1963—1965 年上海防癌普查资料，阴茎癌的发病率为 1.62/10 万，1972—1978 年下降至 0.92/10 万，这一发病率和西方国家相似。

（二）病因

阴茎癌的病因不清，包皮过长、包皮垢和阴茎癌的关系密切。细菌作用于上皮细胞，使之脱皮后产生包皮垢。动物实验证明，包皮垢是致癌物。临床流行病学研究证明，大部分阴茎癌发生于未做包皮环切术的患者，在婴儿时期即做包皮环切术的人极少发生阴茎癌，青春期或成人时期做包皮环切术并不能降低阴茎癌的发生率。阴茎癌在不作包皮环切术的国家和地区发病率较高，而犹太人和穆斯林都行包皮环切，其国家发病率很低。国内 1870 例阴茎癌统计资料证明，有包茎或包皮过长的患者占 86.6%。

二、解剖及转移途径

（一）解剖

阴茎的基本结构包括两个阴茎海绵体和尿道海绵体，后者前端膨大形成阴茎龟头，龟头近端边缘突起为阴茎冠，其后的环状凹陷为冠状沟，阴茎皮肤薄，松弛滑动，在冠状沟延长反折，掩盖阴茎头的双层皮肤称为包皮。

（二）淋巴引流

阴茎的淋巴引流主要有 3 条途径：①包皮和阴茎干皮肤及皮下组织的淋巴引流到位于阔筋膜上方的浅表腹股沟淋巴结。②阴茎头及海绵体的淋巴引流向耻骨联合前的淋巴丛，由此通向两侧入腹股沟深浅淋巴结或髂外淋巴结，舟状窝和阴茎部尿道的淋巴随着阴茎的淋巴一起引流到腹股沟深浅淋巴结。③尿道球膜部和前列腺部的淋巴：a. 部分经耻骨联合下方进入髂外淋巴结；b. 部分进入闭孔肌和髂内淋巴结；c. 部分进入骶前淋巴结。阴茎两侧的淋巴引流之间有着丰富的交通网，从临床实践来看，阴茎的淋巴引流可以认为是双侧的。位于腹壁静脉和大隐静脉结合部位的上方或中间的前哨淋巴结，是阴茎癌最早的淋巴引流部位，这组淋巴结对判断肿瘤的范围非常重要，如果这组淋巴结未受侵，就没有必要进行腹股沟淋巴结清扫。在腹股沟淋巴结未受侵的情况下，盆腔淋巴结很少受侵。

三、病理和临床分期

（一）临床表现和自然病程

大多数阴茎癌从包皮区域发病，可起源于阴茎龟头，冠状沟或包皮。常表现为浸润性溃疡或一个赘生的乳头状病灶，多无痛。腹股沟淋巴结是最常见的转移部位。临床上未触及腹股沟淋巴结肿大的患者中有 20% 已经发生微小转移。所有患者中病理证实有淋巴结转移的占 35%，然而在这些有淋巴结转移的患者中只有接近 50% 有可触及的淋巴结肿大。

（二）病理

阴茎癌前病变包括黏膜白斑、增生性红斑、角质增生、乳头状瘤和巨大湿疣等，这些疾病常需局部切除治疗，部分癌前病变可发展为癌。

多数恶性阴茎肿瘤为分化良好的鳞状细胞癌，在中国占 92%，其次为乳头状癌，占 3.3%，腺癌、基底细胞癌或未分化癌极少见，其他有鲍温病（原位癌）、淋巴瘤和肉瘤。转移性肿瘤或白血病都可侵犯阴茎。

（三）分期系统

阴茎肿瘤应做切除或切取活检以明确病理诊断。体格检查需观察局部病变侵犯的范围和淋巴结转移状况。腹股沟淋巴结受侵的患者应接受 CT 检查，以明确是否有盆腔和主动脉旁淋巴结增大。

Jackson 提出的阴茎癌分期系统早期最为常用，见（表 4 – 7）。2005 年 AJCC 的 TNM 分期见（表 4 – 8）。

表 4 – 7 Jackson 阴茎癌分期系统

Ⅰ期	肿瘤局限在龟头和/或包皮
Ⅱ期	肿瘤侵犯到阴茎干
Ⅲ期	阴茎肿瘤发生腹股沟淋巴结转移，但可手术切除
Ⅳ期	肿瘤侵犯到阴茎干以外，不能手术切除，或不能手术的淋巴结转移或远位转移

表 4-8　阴茎癌的 TNM 分期

T：原发肿瘤
T_x：原发肿瘤不能评价
T_0：无原发肿瘤证据
T_{is}：原位癌
T_a：乳头状非浸润性癌
T_1：肿瘤侵犯上皮下结缔组织
T_2：肿瘤侵犯阴茎海绵体或尿道海绵体
T_3：肿瘤侵犯尿道或前列腺
T_4：肿瘤侵犯其他邻近结构
N：区域淋巴结
N_x：区域淋巴结转移不能评价
N_0：无区域淋巴结转移
N_1：单个腹股沟淋巴结转移
N_2：多个或双侧腹股沟淋巴结转移
N_3：腹股沟深部或单侧/双侧盆腔淋巴结转移
M：远处转移
M_x：远处转移不能评价
M_0：无远处转移
M_1：有远处转移
组织病理分级：
G_x：病理分级不能评价
G_1：高分化
G_2：中分化
$G_{3\sim4}$：低分化或未分化癌

四、诊断

对原发灶及腹股沟淋巴结必须进行详细的检查，记录肿瘤大小和范围，也必须取得细胞学或组织学的诊断，对原发灶可疑的地方建议用超声波检查，超声不能明确时可选用 MRI。临床无腹股沟淋巴结肿大时，有人推荐前哨淋巴结活检，但争议较大。临床可触及淋巴结肿大时，必须进行细胞学或组织学检查，腹股沟淋巴结肿大时，建议行盆腔 CT，盆腔 CT 阳性时，建议行腹部 CT 和胸片检查。对有疼痛的患者可行骨扫描。

五、治疗

（一）治疗原则

阴茎癌治疗方法主要有手术、放射治疗、激光治疗和化疗。治疗方法的选择取决于原发肿瘤侵犯范围和淋巴结转移情况。原发肿瘤的处理主要和肿瘤大小，侵犯深度，肿瘤分级有关。对于肿瘤较小，分期早和高分化的原发肿瘤可采取保留阴茎治疗，如器官保留性手术、放射治疗或激光治疗。病变较晚的肿瘤需采用阴茎部分或阴茎全部切除。

对腹股沟淋巴结有明确转移的患者，必须行腹股沟淋巴结清扫术。但对盆腔淋巴结未转移的患者是否需同时做盆腔淋巴结清扫尚存在争议。腹股沟淋巴结临床阴性时，腹股沟淋巴结清扫的意义未明。一般来说，$pT_{2\sim4}$ 和分化差的阴茎癌，腹股沟亚临床转移达 66%～83%，腹股沟淋巴结清扫可能改善生存率。

阴茎癌的生存率和淋巴结转移状况有关，淋巴结阴性患者的总生存率可达 85%～90%。腹股沟淋巴结转移时，5 年生存率降至 50% 以下，特别是同时出现多发淋巴结转移，双侧淋巴结转移或转移淋巴结固定时，预后更差。在有组织病理证实的腹股沟淋巴结转移时，许多作者建议同时做盆腔淋巴结清扫，这部分患者的生存率仅为 9% ~ 20%，大部分死于远处转移。

（二）手术治疗

1. 原发灶处理　阴茎癌手术治疗方式取决于病变范围和程度，包括包皮环切、局部切除、阴茎部分切除和根治性阴茎切除。理想的手术应该是切除病变的同时保留排尿和性功能，但有时由于病变广泛很难做到这一点。根治性手术尤其是阴茎全切术，会对患者的心理造成极大的损伤。局限在包皮的病灶可采用广泛的包皮环切术，包皮环切术的局部复发率为 40%。龟头部的病灶通常可采用阴茎部分切除术，如果能够取得 2cm 的手术边缘区，就应选择阴茎部分切除术，有些患者在经过阴茎部分切除手术后仍有可能保留性交的能力。Jensen 等人曾报道 45% 保留 4 ~ 6cm 阴茎残端和 25% 保留 2 ~ 4cm 阴茎残端的患者仍可以有性生活。

阴茎癌部分切除术大部分复发在术后 12 ~ 18 个月。局部复发应考虑进一步手术挽救治疗。尿道复发时生长迅速，易侵犯阴茎海绵体，手术应考虑切除整个尿道和可能受侵的区域。

2. 区域淋巴结处理

（1）前哨淋巴结检测的价值：腹股沟淋巴结阴性的患者，可考虑做前哨淋巴结检查，以指导临床处理腹股沟淋巴结。但阴茎癌前哨淋巴结检测的特异性和敏感性均较低，临床价值有待进一步探讨。

（2）腹股沟淋巴结清扫：腹股沟淋巴结阳性时，必须做淋巴结清扫，文献报道淋巴结清扫的 5 年生存率为 20% ~ 50%；中国医学科学院肿瘤医院寿建忠报道 53 例阴茎癌腹股沟淋巴结转移的患者，其中 22 例为阴茎手术时发现，31 例为术后随访中发现，采用腹股沟淋巴结切除联合术后放疗者 40 例，1、2、5 年生存率分别为 60%、47.5% 和 37.5% 副作用少见，说明腹股沟转移淋巴结切除联合放疗是一种有效的治疗手段，生存率与腹股沟淋巴结清扫术的结果相似，但减少了清扫术的并发症。腹股沟淋巴结阴性患者的处理方法包括观察随诊和淋巴结预防性清扫。预防性淋巴清扫结果证明，临床上有 20% 的患者有亚临床转移；但腹股沟淋巴结阴性时，是否需要做淋巴结清扫仍存在争议。

（3）分化好、肿瘤局限于龟头或 T_1、腹股沟淋巴结阴性（N_0）：这些患者的腹股沟淋巴结亚临床转移发生率低。如果患者服从随诊和容易随诊，可考虑临床观察，在腹股沟淋巴结复发时再做腹股沟淋巴结的清扫。1993 年印度报道一组大的治疗结果表明，预防性淋巴结清扫、活检或观察组的 5 年生存率相同。

（4）分化差、病变较广泛，但腹股沟淋巴结临床阴性时，腹股沟淋巴结的处理仍存争议。预防性腹股沟淋巴结的清扫的缺点在于手术并发症高，30% 的患者将发生较严重的并发症，如皮瓣坏死、伤口不愈合、淋巴囊肿和持续性下肢水肿，<3% 的患者死亡。目前大部分癌症中心建议在下列情况下作淋巴结清扫：$pT_{2~4}$ 或分化差的阴茎癌。这部分患者腹股沟淋巴结转移的概率高。

3. 并发症　阴茎部分或全部切除可引起较严重的心理和生理功能障碍。研究表明，和同龄健康人群相比，阴茎癌阴茎切除术后的患者生活质量明显下降，特别是性功能障碍，并存在较严重的社会心理障碍和抑制。髂腹股沟淋巴结清扫术术后皮瓣坏死、感染、下肢水肿等并发症发生率可高达 50%。

（三）放射治疗

阴茎癌的放射治疗是保存器官和功能的重要治疗手段，这一点对于年轻的，仅于龟头部有很小病变的精力充沛的男性患者尤为重要，早期阴茎癌放射治疗可以根治，对经选择的患者 90% 以上经放射治疗可保留性功能；一般 55% ~ 86% 的患者可以保留器官，局部控制率在 60% ~ 90%。部分阴茎切除或全切后，引起明显的心理和生理障碍。对晚期阴茎癌放疗起姑息性或减轻症状的作用。

1. 放疗前准备　①放疗前应做包皮环切术，这一手术可减少放疗并发症，如放疗引起的肿胀，皮肤刺激，湿性脱皮和继发感染等。此外，包皮环切还可以去除放射引起的包茎；②控制感染。阴茎癌几乎全部合并局部感染，必须采取抗感染治疗。对病灶分泌物可做细菌培养和药物敏感实验，选用对细菌高度敏感的抗生素；③局部清洁。局部可用生理盐水冲洗，并用 1/5 000 高锰酸钾水浸泡；④准确记录肿瘤情况。

阴茎放疗的方法包括兆伏 X 线外照射，铱贴敷治疗，用铱进行的组织间插植治疗。

Crabstald 和 Kelley 曾报道 10 例 I 期患者应用外照射（51～52Gy/6 周）治疗后，90% 的局部肿瘤得到控制。一组来自 Anderson 癌症中心的报道证实，早期病变的患者 80% 可保留阴茎且病变获局部控制。Duncan 和 Jackson 曾报道 I 期的患者经 50～57Gy/3 周以上高能 X 线治疗，90% 获得局部控制。

阴茎癌患者受侵区域淋巴结的放疗，可以使部分患者的病灶得到永久控制或治愈。在 Staubitz 的经典病例报道中，13 例证实有区域淋巴结受侵的患者经淋巴结放疗后 5 例（38%）生存 5 年。中国医学科学院肿瘤医院寿建忠报告有淋巴结转移的患者经腹股沟淋巴结切除结合术后放疗 5 年生存率为 37.5%，而单纯放疗的 13 例患者预后明显较差，5 年生存只有 1/13。

腹股沟预防性照射的资料极少，有报道认为 50Gy 预防照射能控制 90% 以上的亚临床转移灶，但病例数较少。临床上，一般不做腹股沟淋巴结预防照射，因腹股沟预防照射可以引起下肢水肿等并发症。

2. 放射治疗技术　尽管阴茎癌原发病灶外照射越来越得到广泛应用，但塑料模具敷贴治疗或组织间插植亦仍有应用。外照射需要特殊设计的器具（包括组织补偿），以使整个阴茎达到均匀的剂量分布。通常使用一个中心有圆形开口的塑料盒子，能将阴茎插入。盒子与阴茎之间的空间应用组织等效材料填充，然后对这个盒子用平行对穿的 X 线进行照射。另外一个巧妙的照射方式是患者处于俯卧位，然后阴茎浸入装满水的容器内，给予箱式照射技术照射。

尽管人们喜欢用单剂量较小（1.8～2.0Gy），总剂量较高的方法，总剂量为 60～65Gy，最后的 5～10Gy 应缩野后进行，这样会减少晚期纤维化的产生。但在很多医疗中心仍采用单剂量 2.5～3.5Gy（总剂量 50～55Gy）的治疗方案。

区域淋巴结可用兆伏 X 线外照射，两侧腹股沟均应进行照射，放射野应包括腹股沟和盆腔（髂外和下腹部）淋巴结。根据淋巴结的范围，肿瘤是否侵犯皮肤表面，皮肤受侵的面积等因素，考虑是否在腹股沟部位应用组织补偿物。

若临床检查和影像学检查均未发现大体可见的盆腔肿大淋巴结，则针对这些淋巴结的剂量可控制在 50Gy。若患者有可触及的肿大淋巴结，剂量应在（70～75）Gy/（7～8）周（每天剂量 1.8～2Gy），建议 50Gy 后缩野。

近距离放疗：制作一盒状或圆桶状模具，其中央有一开口和数个小沟用以在其周边放置放射源（针或金属丝）。圆桶和放射源应足够长以防止阴茎头部剂量不足。6～7d 给予表面剂量 60～65Gy，器官中央剂量接近 50Gy 的治疗。如果持续应用模具，则应放置适当位置的留置导尿管；也有患者间断应用模具照射，则必须准确记录应用时间。另一种方法，在 5～7d 内应用单平面或双平面插植治疗，剂量为 60～70Gy，铱–192 是目前最常用的组织间插植方法，组织间照射前建议做包皮环切术。

3. 放射治疗并发症　皮肤急性反映包括脱皮，疼痛，肿胀等，主要长期并发症为尿路狭窄，16%～49% 的患者可发生，但易通过尿道扩张达到缓解。阴茎坏死极少见，常发生在肿瘤巨大，且接受高剂量照射的患者。组织间照射并发症和外照射相似，尿道狭窄的发生率为 0～43%。

（四）化疗

化疗在阴茎癌治疗中的作用评价较难，大部分研究的病例较少，病例选择和病变程度不同，化疗剂量，方案均有变化。由于多数病变为鳞癌，因此以铂类为基础的化疗方案可望产生疗效，故选择较多，顺铂单药有效率为 15%～23%。阿霉素，博来霉素和甲氨蝶呤可用于晚期病变的治疗，有时也用于早期病变。

六、预后因素

中国医学科学院肿瘤医院单纯放射治疗阴茎癌的 5 年和 10 年的生存率分别为 65% 和 59%，5 年和 10 年无瘤生存率分别为 61% 和 54%，$T_{1-2}N_0$ 早期阴茎癌单纯放射治疗的 5 年生存率和无瘤生存率分别为 100% 和 95%，生存质量良好，生存 5 年以上的 29 例患者全部保留了阴茎，有性生活。其中 6 人年轻，治愈后生育健康子女。原发病灶的范围，淋巴结状况是阴茎癌最重要的预后因素。区域淋巴结未受侵预示能够长期生存（85%～90%）或治愈；腹股沟淋巴结受侵的患者预后不良，仅有40%～50%能长期生存；盆腔淋巴结受侵提示预后很差，仅有20%以下的患者能够存活。

（余海英）

第五章

神经系统肿瘤

第一节　颅内肿瘤

颅内肿瘤（intracranial tumors）是神经外科最常见的疾病之一，分原发性和继发性两大类。颅内肿瘤发病率为（7~10）/（10万·年），其中半数为恶性肿瘤，约占全身恶性肿瘤的1.5%。

颅内肿瘤的发生率以神经上皮组织起源的肿瘤（脑胶质瘤）占首位，脑膜瘤居第二位，然后依次为垂体腺瘤、先天性肿瘤、神经鞘膜肿瘤、继发性肿瘤及血管成分起源的肿瘤。在神经上皮组织起源的肿瘤中以星形细胞瘤为最多，其次为胶质母细胞瘤、室管膜瘤、髓母细胞瘤和少突胶质细胞瘤。在先天性肿瘤以颅咽管瘤最多见，其次为表皮样囊肿、皮样囊肿、畸胎瘤和脊索瘤；而在继发性肿瘤中则以肺癌脑转移最多见。

颅内肿瘤可发生于任何年龄，但以20~50岁常见。少年、儿童以后颅窝及中线肿瘤较多见，主要为髓母细胞瘤、颅咽管瘤及室管膜瘤。成人以大脑半球胶质瘤最为多见，如星形细胞瘤、胶质母细胞瘤；其次为脑膜瘤、垂体腺瘤及听神经瘤等。老年人以胶质母细胞瘤和转移癌为多。颅内原发性肿瘤发生率在性别上差异并不明显。

颅内肿瘤的病因尚无定论，可能与遗传因素、环境因素和胚胎残留有关。

一、诊断要点

（一）病史

依病变部位及性质而表现各异，位于脑脊液通道附近的肿瘤，因继发脑积水而病史较短。

（二）症状和体征

1. 颅内压增高　症状的发展通常呈进行性加重，少数有中间缓解期。典型表现为头痛、呕吐和视盘水肿。

2. 局灶症状和体征　如下所述。

（1）大脑半球肿瘤：位于功能区或其附近，可早期表现有神经系统定位体征：①精神症状。②癫痫发作。③椎体束损伤症状，力弱，偏瘫，病理征阳性。④感觉异常。⑤失语和视野改变。

（2）三脑室后部肿瘤：①颅内压增高症状和体征。②四叠体症状：a. 双眼上视障碍；b. 瞳孔对光反射及调节障碍；c. 小脑体征，步态不稳，眼球水平性震颤。

（3）后颅窝肿瘤：①小脑半球症状，患侧肢体共济失调。②小脑蚓部症状，躯干性共济失调。③脑干性症状，交叉性麻痹。

（4）小脑脑桥角症状：病变同侧中后颅神经症状，耳鸣、耳聋、眩晕、面部麻木、面肌抽搐、面肌麻痹、声音嘶哑、进食呛咳等。

（三）辅助检查

1. 神经影像　如下所述。

（1）头颅 X 线平片：可表现颅内生理钙化移位，局限性骨质改变，肿瘤钙化，鞍区或内听道骨质改变等。

（2）头颅 CT 和 MRI：根据肿瘤组织形成的异常密度和信号区，以及肿瘤对脑室和脑池系统的压迫和移位来判断。

（3）血管造影（DSA）：表现为正常血管移位和曲度改变、病变的新生血管形成。

2. 脑电图　可有慢波、棘波等表现。

（四）活检

采用立体定向活体组织病理检查可获确诊。

（五）颅内肿瘤通常应与以下几种疾病进行鉴别

1. 脑脓肿　常有原发性感染灶，如耳源性、鼻源性或外伤性。血源性初期可有急性炎症的全身症状，可有脑膜刺激征，但脓肿成熟期后，上述症状和体征可能消失。部分病例可始终无明显颅内感染症状，只表现为慢性颅内压增高。脑脓肿病程一般较短，患者精神迟钝较严重。脑血管造影显示为无血管的占位病变，CT 扫描典型表现为圆形或卵圆形密度减低阴影，增强 CT 扫描呈现壁薄而光滑的环形密度增高阴影；此外，脓肿周围的低密度水肿带较明显。

2. 脑结核瘤　很难与脑肿瘤鉴别，结核感染史或身体其他部位发现结核病灶有助诊断。结核瘤发病年龄较低，30 岁以下者占 80% 以上，单发者居多，呈圆形或卵圆形，中心常有干酪坏死，故 CT 扫描为高密度病变而中心为低密度区。

3. 慢性硬膜下血肿　青年到老年均可发生，通常外伤较轻微，伤后数周或数月之后出现症状，表现为亚急性或慢性颅内压增高并逐渐加重，少数可有局灶体征，晚期可出现脑疝。CT 扫描和 MRI 可确诊。

4. 脑寄生虫病　有疫水接触史或流行区生活史，临床表现与颅内肿瘤相似，免疫学检验常能帮助诊断。

5. 良性颅内压增高　又称作"假性脑瘤"，系指患者仅有颅内压增高症状和体征，但无占位性病变存在。病因可能为蛛网膜炎、耳源性脑积水、静脉窦血栓等，但常查不清病因。临床表现除慢性颅内压增高外，一般无局灶性体征。必须通过辅助检查排除颅内占位病变之后才能做出诊断。

6. 高血压脑出血　有高血压病史，起病前无神经系统症状，发病常有明显诱因，发病多为急性或亚急性起病，有剧烈头痛，可伴呕吐，并有一侧瘫痪、失语等，严重时迅速进入昏迷，一侧瞳孔散大。出血部位多见于丘脑 - 基底核区，头颅 CT 可见高密度的脑实质内血肿影。

7. 脑血栓形成　多发生在动脉硬化的基础上，可能伴有高血压病，发病多在休息或血压偏低之时。患者常无明显意识障碍，腰穿脑脊液压力不高，化验基本正常。通常 1 周后症状可逐渐缓解。

8. 脑栓塞　为栓子脱落突然阻塞脑血管所致，故发病急，表现为突然偏瘫，继之头痛、呕吐，严重时出现意识障碍。由于脱落栓子多来自于风湿性心脏病，尤其在发生心房纤颤时，因此鉴别诊断不难。

二、颅内肿瘤的病理学分类和临床分期

中枢神经系统肿瘤最早的分类系统是 Bailey 和 Cushing 根据 Cohnheim（1877）关于胚胎残留细胞形成肿瘤的假说，提出了神经外科初期胶质瘤类比较系统的完整分类。以后 Hortega（1932—1935）根据 Bailey 等人学说，又提出了自己的分类方法。1949 年 Kernohan 等根据肿瘤细胞的分化程度，以间变学说为基础，提出了胶质瘤的 Ⅰ～Ⅳ级分类法，在国际上有一定的影响。以后 Ressell 和 Robinsteine（1959—1977）根据上述两种分类法，提出了神经外胚层源肿瘤分类法。国际抗癌协会于 1965 年曾提出全部神经系统肿瘤分类，但未被人们所采用。由于颅内肿瘤的病理学分类相当复杂，上述各种方法因有较大的局限性和缺点，1977 年世界卫生组织（WHO）委托有关专家经过 15 年的工作，提出了新的中枢神经系统肿瘤分类，经数次修订，现已公布 2007 年世界卫生组织（WHO）修订的中枢神经系统肿瘤分类及分级方法。该分类方法特点为细致全面、安排合理、符合实际（表 5 - 1）。目前，该分类及分级方法被公认为最具有权威性的分类及分级方法。

表 5 - 1　WHO 中枢神经系统肿瘤的分级

肿瘤分类	ICD - O	WHO 分级
Ⅰ 神经上皮组织肿瘤		
1. 星形细胞肿瘤		
毛细胞型星形细胞瘤	9421/1	Ⅰ
毛细胞黏液型星形细胞瘤	9425/3	Ⅱ
室管膜下巨细胞型星形细胞瘤	9384/1	Ⅰ
多型性黄色瘤型星形细胞瘤	9424/3	Ⅱ
弥散性星形细胞瘤	9400/3	Ⅱ
纤维型	9420/3	Ⅱ
肥胖细胞型	9411/3	Ⅱ
原浆型	9410/3	Ⅱ
间变性星形细胞瘤	9401/3	Ⅲ
胶质母细胞瘤	9440/3	Ⅳ
巨细胞型胶质母细胞瘤	9441/3	Ⅳ
胶质肉瘤	9442/3	Ⅳ
大脑胶质瘤病	9381/3	
2. 少突胶质细胞肿瘤		
少突胶质细胞瘤	9450/3	Ⅱ
间变性少突胶质细胞瘤	9451/3	Ⅲ
3. 少突星形细胞肿瘤		
少突 - 星形细胞瘤	9382/3	Ⅱ
间变性少突 - 星形细胞瘤	9382/3	Ⅲ
4. 室管膜肿瘤		
室管膜下室管膜瘤	9383/1	Ⅰ
黏液乳头状室管膜瘤	9394/1	Ⅰ
室管膜瘤	9391/3	Ⅱ
细胞型	9391/3	Ⅱ
乳头状型	9393/3	Ⅱ
透明细胞型	9391/3	Ⅱ
伸长细胞型	9391/3	Ⅱ
间变性室管膜瘤	9392/3	Ⅲ
5. 脉络丛肿瘤		
脉络丛乳头状瘤	9390/0	Ⅰ
非典型性脉络丛乳头状瘤	9390/1	Ⅱ
脉络丛癌	9390/3	Ⅲ
6. 其他神经上皮肿瘤		
星形母细胞瘤	9430/3	
第三脑室脊索瘤样胶质瘤	9444/1	Ⅱ

肿瘤分类	ICD – O	WHO 分级
血管中心型胶质瘤	9431/1	
7. 神经元及混合性神经元 – 胶质肿瘤		
小脑发育不良性神经节细胞瘤	9493/0	I
促纤维增生性婴儿星形细胞瘤/神经节细胞胶质瘤	9412/1	I
胚胎发育不良性神经上皮肿瘤	9413/0	I
神经节细胞瘤	9492/0	I
神经节细胞胶质瘤	9505/1	I
间变性神经节细胞胶质瘤	9505/3	III
中枢神经细胞瘤	9506/1	II
脑室外神经细胞瘤	9506/1	II
小脑脂肪神经细胞瘤	9506/1	II
乳头状型胶质神经元肿瘤	9509/1	I
第四脑室菊形团形成型胶质神经元肿瘤	9509/1	I
副神经节瘤	8680/1	I
8. 松果体区肿瘤		
松果体细胞瘤	9361/1	I
中等分化的松果体实质肿瘤	9362/3	II ~ III
松果体母细胞瘤	9362/3	IV
松果体区乳头状肿瘤	9395/3	II ~ III
9. 胚胎性肿瘤		
髓母细胞瘤	9470/3	IV
促纤维增生/结节型髓母细胞瘤	9471/3	IV
髓母细胞瘤伴广泛结节	9471/3	IV
间变性髓母细胞瘤	9474/3	IV
大细胞型髓母细胞瘤	9474/3	IV
中枢神经系统原始神经外胚层肿瘤	9473/3	IV
中枢神经系统神经母细胞瘤	9500/3	IV
中枢神经系统神经节细胞神经母细胞瘤	9490/3	IV
髓上皮瘤	9501/3	IV
室管膜母细胞瘤	9392/3	IV
非典型性畸胎样/横纹肌样肿瘤	9508/3	IV
II 颅神经和脊旁神经肿瘤		
1. 许旺细胞瘤（神经鞘瘤）	9560/0	I
细胞型	9560/0	I
丛状型	9560/0	I
黑色素型	9560/0	I
2. 神经纤维瘤	9540/0	I
丛状型	9550/0	I
3. 神经束膜瘤		
神经束膜瘤，不另行说明	9571/0	I
恶性神经束膜瘤	9571/3	II ~ III

肿瘤分类	ICD－O	WHO 分级
4. 恶性外周神经鞘膜肿瘤		
上皮样型	9540/3	Ⅱ～Ⅳ
伴有叶间分化	9540/3	Ⅱ～Ⅳ
黑色素型	9540/3	Ⅱ～Ⅳ
伴腺状分化	9540/3	Ⅱ～Ⅳ
Ⅲ 脑膜肿瘤		
1. 脑膜皮细胞肿瘤		
脑膜瘤	9530/0	
脑膜皮型	9531/0	Ⅰ
纤维型（纤维母细胞型）	9532/0	Ⅰ
过渡型（混合型）	9537/0	Ⅰ
砂粒体型	9533/0	Ⅰ
血管瘤型	9534/0	Ⅰ
微囊型	9530/0	Ⅰ
分泌型	9530/0	Ⅰ
富淋巴细胞浆细胞型	9530/0	Ⅰ
化生型	9530/0	Ⅰ
透明细胞型	9538/1	Ⅱ
脊索瘤样型	9538/1	Ⅱ
非典型性	9539/1	Ⅱ
乳头状瘤型	9538/3	Ⅲ
横纹肌样型	9538/3	Ⅲ
间变性（恶性）	9530/3	Ⅲ
2. 间叶肿瘤		
脂肪瘤	8850/0	Ⅰ
血管脂肪瘤	8861/0	Ⅰ
冬眠瘤	8880/0	Ⅰ
脂肪肉瘤	8850/3	Ⅳ
单发纤维性肿瘤	8815/0	Ⅰ
纤维肉瘤	8810/3	Ⅳ
恶性纤维组织细胞瘤	8830/3	Ⅳ
平滑肌瘤	8890/0	Ⅰ
平滑肌肉瘤	8890/3	Ⅳ
横纹肌瘤	8900/0	Ⅰ
横纹肌肉瘤	8900/3	Ⅳ
软骨瘤	9220/0	Ⅰ
软骨肉瘤	9220/3	Ⅳ
骨瘤	9180/0	Ⅰ
骨肉瘤	9180/3	Ⅳ
骨软骨瘤	9210/0	Ⅰ
血管瘤	9120/0	Ⅰ

肿瘤分类	ICD - O	WHO 分级
上皮样血管内皮瘤	9133/1	II
血管外皮瘤	9150/1	II
间变性血管外皮瘤	9150/3	III
血管肉瘤	9120/3	IV
卡波西（Kaposi）肉瘤	9140/3	IV
尤文肉瘤 - 原始神经外胚层肿瘤	9364/3	
3. 原发性黑色素细胞性病变		
弥散性黑色素细胞增生症	8728/0	
黑色素细胞瘤	8728/1	
恶性黑色素瘤	8720/3	
脑膜黑色素瘤病	8728/3	
4. 其他脑膜相关性肿瘤		
血管母细胞瘤	9161/1	I
IV 淋巴和造血组织肿瘤		
1. 恶性淋巴瘤	9590/3	
2. 浆细胞瘤	9731/3	
3. 颗粒细胞肉瘤	9930/3	
V 生殖细胞肿瘤		
1. 生殖细胞瘤	9064/3	
2. 胚胎性癌	9070/3	
3. 卵黄囊瘤	9071/3	
4. 绒毛膜癌	9100/3	
5. 畸胎瘤	9080/1	
成熟型	9080/0	
未成熟型	9080/3	
伴有恶性转化	9084/3	
6. 混合性生殖细胞肿瘤	9085/3	
VI 蝶鞍区肿瘤		
颅咽管瘤	9350/1	I
造釉细胞瘤型	9350/1	I
乳头状型	9352/1	I
颗粒细胞瘤	9582/0	I
垂体细胞瘤	9432/1	I
垂体前叶梭形细胞嗜酸细胞瘤	8291/0	I
VII 转移性肿瘤		

三、治疗思路、程序与方法选择

　　颅内肿瘤的治疗依据患者的年龄和全身情况、患者对治疗的期望、肿瘤的性质、解剖部位的不同而各不相同。总的治疗原则是：根据个体化的治疗原则，采取以微创神经外科手术为主的综合治疗，良性肿瘤尽可能全切，恶性肿瘤切除获得充分的脑减压，合并脑积水时，可行分流术缓解颅内高压。颅内肿瘤的常规治疗流程见图 5 - 1。

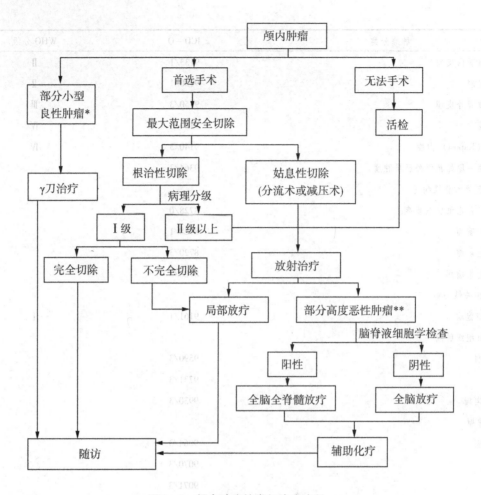

图 5-1 颅内肿瘤的常规治疗流程

＊：部分小型良性肿瘤包括垂体微腺瘤，直径小于 3cm 的听神经瘤和脑膜瘤

＊＊：部分高度恶性肿瘤包括髓母细胞瘤、松果体母细胞瘤、室管膜瘤、中枢性神经系统淋巴瘤、生殖细胞肿瘤、高度恶性的位于后颅窝的室管膜瘤、原始神经外胚层瘤

四、外科手术治疗

手术在当今仍然是颅内肿瘤最常用也是最有效的治疗方法，对良性肿瘤尤其如此，即便是恶性肿瘤也有不少能够通过手术治疗，至少可以收到延长寿命的效果。

（一）手术治疗的时机选择

对于颅内肿瘤手术时机的选择原则是：

（1）一般状况允许的前提下，尽早手术。

（2）血供非常丰富的巨大脑膜瘤可先行部分供血动脉栓塞治疗后再行手术。

（3）对有 γ 刀治疗适应证的肿瘤患者，可先行 γ 刀治疗，然后视疗效决定是否须进一步手术治疗。

（二）手术的适应证

一经确诊为颅内肿瘤，除非有手术禁忌证，如果患者及家属要求手术，原则上均应首先采取手术治疗。

（三）手术的禁忌证

（1）患者全身情况不能耐受手术。

（2）患者及家属放弃手术治疗。

（3）肿瘤位于重要神经功能的解剖部位，手术可能严重影响生活质量。

（4）复发的恶性胶质瘤患者，再次手术亦难延长生命。

（四）主要术式

1. 肿瘤切除术　颅内肿瘤切除手术的原则是尽可能多地切除肿瘤，以缓解颅内压升高，并尽可能保护大脑功能区。有研究表明，肿瘤全切后生存期明显长于次全切除和部分切除的患者。手术操作中要严格执行微创神经外科理念，以免损伤重要功能的脑组织而造成术后永久性重要神经功能障碍。在手术中，将肿瘤及其周围组织进行快速冰冻病理切片检查，对手术全切肿瘤有指导意义，可在手术中常规应用。

根据肿瘤被切除的程度大致可分为：肿瘤全切（显微镜下全切）、肿瘤次全切（大于肿瘤的95%）、部分切除（大于肿瘤的50%）和肿瘤活检。

2. 内、外减压术　目前，以减压为主的胶质瘤手术已逐渐减少甚至被逐渐淘汰，现仅限于手术前已有脑疝、肿瘤切除后脑压仍高的患者。

3. 脑脊液分流术　此手术仅适应于术前有梗阻性脑积水且预计脑肿瘤切除术后梗阻仍难以解除者。

五、放射治疗

放射治疗是治疗颅内肿瘤的重要方法之一，适用于各种胶质瘤、垂体瘤、室管膜瘤、松果体瘤、脑膜瘤、髓母细胞瘤、颅咽管瘤、脊索瘤、胚胎细胞瘤及脑转移瘤等。近十几年来，由于电子计算机技术的迅速发展，使影像诊断学和放射治疗设备及技术得到很大改进，出现了立体定向放疗、三维适形放疗、调强适形放疗和组织间插植放疗等多项新技术。这些技术在理论上可以提高肿瘤靶区剂量，且不增加周围正常组织受量，以达到提高肿瘤局部控制率，改善患者生活质量的目的。

（一）放射治疗适应证

（1）手术切除不彻底的恶性肿瘤，包括肿瘤肉眼全切或部分切除术。

（2）肿瘤位置深在或肿瘤侵犯重要功能区而不能手术切除者。

（3）不适合手术切除而对放疗敏感的肿瘤，如生殖细胞瘤、室管膜瘤、髓母细胞瘤、原发性恶性淋巴瘤、垂体腺瘤、转移瘤等。

（4）恶性肿瘤术后复发者。

（二）放射治疗技术

1. 体位及固定方法　一般采用仰卧在头部托架上，热塑面罩固定。若为后颅窝肿瘤或全中枢神经系统照射，则可采取俯卧位。

2. CT模拟定位　扫描范围应从第2颈椎下缘向上一直扫描至颅顶，扫描层距一般为3mm，需注射造影剂作增强扫描。将图像进行重建，获得肿瘤及正常解剖结构的三维图像。

3. 确定靶区　低级别胶质细胞瘤、少突胶质细胞瘤以及垂体腺瘤，其CTV一般在肿瘤边界外扩1~2cm；高级别的胶质细胞瘤的CTV应包括CTV边界外扩2~3cm。计划靶区（PTV），即考虑系统误差，一般为CTV外扩5mm。DT 50Gy后将CTV缩小为GTV+1cm。脑干、视交叉限量低于54Gy，垂体限量低于50Gy。

原发性淋巴瘤、生殖细胞瘤（局限型）、颅内转移瘤，其CTV为全脑；髓母细胞瘤、松果体母细胞瘤（播散型）、生殖细胞瘤（播散型）、间变性室管膜瘤以及白血病，其CTV为全脑全脊髓。

4. 常用照射野　如下所述。

（1）全脑照射：一般适用于分化差的胶质瘤、脑转移瘤、恶性程度较高的生殖细胞瘤及髓母细胞瘤等。全脑放疗剂量一般在35~40Gy/3~4周，然后进行CT或MRI检查，使用立体定向方法局部追加剂量至50~60Gy。

全脑照射野界：上、前、后界沿颅骨外放1cm，下界沿筛板下0.5cm，同侧骨性外眦后1.5cm至中、后颅窝底下0.5cm。

（2）全中枢神经系统照射：即包括全脑至第二骶椎的照射。治疗体位为俯卧位，全脑采用 SAD 照射技术。下界达颈$_4$颈$_5$椎体。铅挡颅底线以下部位及椎体前 1/2。脊髓上、下部野采用 SSD 照射技术。野间间距 1cm，每照射 10Gy，将野界向上移动 1cm。全脊髓照射剂量在 30～40Gy/3～4 周。

（3）两野或多野照射：两野对穿或两野、三野、四野交叉照射，注意配合使用楔形板以调节各野权重，使肿瘤剂量分布更均匀、更合理。

（4）立体定向放疗：立体定向放疗技术由计算机系统控制，根据 CT、MRI、PET 等扫描图像进行三维重建，确定病灶区及正常组织器官范围，使射线从三维方向对病变实施"手术"式照射。包括立体定向手术（SRS）——单次大剂量放疗，小野、集束、大剂量，强调手术概念如 γ 刀；立体定向放射治疗（SRT）——分次大剂量放疗，高剂量、低分次、短时间，强调放疗概念，如 X 刀，常使用多弧非共面旋转聚焦技术，附加的三级准直器一般都为圆形，常要求病变直径 ≤3cm；三维适形放疗（3DCRT）——分次常规剂量不规则野放疗，其临床适应证主要针对头颈及体部形状复杂、体积较大（≥3cm）且相对固定的肿瘤；适形调强放疗（IMRT）即 3DCRT + 靶区内剂量均匀分布。适用于靶区形状不规则，而且沿患者纵轴方向扭曲时，如食管、气管、中枢神经系统、淋巴系统等部位的肿瘤；或者病变周围有很多重要器官，靶区成凹形，如前列腺癌、鼻咽癌等。

5. 照射剂量及生存率　如下所述。

表 5-2　颅内肿瘤常用治疗剂量及生存率

颅内肿瘤	照射剂量（常规分割）	生存率（SR）
星形细胞瘤 I、II 级	54～59.4Gy/30～33 次	SR$_5$ 50%～79%，SR$_{10}$ 30%～70%
星形细胞瘤 III、IV 级	60Gy，残留灶（GTV +5mm）10Gy	III SR$_2$ 35%，IV SR$_2$ 15%
少突胶质细胞瘤	60Gy/30～33 次	SR$_5$ 48.5%，SR$_{10}$ 36.2%
髓母细胞瘤	全脑 35～40Gy，全脊髓 30～35Gy，局部瘤床加量至 50～60Gy	SR$_3$ 68.8%，SR$_5$ 57.8%
室管膜瘤	全中枢 30～36Gy，局部加量至 50～54Gy	SR$_5$ 60%～70%
脑膜瘤	54～60Gy/6.5～7 周	SR$_5$ 良性 89%，恶性 49%
生殖细胞瘤	全中枢 25～30Gy 局部加量至 45～50Gy	SR$_8$ 91%
颅咽管瘤	成人 55～60Gy/6～7 周，儿童 50～55Gy/6～6.5 周	
脑干肿瘤	54～60Gy，分次剂量 1.6～1.8Gy	弥散浸润型 SR$_2$ 10%
垂体腺瘤	45～50Gy，分次剂量 1.8～20Gy，直径大于 4cm，54Gy	SR$_{10}$ 69%～76%

（三）放疗并发症

（1）恶心和呕吐：多发生在放射治疗过程中，由于颅内压增高所致。可用 20% 甘露醇或激素对症治疗。

（2）骨髓抑制：多发生在全脑和全中枢照射过程中。

（3）放射性皮炎及脱发：放射过程中可出现轻度放射性皮炎，脱发多为暂时性，若提高放射剂量，可致永久性脱发。

（4）亚急性神经功能损伤：一般发生在治疗后 6～12 周，表现为头晕、肢体短暂性麻痹、低头时有腰部触电感等。用类固醇皮质激素治疗可使症状缓解。

（5）放射性坏死：为最严重的并发症。通常发生在放射后 6 个月，高峰期为 3 年。最好的治疗方法是手术切除坏死灶并予类固醇皮质激素治疗。

（6）白内障、视力下降及视野改变：因眼晶状体、视网膜、视神经和视交叉受照射所致。

（7）内分泌功能紊乱：因下丘脑垂体系统受照射所致。

（8）神经精神方面异常改变：表现为学习能力、瞬间记忆和解决问题的能力下降。

表5-3 中枢神经系统的放射耐受剂量（TD$_{5/5}$）

器官	观察终点	剂量（Gy）
脑	坏死、梗死形成	60（1/3 脑）
		45（全脑）
视神经、视交叉	失明	50
视网膜	失明	45
眼晶状体	白内障	10
脑干	坏死、梗死形成	60（1/3 脑干）
		50（全脑干）
脊髓	脊髓炎、坏死	50（5~10cm 长）
		47（20cm 长）

（四）联合治疗

1. 星形细胞瘤　加速超分割或结合放射增敏剂与常规放疗比较，对胶质母细胞膜瘤患者生存率和局部控制率的改善并无优势。辅助化疗对高级别星形细胞瘤儿童患者有效，但对成人患者无明显益处。

有报道，应用新型口服化学药物替莫唑胺联合放疗，可以明显延长胶质细胞瘤患者的生命。

2. 髓母细胞瘤　放疗后再行辅助化疗已证明对高危患者（即年龄＜2 岁，肿瘤部分或次全切除、累及脑干，T$_3$、T$_4$ 期）有好处。常用化疗方案为 CCNU + VCR，CCNU + VCR + DDP 等。

3. 生殖细胞瘤　放疗前诱导化疗（DDP + VP16 或 IFO + DDP + VP16）3~5 个疗程，有助于减少放疗体积（代替脊髓预防性照射，减少局部照射野体积）和剂量。

六、化学药物治疗

在颅内恶性肿瘤的综合治疗中，化疗已成为重要的治疗手段，并取得一定的疗效，研究得出了辅助化疗可带来生存受益（1 年生存率60%，中位生存期延长 2 个月）的结果，动物实验显示，经动脉用高渗性药物如甘露醇可开放血－脑屏障脊液（BBB）。

颅内恶性肿瘤的治疗，目前大家有所共识，以手术＋化疗＋放疗＋化疗最为理想。且化疗剂量要足，疗程要够。化学治疗应采用联合用药，从不同作用途径杀死或抑制肿瘤细胞的生长，局部化疗能达到最大药物浓度，又能减少副作用，疗效优于全身化疗。

抗肿瘤新药替莫唑胺（TMZ）是一种口服的第二代烷化剂，是1999 年 8 月经 FDA 批准用于恶性胶质瘤的首选治疗药物，主要用于恶性程度较高或复发的胶质瘤，有效率约35%，且毒副作用轻微。而PCV 方案对成人复发或进展的低级别胶质瘤的有效率为 65% 左右。

（一）单药化学药物治疗及注意事项

表5-4 卡莫司汀单药方案

药物名称	剂量	给药方式	实施计划	有效率
卡莫司汀	80mg/m^2 或 200mg/m^2	加入 0.9% NS 500mL 静滴 30~45 分钟	第 1~3 天或第 1 天	33%

注：①每 8 周重复；②主要毒副作用：骨髓抑制、胃肠道反应、皮肤毒素；③累剂量不超过 1 000mg/m^2，防止肺及肾毒性发生。

表5-5 替莫唑胺单药方案

药物名称	剂量	给药方式	实施计划	有效率
替莫唑胺	200mg/m^2（对初治者）	口服	第 1~5 天	35%
	150mg/m^2（对复治者）	口服		

注：①每 4 周重复；②主要副作用：胃肠道反应，可能会出现骨髓抑制；③如中性粒细胞＜1.0×10^9/L，或血小板＜50×10^9/L 时，建议下一周期的剂量减少 50mg/m^2，但不低于最低推荐剂量100mg/m^2。

（二）联合化学药物治疗方案及注意事项

表 5 – 6 PCV 联合方案

药物名称	剂量	给药方式	实施计划	有效率
洛莫司汀	$110mg/m^2$	口服	第 1 天	
甲基苄肼	$60mg/m^2$	口服	第 8 ~ 21 天	42%
长春新碱	$1 ~ 4mg/m^2$（最大 2mg）	加入 0.9% NS 40mL 静脉推注	第 8 ~ 29 天	

注：①每 6 ~ 8 周重复；②主要毒副作用：胃肠道反应、骨髓抑制、脱发及神经毒性；③长春新碱应慢推，避免外渗，如发生外渗，常用透明质酸酶或 NS1mL 局部皮下注射；也可局部热敷，不宜使用冷敷和皮质类固醇。

表 5 – 7 AVM 联合方案

药物名称	剂量	给药方式	实施计划	有效率
嘧啶亚硝尿（ACNU）	$90mg/cm^2$	加入 NS 40mL 静脉推注	第 1 天	43%
替尼泊苷（VM26）	$60mg/(m^2 \cdot d)$	加入 NS 100mL 静脉推注	第 1 ~ 3 天	

注：①每 6 ~ 8 周重复；②主要毒副作用有迟发性骨髓抑制、胃肠道反应；③嘧啶亚硝尿禁止肌注或皮下注射，避免血管外渗漏，如渗出，可用 1% 的硫代硫酸钠 4mL 与 6mL 蒸馏水混合，局部注射及静滴，同时局部冰敷 6 ~ 12 小时。

（三）转移性脑肿瘤

由于多数脑转移肿瘤对化疗不甚敏感或之前已使用有效药物予以化疗，因此，化疗通常不作为转移性肿瘤的首选治疗，目前同步放、化疗的方案具有较好的安全性。

七、基因治疗

基因治疗是指采用分子生物学技术，向体内导入目的（治疗）基因对体内异常或缺陷的基因进行纠正、修复或补充，以达到治疗疾病的目的。

脑胶质瘤是颅内主要恶性肿瘤，外科手术、放疗和化疗以及其综合应用都很难将其根除，因而成为基因治疗的适应证。采用多项治疗策略从不同环节入手杀伤肿瘤或抑制其发展：①药物敏感基因治疗，亦称自杀基因治疗。以 $U_1RV/HSV – IK/GCV$ 系统为例，即用反转录病毒（RV）为载体将单纯疱疹病毒 – 胸腺嘧啶核苷凝酶基因（HSV – tR）转染到分裂的肿瘤细胞内，然后给以丙氧乌苷（ganciclovir，GCV）转染到细胞内的 HSV – tK，基因使 GCV 磷酸化，生成有细胞毒性的代谢产物，阻断肿瘤中 HSV – tK 阳性细胞的 DNA 合成而导致细胞死亡。毒性产物还可通过细胞间隙杀伤邻近的肿瘤细胞，发生所谓"旁观者效应"以扩大其杀伤范围。类似的治疗系统还有 $V_2V – tK$、aram，系统和 EL – CD/5 – FL 系统等。②反义寡脱腺氧核苷酸（ODNs）或反义 mRNA 抑制癌基因表达，根据癌基因的特异碱基因序列合成互补的寡核苷酸或反义 mRNA，导入肿瘤细胞以封闭癌基因的翻译进程。③抑制肿瘤的血管生成（angiogenesis），抑制肿瘤的血管生成能有效地抑制肿瘤生长，导入血管生成抑制因子以抑制血管生长，如 angiostatin、AGN – 1470 等。④促进肿瘤细胞凋亡，用 AV 导入野生型 p53 可抑制肿瘤细胞生长并促其凋亡。⑤增强机体耐受化疗，引入多耐药基因（MDR – L）至骨髓造血干细胞，增强机体耐受化疗药物的能力。⑥抗肿瘤活性因子，将抗肿瘤活性因子如肿瘤坏死因子（TNF）或白介素 2（IL – 2）导入肿瘤浸润淋巴细胞（TIL），然后植入肿瘤组织以杀死肿瘤细胞。其他策略还有：①增强肿瘤的免疫原性。②增强免疫细胞的抗癌活性。③阻断肿瘤细胞的信号传递系统。

目前，许多基因治疗方法尚处于实验阶段，临床肿瘤基因治疗的效果尚不能令人十分满意。相信在不久的将来，对于颅内恶性胶质瘤，基因治疗将是继手术、放疗和化疗这三大治疗之外的又一重要治疗方法。基因治疗将成为一个新的医学里程碑。

八、降低颅内压治疗

颅内压增高是产生临床症状并危及患者生命的直接原因，因此，降低颅内压治疗在颅内肿瘤的治疗中始终是个中心问题。降低颅内压最根本的办法是彻底摘除肿瘤，而术前、术中、术后采取其他降低颅内压的措施也是十分必要的。

（一）脱水治疗

不应将脱水治疗看作单纯使用脱水药物的问题，而应该视为一组综合治疗措施。

1. 合理体位　除合并休克者外，如需采取体位治疗时应将床头抬高 15°～30°，避免颈部扭曲及胸部受挤压，以利于颅腔静脉回流。

2. 限制水入量　对于需要强烈脱水的患者应严格限制入量，不能进食者每天输液量应限制在 1 500～2 000mL（小儿按 60～80mL/kg 计算）。

3. 保持呼吸道通畅　对于昏迷患者尤为重要，气管切开同时吸氧通常是必要的。

4. 脱水药物的应用　如下所述。

（1）高渗性脱水药物：①20% 甘露醇：1g/kg（成人剂量，下同），静脉快速点滴或推注，3～4 次/天。②25% 山梨醇：1g/kg，静脉快速点滴或推注，3～4 次/天。③30% 尿素：1g/kg，静脉快速点滴或推注，3～4 次/天。④50% 葡萄糖：60～100mL，静脉快速点滴或推注，4 次/天。⑤50% 甘油盐水：100mL，口服，2～3 次/天。⑥甘油-抗坏血酸钠：2mL/kg，静脉注射，2 次/天。

（2）利尿性脱水药物：①呋塞米：20mg/次，静脉或肌内注射，1～2 次/天。②利尿酸钠：25～50mg/次，静脉或肌内注射，1 次/天。③双氢克尿噻：25～50mg/次，肌肉注射或口服，3 次/天。④氨苯蝶啶：50mg/次，口服，3 次/天。⑤醋氮酰胺：250～500mg/次，口服，3 次/天。

强烈脱水时应特别注意防止水、电解质平衡的紊乱。对于老弱患者及小儿应注意勿因脱水导致休克、虚脱。休克及严重脱水患者未得到纠正前不能应用脱水药物。

（二）冬眠降温

冬眠降温可降低脑组织的代谢率，从而提高脑神经细胞对缺氧的耐受力，改善脑血管及神经细胞膜的通透性，减少脑水肿的发生。冬眠降温多用于高热、躁动及有去大脑强直的患者，持续时间不宜过长，一般为 3～5 天。

（三）激素应用

肾上腺皮质激素有调节血脑屏障、改善脑血管通透性、抑制垂体后叶素、减少储钠和排钾以及促进细胞代谢、增强机体对伤病的应激能力等作用，因而可防治脑水肿的发生。常用的肾上腺皮质激素有地塞米松和氢化可的松。地塞米松成人首次用量 10mg 静脉点滴，以后每 6 小时肌内注射 5mg，和维持静脉点滴，每天总量 20mg。氢化可的松稀释后静脉点滴，100～200mg/d，最大可达 300mg。应用肾上腺皮质激素治疗应注意预防感染，大剂量用药还应注意水、电解质平衡失调问题。一般大剂量用药时间不可持续过久，以 3～5 天为宜。

（杨　涛）

第二节　颅内转移性肿瘤

一、概述

颅内转移瘤（intracranial metastatic tumors）为身体其他系统的肿瘤转移至颅内，即转移性脑肿瘤（metastatic braintumors）和原发中枢神经系统恶性肿瘤转移（metastases of primary CNS tumors）。颅内转移瘤可在原发病的任何时间表现出症状和体征，一般肺癌、黑色素瘤和胃癌易早期转移至颅内，而乳腺癌、肉瘤和其他胃肠道肿瘤转移则较晚。不同国家和地区颅内转移瘤的发生率差别很大，多数报道转移瘤占颅内肿瘤的 10% 左右，但随着生活水平和医疗条件的发展，颅内转移瘤的发生有增高趋势。发病年龄与全身肿瘤相同，男性多于女性，男女比例约为 1.5∶1。最多见于 40～60 岁。恶性肿瘤转移至颅内有 4 条途径：①经血流。②经淋巴。③直接侵入。④经蛛网膜下隙。其中经血流为最多见的途径。

转移途径和转移部位与原发瘤的部位有关，如肺癌、乳腺癌、皮肤癌等主要经血流转移，易在脑内形成多发转移癌；消化道癌瘤较易经淋巴系统转移，而播散于脑膜；室管膜瘤和髓母细胞瘤可经蛛网膜下腔播散。临床表现主要为颅内压增高、精神症状、神经功能障碍及脑膜刺激症状等。

二、诊断（Diagnosis）要点

1. 临床表现　年龄多为 40～60 岁，急性起病占 40%～50%，出现颅内压增高和神经系统定位体征，并呈进行性加重。临床症状广泛复杂，不能用单一病灶解释，常提示为多灶性。

2. 既往史　有或无癌瘤病史，部分首先出现颅内症状，诊断为转移瘤后才在其他部位找到原发病灶。

3. 辅助检查　头部 CT 可见脑实质内圆形占位，多为高密度或混杂密度，中心时有坏死囊变，强化明显，病灶周围水肿明显；头部 MRI T_1 和 T_2 弛豫时间延长，T_1 图像为高信号或与灰质信号相仿，强化可发现颅内微小和多发病灶，水肿区不强化；正电子发射断层扫描（positron emission tomography，PET）是一种安全无创伤的影像技术，可以获得全身图像，早期发现肿瘤的原发、转移或复发病灶，对转移脑瘤术前及术后评估很有价值；脑脊液细胞学检查是脑膜转移瘤的主要诊断方法，反复多次查找肿瘤细胞，阳性率约为 80%。另外身体其他部位的辅助检查也是不可缺少的。

4. 鉴别诊断　如下所述。

（1）胶质瘤：一般很少多发，无身体其他部位的癌瘤史，肿瘤周围水肿较转移瘤轻。

（2）脑脓肿：囊性转移瘤在影像学上不易与转移瘤区分，但追问病史就不难作出辨别。

（3）脑出血：当转移瘤卒中出血时需与脑出血鉴别，但根据出血部位、形态，有无高血压病史可判断。

三、治疗思路、程序与方法选择

对脑转移瘤患者来说积极、恰当的治疗措施不仅能阻止或延缓严重的神经系统症状（如偏瘫等）的出现、改善患者的生存质量，同时脑部病灶的控制也可以为治疗原发灶争取时间，有利于延长患者的生存时间。颅内转移瘤治疗困难，不易治愈，经过临床实践，综合治疗是脑转移瘤的较为理想的方法。图 5-2 是颅内转移性肿瘤的治疗流程。

四、手术治疗

对于单发转移瘤，手术治疗的指征主要包括：

（1）原发病基本稳定，得到控制。

（2）手术可达到的病变。

（3）颅内高压有脑疝形成危险或威胁生命。

（4）原发病灶不明，为获得病理诊断者。

（5）全身状况好，估计能耐受手术。手术切除脑转移可以消除脑水肿的根源。对颅内压增高症状明显者，手术切除肿瘤可迅速降低颅内压，缓解症状。术前定性诊断不清者可以明确组织学诊断。对放射性治疗不敏感的肿瘤，手术切除是治疗的唯一方法。

对于多发病，因其预后常较单发者差，所以通常建议行放射治疗。其手术指征主要包括：定性诊断不明者；可经单一手术入路切除者；多发转移瘤中，某一肿瘤为主要临床症状源且可经手术切除者。

手术入路的设计主要根据病变的部位，通常遵循病变距离最短的原则，位于功能区或功能区附近的病变除外。术中可见转移瘤边界较清楚，可沿肿瘤与脑组织的分界面进行分离和切除，通常可获得大部切除。

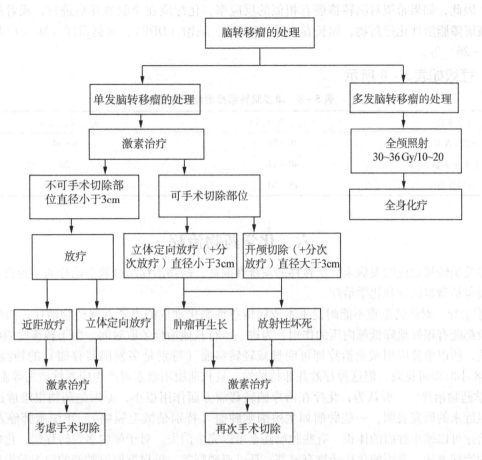

图 5 - 2　颅内转移瘤的治疗流程

五、放射治疗

放射治疗是脑转移瘤的主要治疗方法。单发或多发脑转移瘤不能手术切除或不全切除，在并用激素或减压术后采用放疗，即使某些原发灶尚未完全控制的脑转移瘤患者也可选择应用。此外，放疗是脑转移瘤手术切除后的重要辅助治疗。

（一）放射治疗技术

1. 照射靶区　全脑放疗为脑转移患者的常规治疗方式。但全脑放疗有约 1/3 以上的病变未达到局部控制，故为了提高肿瘤照射剂量，可应用精确放疗作补充。包括 3DCRT、X 刀、γ 刀等技术。Andrews 等于 2004 年报道了 RTOG9508 的结果，单发脑转移者用全脑加 X 刀比单纯全脑照射疗效好，中位生存时间分别为 6.5 个月和 4.9 个月（P = 0.039），而且加 X 刀者的卡氏评分也得到了明显改善（43% 和 27%），建议全脑放疗加 X 刀或 γ 刀肿瘤局部加量，应作为脑单发转移癌的标准治疗，而对 2 ~ 3 个病灶者也可考虑作为标准治疗。

2. 放疗剂量　一般认为，全脑放疗应以 DT 4 000cGy/20 次或 3 000cGy/10 次为宜，分割剂量不宜大于 300cGy/次。对于多发转移瘤，因转移数目多不宜应用精确放疗，可适当增加到 5 000cGy/25 次。在常规全脑放疗后再行精确放疗（3DCRT、X 刀、γ 刀），周边剂量宜达 16Gy 左右（CTV）。

（二）放疗并发症

可出现脱发，治疗早期有短期头痛、恶心等神经系统症状。在生存 1 年以上的患者可能出现 10% 左右晚期并发症，特别在分割剂量大于 300cGy/次者。

（三）全脑放疗加化疗

脑转移瘤本身与其他部位转移瘤有一样的化疗敏感性，而对化疗药物抗拒的主要原因是血 - 脑脊液屏障问题。因此，如果希望对脑转移癌有相似的反应率，化疗应在全脑放疗后进行，或者用能够通过血-脑脊液屏障脂溶性化疗药物，如长春新碱（VCR）、顺铂（DDP）、司莫司汀（Me-CCNU）、替尼泊苷（VM-26）等。

（四）疗效如表 5-8 所示

表 5-8　单发脑转移瘤治疗疗效情况

治疗方式	中位生存（周）	野内复发（%）
全脑 + X 刀	48 ~ 56	8 ~ 14
手术 + 全脑	40 ~ 43	20
单纯全脑	15 ~ 30	52 ~ 100

六、化学药物治疗

对于多发脑转移瘤或原发病未广泛转移的系统性癌症，药物治疗结合放射治疗通常为首选方案。药物治疗主要包括激素治疗和化学治疗。

1. 激素治疗　对病情危重不能耐受手术或病情急性恶化垂危的患者首选药物治疗，如激素、脱水药等，一般都能有很好地降低颅内压的作用，为进一步行其他治疗争取时间。由于转移瘤的症状多与瘤周水肿相关，所以单独应用激素治疗即可明显减轻转移瘤（特别是多发脑转移瘤）的神经系统症状，一般 24 ~ 48 小时即可见效，但这种疗效并非持续性，且长期服用激素可产生应激性溃疡等副作用。

2. 化学药物治疗　一般认为，化疗在治疗脑转移瘤方面作用很小，原因是药物很难透过血-脑脊液屏障。但近来的研究表明，一些肿瘤如生殖细胞肿瘤（特别是绒毛膜癌）、小细胞肺癌及一些乳腺癌，化学治疗可以缩小肿瘤的体积，有些肿瘤甚至可以完全消失。对于颅内多发转移瘤，化疗不失为一种可选择的治疗方法。常用的化疗药物有氮芥、环己亚硝脲等。可根据原发肿瘤的组织学类型选用适宜的抗癌药物。化疗药物一般为 BCNU（卡氮芥）125mg/d 连续 3 天静脉滴注，注意血象及肝肾功能改变。

（杨　涛）

第三节　脑胶质瘤

胶质瘤来源于神经上皮，是颅内最常见的恶性肿瘤，占颅内肿瘤的 40% ~ 50%。随着对脑胶质瘤研究的深入，许多新的诊疗方法逐渐出现并不断完善，如射频热疗、基因治疗、光动力学治疗、免疫治疗、神经干细胞治疗等。

（一）临床表现

胶质瘤患者常有头痛、呕吐、视盘水肿等一般症状，局部症状因肿瘤侵犯部位不同而表现不同，如癫痫、视力视野改变、偏瘫、共济失调、生命体征改变等。其中，胶质母细胞瘤及髓母细胞瘤恶性程度较高，病程较短，颅内压增高症状较明显；少突胶质细胞瘤常以癫痫为首发症状，也是最常见症状；室管膜瘤，恶心、呕吐、头痛是最常见的症状，而在患儿中，视盘水肿是最常见的体征。

（二）影像学检查

1. MRI 和 MRS 联合应用　单一代谢形式对肿瘤类型诊断依然有限，而在常规 MRI 影像的基础上借助于 MRS 信息而诊断正确的病例不断增加。对于患者来说，MRI 的增强对比、水肿、异质性、囊肿或坏死皆为评估要素，且成为 MRS 的分组标准，再依据 MRS 数据计算每个代谢物在病变和侧体素之间的比值，相对 IRS 定量线性判别分析，将诊断正确率由 87% 提升至 91%。MRS 通过检测特定代谢变化，可帮助 MRI 影像进一步精确诊断颅内病变的性质，合理地应用 MRS 能在临床实践中提高诊疗效率，同时可避免不必要的手术，减少手术并发症的发生。

2. PET – CT ^{18}FDG – PET – CT 是一种能够检测胶质瘤复发的技术，它能有效地区分反射性坏死与治疗导致的其他损伤。FDG – PET 可确认机体代谢活动的损害情况，故能鉴别复发肿瘤和放射后或手术后的改变。有研究显示，^{18}FDG – PET – CT 的准确度（80.85%）高于增强 MRI（68.09%），且 ^{18}FDG – PET – CT 对 WHO Ⅲ级复发肿瘤有较高的诊断准确度（91.43%）和特异度（94.74%），但这仍需要增大亚组样本量，做进一步研究。^{18}FDG – PET – CT 的优点还在于早期描述肿瘤的活动情况，有效地指导手术及放疗。虽然 ^{18}FDG – PET – CT 诊断的效果很明显，但临床上还要考虑其较高的假阳性率，而且，因脑组织对 FDG 摄取率高和 CT 缺乏明确的病灶，故有遗漏病灶的可能。^{18}FDG – PET – CT 的敏感度较低，不建议作为检查复发的初级筛选手段，但可在 MRI 检查出病灶后，再行 ^{18}FDG – PET – CT 作一定的特性描述。

（三）治疗

1. 外科手术治疗　手术是治疗胶质瘤最基本、最直接的方式，是最关键的一步，也是首选治疗方法。尽管显微手术技术在不断进步，但术后早期 MRI 复查证实，仅 60% 左右的脑胶质瘤可达到影像学全切除。近年来，随着显微神经外科与功能影像学技术的迅速提高，胶质瘤手术治疗正由"解剖模式"向"解剖 – 功能"模式加速转化，向着"保障功能的前提下最大程度切除肿瘤"进一步迈进。目前已经采用的手术新技术主要有：①术前应用功能影像学技术，包括功能性磁共振成像（fMRI）、磁共振波谱（MRS）、磁共振弥散张量成像（DTI）等；②以神经导航为主的影像学引导手术（IGS）的手术计划制定及术中应用；③唤醒麻醉技术在术中的安全应用；④术中成像技术，包括术中超声、术中 MRI 等；⑤以直接皮质电刺激技术为代表的术中脑功能定位；⑥术中荧光造影及荧光显微镜的使用。

2. 射频热疗技术　射频（RF）热疗技术的出现已经有一百多年历史，目前已应用于临床治疗的多个方面，如实体肿瘤、心血管系统、骨骼系统、妇科疾病、疼痛医学及医学美容等领域，但在神经外科肿瘤方面，尤其是对发病率最高、预后差的脑胶质瘤的治疗，还处于试验摸索阶段。

（1）热疗与放化疗的协同作用：热疗联合放疗具有协同增敏作用，可增强对肿瘤细胞的杀伤效应，临床效果显著。热疗联合化疗也可增强灭活肿瘤细胞效果，有研究显示，单独通过动脉内用药可延长生存期，但单独通过静脉内化疗无效，联合热疗则可增强静脉内及动脉内化疗的效果。

（2）联合应用热感受性脂质体：脂质体是一种人工生物膜，作为抗癌药物载体，能降低药物毒性，保护被包封药物，且具有良好的天然通透性及靶向性，临床上已逐渐开展应用。热敏脂质体是脂质体靶向研究领域的一个热点，并一开始就与肿瘤热疗结合起来。应用温度敏感脂质体载药，结合病变部位升温，以实现药物的靶向投递，成为一种全新的脂质体靶向策略。将抗癌药封入热敏脂质体，在恶性脑胶质瘤热疗过程中，肿瘤部位被加热到设定温度以上，在加热杀死肿瘤的同时，脂质体打开并释放抗癌药，靶向性地在加热肿瘤部位高浓度释放抗癌药。

随着射频消融技术的改进、对脑胶质瘤发病机制研究的深入，以及对热敏脂质体的不断探索，以射频热疗技术联合热敏脂质体为基础的靶向热化疗技术有望成为一种有效治疗脑胶质瘤的新方法。

3. 免疫治疗　以树突状细胞（DC）为基础的肿瘤疫苗是目前免疫治疗研究的热点。DC 疫苗可激活免疫细胞，且激活的免疫细胞能精确、特异地监测整个中枢神经系统，并于首次治疗后获得免疫记忆功能，具有潜在的持久反应能力。目前，国际上正有十几项应用 DC 疫苗治疗胶质瘤的临床研究。部分已结束的研究表明，DC 疫苗治疗脑胶质瘤是安全的，在诱导抗肿瘤免疫的同时没有诱发自身免疫性疾病；部分临床研究结果显示，肿瘤疫苗延长了患者的生存时间。但免疫治疗的具体机制仍未完全明晰，并缺乏标准、有效的监测疗效的免疫学指标，且自身免疫性破坏、选择性免疫抵抗，以及患者的免疫调节之间的平衡问题有待于进一步的研究。

4. 分子靶向治疗　恶性胶质瘤的靶向治疗是全新的治疗理念。2009 年，美国 FDA 批准贝伐单抗用于在常规治疗条件下病情仍继续恶化的多形性胶质细胞瘤患者，但目前关于贝伐单抗治疗复发胶质母细胞瘤的研究仍仅限于少数几项Ⅱ期临床试验，大型随机对照研究尚在进行中，缺乏有力的临床数据表明其可显著缓解病情或明显延长患者生存期，而国内推荐使用贝伐单抗同样是基于美国 FDA 的标准，尚存在争议。有个别研究者认为，应用贝伐单抗后肿瘤缩小可能是一种影像学上的假象，实际上肿瘤并未缩小，而是正在"积极"地向远处弥散。

5. 氩氦刀冷冻消融治疗 目前，氩氦刀仅作为手术治疗的辅助手段，肿瘤经冷冻消融后术中出血减少，便于肿瘤切除，在提高了手术安全性的同时减少了术后并发症。术中 CT 和 MRI 可清晰地显示病变范围，实时监控冷冻消融形成冰球的大小，也可提供三维图像。MRI 对冰球的实时监测优于 CT，冷冻过程中的实际坏死范围与 MRI 监测图像接近，MRI 还可通过恰当的模拟软件预测并绘区。对于病灶较小或难以耐受开放性手术者，可选 CT 及 MRI 引导下微创氩氦刀冷冻消融治疗，手术可在局部麻醉下进行，肿瘤消融较为彻底，术后患者恢复快，可明显提高患者生存质量。虽然氩氦刀冷冻消融治疗恶性胶质瘤具有诸多优势，但疗效仍难以令人满意。

氩氦刀作为一种新型、有效的治疗手段，正逐渐为神经外科医生所重视。大量的基础及临床研究已经证实了氩氦刀外科辅助治疗和立体定向微创介入治疗的有效性和可行性。氩氦刀与化疗、放疗、基因治疗等其他治疗联合应用是冷冻治疗胶质瘤的未来发展方向。

（张　强）

第六章

血液系统肿瘤

第一节　霍奇金淋巴瘤

一、概述

（一）定义

霍奇金淋巴瘤（Hodgkin lymphoma，HL）是恶性淋巴瘤的一个独特类型。其特点为：临床上病变往往从一个或一组淋巴结开始，逐渐由邻近的淋巴结向远处扩散。原发于结外淋巴组织的少见；瘤组织成分多样，但都含有一种独特的瘤巨细胞即 Reed – Sternherg 细胞（R – S 细胞）；R – S 细胞来源于 B 淋巴细胞。

（二）发病情况

霍奇金淋巴瘤在欧美各国发病率高（1.6～3.4）/10 万；在我国发病率较低男性（0～0.6）/10万，女性（0.1～0.4）/10 万。

（三）病因

霍奇金淋巴瘤病因不明，可能与以下因素有关：EB 病毒的病因研究最受关注，约50%患者的 RS细胞中可检出 EB 病毒基因组片段，细菌因素，环境因素，遗传因素和免疫因素有关。

（四）病理

霍奇金淋巴瘤病理检查至关重要。

霍奇金淋巴瘤的显微镜下特点是在炎症细胞的背景下，散在肿瘤细胞，即 RS 细胞及其变异型细胞。其背景细胞以淋巴细胞为主，包括 B 淋巴细胞和 T 淋巴细胞。有学者认为这些淋巴细胞不能限制肿瘤细胞的生长，相反，却能分泌一些淋巴因子刺激其生长。因此，在霍奇金淋巴瘤的治疗中，如果限制和减少了这些背景细胞，也就减少了霍奇金淋巴瘤细胞生长的"土壤"。

1. 病理学分类　HL 的特点是 RS 细胞仅占所有细胞中的极少数（0.1%～10%），散在分布于特殊的反应性细胞背景之中。历史上 HL 曾被认为是单一疾病，并有过几次单纯根据形态学的分型：①Jackson 和 Parker（1949 年）将其分为 3 个亚型：副肉芽肿型、肉芽肿型和肉瘤型。②Luckes 和 Butler（1963 年）将其分为6 个亚型：L&H 结节型、L&H 弥漫型、结节硬化型、混合细胞型、弥漫纤维化型、网状细胞型。③Rye 国际会议（1965 年）讨论决定将 Luckes 和 Butler 的 6 个亚型合并为 4 个亚型：淋巴细胞为主型（LP）、结节硬化型（NS）、混合细胞型（MC），淋巴细胞消减型（LD）。纯形态学分类与肿瘤恶性程度、预后等有关，亚型不多，临床医师易于理解和掌握，但不够完善。随着细胞生物学和分子生物学的研究进展，使得人们对霍奇金淋巴瘤的认识越来越深入，仅以病理形态为依据的恶性淋巴瘤分类和诊断已不能满足临床治疗的需求。人们逐渐认识到 HL 不是单一疾病，而是两个独立疾病，在修订的欧美淋巴瘤分类（REAL 分类，1994 年）的基础上，2001 年世界卫生组织（WHO）的淋巴造血系统肿瘤分类正式将它们命名为：结节性淋巴细胞为主型霍奇金淋巴瘤（nodular lymphocyte predominant Hodgkin's lymphoma，NLPHL）和经典霍奇金淋巴瘤（classical Hodgkin's lymphoma，CHL）。CHL 又包括 4 个亚型：富于淋巴细胞型（lymphocyte rich Hodgkin's lymphoma，LRHL）、结节硬化型（nodular sclerosis Hodgkin's lymphoma，NSHL），混合细胞型（mixed cellularity Hodgkin's lymphoma，MCHL）和淋巴细胞消减型（lymphocyte deplecion Hodgkin's lymphoma，LDHL）。

NLPHL 与 CHL 在形态学上不同，但具有一个共同的特征即病变组织中肿瘤细胞仅占极少数，而瘤细胞周围存在大量反应性非肿瘤性细胞。CHL 的 4 个亚型之间存在着差异，好发部位不同，背景细胞成分、肿瘤细胞数量和（或）异型程度、EBV 感染检出率也不同，但肿瘤细胞的免疫表型相同。

2. 组织学特点　淋巴结正常组织结构全部或部分破坏，早期可呈单个或多个灶性病变。病变由肿瘤细胞（HRS 细胞）和非肿瘤性多种细胞成分组成。HRS 细胞是一种单核、双核或多核巨细胞，核仁大而明显，嗜酸性，胞质丰富。HRS 细胞有很多亚型，近年来已经倾向于其来自 B 淋巴细胞。非肿瘤性细胞包括正常形态的淋巴细胞、浆细胞、嗜酸粒细胞、中性粒细胞、组织细胞、成纤维细胞，同时伴有不同程度的纤维化，病灶内很少出现明显的坏死。

（1）HL 肿瘤细胞的特征：HL 肿瘤细胞是指经典型 RS 细胞及其变异型细胞，统称为 HRS 细胞，有 7 种不同的形态。

1）经典型 RS 细胞：是一种胞质丰富，微嗜碱性或嗜双染性的巨细胞，直径为 15～45μm，有 2 个形态相似的核或分叶状核，核大圆形或椭圆形，核膜清楚，染色质淡。每个核叶有一个中位嗜酸性大核仁，直径 3～5μm，相当于红细胞大小，周围有空晕，看起来很醒目，如同"鹰眼"。两个细胞核形态相似，比较对称，似镜映物影，因此有"镜影细胞"之称。这种细胞非常具有特征性，在 HL 中具有比较重要的诊断价值，故有诊断性 RS 细胞之称。值得注意的是，RS 细胞只是诊断 HL 的一个重要指标。但不是唯一的指标，除此之外，还必须具备"反应性背景"这项必不可少的指标。因为 RS 细胞样的细胞也可见于其他疾病，如间变性大细胞淋巴瘤、恶性黑色素瘤、精原细胞瘤、低分化癌等，而这些疾病都不具有反应性背景。

2）单核型 RS 细胞：又称为霍奇金细胞。在形态上除了是单核细胞，其余特征与经典型 RS 细胞相同。这种细胞可能是经典型 RS 细胞的前体细胞，即核分裂前的细胞，也可能是由于切片时只切到了经典型 RS 细胞的一叶核所致。这种细胞可见于各型经典霍奇金淋巴瘤，但 MCHI 更多见。在反应性增生的淋巴组织中有时会见到类似这种单核型 RS 细胞的免疫母细胞，应予以鉴别。免疫母细胞要小些，核仁也小些，为 2～3μm，核仁周围没有空晕，因此不够醒目。

3）多核型 RS 细胞：其特点是细胞更大，有多个核，有的核呈"马蹄形"，其余特征与经典型 RS 细胞相同。这种细胞也有较高的诊断价值，主要见于 LDHL 和 MCHL，但也可见于非霍奇金淋巴瘤，如间变性大细胞淋巴瘤。

4）陷窝型 RS 细胞：又称为陷窝细胞，是经典型 RS 细胞的一种特殊变异型。形态特点是细胞大，细胞界限清楚，胞质空，核似悬在细胞的中央。多为单个核，也可见多个核，核仁通常较典型 RS 细胞的核仁小。出现这种细胞的原因完全是人为所致，是由于组织固定不好造成细胞收缩引起的，如果先将淋巴结切开再固定这种现象就会消失。因此，也不难理解为什么这种细胞多见于包膜厚纤维条带多的 NSHL。

5）固缩型 RS 细胞：又称为"干尸"细胞（mummified cell），这种细胞比经典型 RS 细胞小，细胞膜塌陷，形态不规则，如同细胞缺水的干瘪状，最醒目的是细胞核，低倍镜下很容易注意到形态不规则的深染如墨的细胞核。细胞核的大小不一，与其身前的大小和固缩的程度有关。核仁因核深染而不明显。这种细胞是一种凋亡的 RS 细胞，可见于各型 HL。由于很少见于其他肿瘤（可见于间变性大细胞淋巴瘤），因此，对 HL 的诊断有提示作用。

6）奇异型 RS 细胞：这种细胞较大，可以是单核，也可以是多核，细胞核不规则，异型性明显，核分裂多见。主要见于 LDHL。

7）L&H 型 RS 细胞［lymphocytic and/or histocytic Reed - Stemberg cell variants，淋巴细胞和（或）

组织细胞性 RS 细胞变异型]：L&H 细胞体积大，比典型的 HRS 细胞略小，比免疫母细胞大，胞质少，单一大核，核常重叠或分叶，甚至呈爆米花样，因此，有"爆米花"细胞（popcom）的名称。核染色质细，呈泡状，核膜薄，核仁多个嗜碱性，中等大小，比典型 HRS 细胞的核仁小。主要见于 NLPHL，但在部分 LRHL 中也可见少数 L&H 细胞，此时，应做免疫标记进行鉴别。

传统上一直认为 L&H 细胞是 RS 细胞的一种变异型，但是近年来免疫表型和遗传学研究显示 L&H 细胞明显地不同于经典型 RS 细胞及其他变异型，如 L&H 细胞几乎总是 CD20$^+$，CD15$^-$，CD30，Ig 基因具有转录的功能及可变区存在自身突变和突变正在进行的信号，而经典型 RS 细胞及其他变异型细胞几乎都呈 CD30$^+$，大多数 CD15$^+$，少数（20%~40%）CD20$^+$，Ig 基因虽然有重排和自身突变，但不具有转录的功能。因此，L&H 细胞是 RS 细胞的一种变异型，这种传统的观点正在被动摇。

（2）HL 各亚型的病理特点

1）结节性淋巴细胞为主型（MPHL）：淋巴结结构部分或全部被破坏，取而代之的是结节，或结节和弥漫混合的病变。结节数量不等，体积比较大，超过常见的反应性淋巴滤泡的大小，结节界限清楚或不太清楚，周边多无纤维带，或有纤细纤维带，结节的边缘可见组织细胞和一些多克隆浆细胞。病变主要由小淋巴细胞、组织细胞和上皮样组织细胞构成背景，背景中偶见散在单个中性粒细胞，但不存在嗜酸粒细胞，也不存在中心母细胞。在背景中可见醒目的散在分布的大瘤细胞——L&H 细胞。不过，约半数病例中可见到分叶核、大核仁的 L&H 细胞，形态似典型 HRS 细胞，但这些细胞的数量很少，只有少数病例中这种细胞较多。L&H 细胞的数量不等，但通常较少。结节内几乎没有残留的生发中心。病变弥漫区主要由小淋巴细胞和组织细胞组成，后者可单个或成簇。该瘤很少以弥散性为主的形式出现。欧洲淋巴瘤工作组曾将病变结节区域大于 30% 定为 NIPHL，小于 30% 定为弥散性淋巴细胞为主 HL 伴结节区。该小组发现 219 例淋巴细胞为主 HL（LPHL）中仅有 6 例为弥漫性 LPHL 伴结节区。大约 3% 的病例可以完全呈弥散性分布，此时，与 T 细胞丰富的大 B 细胞淋巴瘤鉴别非常困难。根据生长方式可以将 NLPHL 分为 6 个变异型：典型（富于 B 细胞）结节型、匍行（serpiginous）结节型、结节外 L&H 细胞为主结节型、富于 T 细胞结节型、富于 T 细胞的弥散型（TCRacL 样型）、富于 B 细胞的弥散型。富于 T 细胞的弥散型主要见于复发病例，提示 T 细胞增多可能预后变差。结节外 L&H 细胞为主结节型可能是结节发展成弥散的过渡阶段。在淋巴结结构尚未全部破坏的病例中，偶尔在病变附近存在反应性滤泡增生伴有生发中心进行性转化（PTGC）。

2）经典型霍奇金淋巴瘤（CHL）：肉眼所见为淋巴结肿大，有包膜，切面呈鱼肉状。NSHL 中可见明显结节，致密纤维条带和包膜增厚。脾脏受累时，白髓区可见散在结节，有时可见大瘤块，也可见纤维条带。发生在胸腺的 HL 可出现囊性变。

镜下显示淋巴结结构部分或全部破坏，病变主要包括两部分，即肿瘤细胞成分和反应性背景成分。

CHL 中每种亚型的组织形态学描述如下。

a. 混合细胞型 HL（MCHL）：淋巴结结构破坏，但也可能见到滤泡间区生长形式的 HL。多数病例呈弥漫性生长，有的可见结节样结构，但结节周围没有宽阔的纤维条带。可以出现间质纤维化，但淋巴结包膜不增厚，容易见到经典型、单核型和多核型 RS 细胞。背景由混合性细胞组成，其成分变化可以很大，常有中性粒细胞、嗜酸粒细胞、组织细胞和浆细胞。可以一种为主。组织细胞可以向上皮样细胞分化并形成肉芽肿样结构。

b. 结节硬化型 HL（NSHL+）：病变具有 CHL 的表现，呈结节状生长，结节周围被宽阔的纤维条带包绕，结节内有陷窝型 RS 细胞，诊断 NSHL 至少要见到一个这样的结节。由于纤维化首先是从包膜开始，然后，从增厚的包膜向淋巴结内扩展，最后将淋巴结分割成大小不等的结节，因此，包膜纤维化（增厚）是诊断 NSHL 的一个必要条件。NSHL 中的 HRS 细胞、小淋巴细胞和其他非肿瘤性反应细胞数量变化很大，结节中的陷窝细胞有时比较多并聚集成堆，可出现细胞坏死，结节内形成坏死灶。当陷窝细胞聚集很多时，称为"变异型合体细胞"。嗜酸粒细胞和中性粒细胞常常较多。

c. 富于淋巴细胞型 HL（LRHL）：有两种生长方式，结节性，常见；弥散性，少见。病变区有大量的小结节，结节间的 T 区变窄或消失。小结节由小淋巴细胞组成，可有生发中心，但常为偏心的退化或变小的生发中心。HRS 细胞多见于扩大的套区中。经典型 RS 细胞不易见到，但单核型 RS 细胞易见。部分 HRS 细胞可以像 L&H 细胞或单核的陷窝细胞，这一亚型容易与 NLPHL 混淆。最近欧洲淋巴瘤工作组分析了 388 例曾诊断为 NLPHL 的病例，结果发现 115 例（约 30%）是 LRHL。

d. 淋巴细胞消减型 HL（LDHL）：虽然 LDHL 的形态变化很大，但共同特征是 HRS 细胞相对多于背景中的淋巴细胞。有的病例很像混合细胞型，但 HRS 细胞数量更多。有的病例以奇异型（多形性）RS 细胞为主，呈肉瘤样表现，即 Lukes 和 Butler 分类中的网状细胞型。这些病例与间变性大细胞淋巴瘤鉴别较困难。另一些病例表现出弥散性纤维化，成纤维细胞增多或不增多，但 HRS 细胞明显减少，等同于 Lukes 和 Butler 分类中的弥漫纤维化型。如果有结节和纤维硬化，就将其归为 NSHL。

二、临床表现

霍奇金淋巴瘤（HL）主要侵犯淋巴系统，年轻人多见，早期临床进展缓慢，主要表现为浅表淋巴结肿大。与 NHL 病变跳跃性发展不同，HL 病变沿淋巴结引流方向扩散。由于病变侵犯部位不同，其临床表现各异。

（一）症状

（1）初发症状与淋巴结肿大：慢性、进行性、无痛性浅表淋巴结肿大为最常见的首发症状，中国医学科学院肿瘤医院 5 101 例 HL 统计表明，HL 原发于淋巴结内占 78.2%，原发于结外者占 20.2%。结内病变以颈部和隔上淋巴结肿大最为多见，其次见于腋下和腹股沟，其他部位较少受侵。有文献报道，首发于颈部淋巴结者可达 60%~80%。淋巴结触诊质韧、饱满、边缘清楚，早期可活动，晚期相互融合，少数与皮肤粘连可出现破溃等表现；体积大小不等，大者直径可达十厘米，有些患者淋巴结可随发热而增大，热退后缩小。根据病变累及的部位不同，可出现相应淋巴结区的局部症状和压迫症状；结外病变则可出现累及器官的相应症状。

（2）全身症状：主要为发热、盗汗和体重减轻，其次为皮肤瘙痒和乏力。发热可以表现为任何形式，包括持续低热、不规则间歇性发热或偶尔高热，抗感染治疗多无效。约 15% 的 HL 患者表现为周期性发热，也称为 Murchison – Pel – Ebstem 热。其特点为：体温逐渐上升，波动于 38~40℃ 数天，不经治疗可逐渐降至正常，经过 10d 或更长时间的间歇期，体温再次上升，如此周而复始，并逐渐缩短间歇期。患者发热时周身不适、乏力和食欲减退，体温下降后立感轻快。盗汗、明显消瘦和皮肤瘙痒均为较常见的症状，瘙痒初见于局部，可渐发展至全身，开始轻度瘙痒，表皮脱落，皮肤增厚，严重时可因抓破皮肤引起感染和皮肤色素沉着。饮酒痛为另一特殊症状，即饮酒后出现肿瘤部位疼痛，常于饮酒后数分钟至几小时内发生，机制不清。

（3）压迫症状：深部淋巴结肿大早期无明显症状，晚期多表现为相应的压迫症状。如纵隔淋巴结肿大，可以压迫上腔静脉，引起上腔静脉压迫综合征；也可压迫食管和气管，引起吞咽受阻和呼吸困难；或压迫喉返神经引起麻痹声嘶等；病变也可侵犯肺和心包。腹腔淋巴结肿大，可挤压胃肠道引起肠梗阻；压迫输尿管可引起肾盂积水，导致尿毒症。韦氏环（包括扁桃体、鼻咽部和舌根部）肿大，可有破溃或疼痛，影响进食、呼吸或出现鼻塞，肿块触之有一定硬度，常累及颈部淋巴结，抗感染治疗多无效。

（4）淋巴结外受累：原发结外淋巴瘤（primary extranodal lymphoma，PENL）由于受侵部位和器官不同临床表现多样，并缺乏特异性症状、体征，容易造成误诊或漏诊。有人曾报道 PENL 误诊率高达 50%~60%，直接影响正确诊断与治疗，应引起足够重视。原发于结外的 HL 是否存在一直有争议，HL 结外受累率明显低于 NHL，以脾脏、肺脏等略多见。

1）脾脏病变：脾原发性淋巴瘤占淋巴瘤发病率不到 1%，且多为 NHL，临床诊断脾脏原发 HL 应十分小心，HL 脾脏受累较多见，约占 1/3。临床上判断 HL 是否累及脾脏可依据查体及影像学检查，确诊往往要采用剖腹探查术和脾切除，但由于是有创操作，多数患者并不接受此方式，临床也较少采用。

2）肝脏病变：首发于肝的 HL 极罕见，随病程进展，晚期侵犯肝者较多见，可出现黄疸、腹水。因肝脏病变常呈弥漫性，CT 检查常不易诊断；有时呈占位性病变，经肝穿刺活检或剖腹探查可确诊。

临床表现为肝脏弥漫性肿大，质地中等硬度，少数可扪及结节，肝功检查多正常，严重者可有肝功异常。

3）胃肠道病变：HL 仅占胃肠道 ML 的 1.5% 左右。其临床表现与胃肠道其他肿瘤无明显区别。病变多累及小肠和胃，其他如食管、结肠、直肠、胰腺等部位较少见。临床症状常为腹痛、腹部包块、呕吐、呕血、黑便等。胃 HL 可形成较大肿块，X 射线造影显示广泛的充盈缺损和巨大溃疡。与胃 HL 相比，小肠 HL 病程较短，症状也较明显，80% 表现为腹痛；晚期可有小肠梗阻表现，甚至可发生肠穿孔和肠套叠。

4）肺部病变：HL 累及肺部较 NHL 常见，以结节硬化型（NS）多见，女性和老年患者多见。病变多见于气管或主支气管周围淋巴结，原发 HL 累及肺实质或胸膜，病变压迫淋巴管或致静脉阻塞时可见胸腔积液。临床患者可表现呼吸道和全身症状，如刺激性干咳、黏液痰、气促和胸闷、呼吸困难、胸痛、咯血，少数可出现声音嘶哑或上腔静脉综合征；约一半患者出现体重减轻、发热、盗汗等症状。由于肺 HL 形态多变，应注意与放射治疗及化疗所致的肺损伤，以及肺部感染相区别。肺原发 HL 极少见，必须有病理学典型 HL 改变，病变局限于肺，无肺门淋巴结或仅有肺门小淋巴结以及排除其他部位受侵才可诊断。

5）心脏病变：心脏受侵极罕见，但心包积液可由邻近纵隔 HL 直接浸润所致。可出现胸闷、气促、上腔静脉压迫综合征、心律失常及非特异性心电图等表现。

6）皮肤损害：皮肤 HL 多继发于系统性疾病，原发者罕见。有报道 HL 合并皮肤侵犯的发生率为0.5%，而原发性皮肤霍奇金淋巴瘤（primary cutaneous HL，PCHL）约占霍奇金淋巴瘤的 0.06%。HL累及皮肤通常表明病变已进入第Ⅳ期，预后很差。而 PCHL 临床进展缓慢，一般不侵及内脏器官，预后相对较好。

7）骨骼、骨髓病变：骨的 HL 甚少见，占 0.5%。见于疾病进展期血源性播散，或由于局部淋巴结病变扩散到邻近骨骼。多见于胸椎、腰椎、骨盆，肋骨和颅骨次之，病变多为溶骨性改变。临床主要表现为骨骼疼痛，部分病例可有局部发热、肿胀或触及软组织肿块。HL 累及骨髓较 NHI，少见，文献报道为 9%~14%，但在尸检中可达 30%~50%。多部位穿刺可提高阳性率。

8）神经系统病变：多见于 NHL，HL 少见。HL 引起中枢神经系统损害多发生在晚期，其中以脊髓压迫症最常见，也可有脑内病变。临床可表现为头痛、颅内压增高、癫痫样发作、脑神经麻痹等。

9）泌尿系统病变：HL 较 NHL 少见。肾脏受侵多为双侧结节型浸润，可引起肾肿大、高血压及尿毒症。原发于膀胱病变也很少见。

10）其他部位损害：少见部位还有扁桃体、鼻咽部、胸腺、前列腺、肾上腺等器官，而生殖系统恶性淋巴瘤几乎皆为 NHL。类脂质肾病的肾脏综合征是一种霍奇金淋巴瘤的少见表现，并且偶尔伴有免疫复合物沉积于肾小球，临床上表现为血尿、蛋白尿、低蛋白血症、高脂血症、水肿。

（二）体征

慢性、进行性、无痛性淋巴结肿大为主要体征。

（三）检查

（1）血液和骨髓检查：HL 常有轻或中等贫血，少数白细胞轻度或明显增加，伴中性粒细胞增多。约 1/5 患者嗜酸性粒细胞升高。骨髓被广泛浸润或发生脾功能亢进时，可有全血细胞减少。骨髓涂片找到 RS 细胞是 HL 骨髓浸润依据。骨髓浸润大多由血源播散而来，骨髓穿刺涂片阳性率仅 3%，但活检法可提高至 9%~22%。

NHL 白细胞数多正常，伴有淋巴细胞绝对和相对增多。晚期并发急性淋巴瘤细胞白血病时可呈现白血病样血常规和骨髓象。

（2）化验检查：疾病活动期有血沉加快，血清乳酸脱氢酶活性增高。乳酸脱氢酶升高提示预后不良。当血清碱性磷酸酶活力或血钙增加，提示骨骼累及。B 细胞 NHL 可并发抗人球蛋白试验阳性或阴性的溶血性贫血，少数可出现单克隆 IgG 或 IgM。必要时可行脑脊液的检查。

（3）彩超检查：浅表淋巴结的检查，腹腔、盆腔的淋巴结检查。

（4）胸部摄片检查：了解纵隔增宽、肺门增大、胸水及肺部病灶情况。

（5）胸部、腹腔和盆腔的 CT 检查：胸部 CT 可确定纵隔与肺门淋巴结肿大。CT 阳性符合率 65%，阴性符合率 92%。因为淋巴造影能显示结构破坏，而 CT 仅从淋巴结肿大程度上来判断。但 CT 不仅能显示腹主动脉旁淋巴结，而且还能显示淋巴结造影所不能检查到的脾门，肝门和肠系膜淋巴结等受累情况，同时还显示肝、脾、肾受累的情况，所以 CT 是腹部检查首选的方法。CT 阴性而临床上怀疑时，才考虑做下肢淋巴造影。彩超检查准确性不及 CT，重复性差，受肠气干扰较严重，但在无 CT 设备时仍不失是一种较好检查方法。

（6）胸部、腹腔和盆腔的 MRI 检查：只能查出单发或多发结节，对弥散浸润或粟粒样小病灶难以发现。一般认为有两种以上影像诊断同时显示实质性占位病变时才能确定肝脾受累。

（7）PET - CT 检查：PET - CT 检查可以显示淋巴瘤或淋巴瘤残留病灶。是一种根据生化影像来进行肿瘤定性诊断的方法。

（8）病理学检查

1）淋巴结活检、印片：选取较大的淋巴结，完整地取出，避免挤压，切开后在玻片上做淋巴结印片，然后置固定液中。淋巴结印片 Wright's 染色后做细胞病理形态学检查，固定的淋巴结经切片和 HE 染色后作组织病理学检查。深部淋巴结可依靠 B 超或 CT 引导下细针穿刺涂片做细胞病理形态学检查。

2）淋巴细胞分化抗原检测：测定淋巴瘤细胞免疫表型可以区分 B 细胞或 T 细胞免疫表型，NHL 大部分为 B 细胞性。还可根据细胞表面的分化抗原了解淋巴瘤细胞的成熟程度。

3）染色体易位检查：有助 NHL 分型诊断。t（14；18）是滤泡细胞淋巴瘤的标记，t（8；14）是 Burkitt 淋巴瘤的标记，t（11；14）是外套细胞淋巴瘤的标记，3q27 异常是弥散性大细胞淋巴瘤的染色体标志。

4）基因重排：确诊淋巴瘤有疑难者可应用 PCR 技术检测 T 细胞受体（TCR）基因重排和 B 细胞 H 链的基因重排。还可应用 PCR 技术检测 bcl - 2 基因等为分型提供依据。

（9）剖腹探查：一般不易接受，但必须为诊断及临床分期提供可靠依据时，如发热待查病例，临床高度怀疑淋巴瘤，彩超发现有腹腔淋巴结肿大，但无浅表淋巴结或病灶可供活检的情况下，为肯定诊断，或准备单用扩大照射治疗 HL 前，为明确分期诊断，有时需要剖腹探查，在取淋巴结标本同时切除脾做组织病理学检查。

（四）临床分期

根据病理活检结果、全身症状、体格检查、实验室检查、影像学检查等结果做出的临床分期，以及在此基础上通过损伤性操作如剖腹探查、骨髓活检做出的病理分期（pathological stage，PS）对治疗方案的选择、预后判断具有重要意义。目前国内外公认的 HL 分期标准系由 1971 年举行的 Ann Arbor 会议所建议，主要根据临床表现、体格检查、B 超、CT 扫描、下肢淋巴管造影、下腔静脉造影等进行分期。

根据患者有无临床症状又可分为 A 和 B。A 为无症状。B 为以下症状：①不明原因半年内体重下降 10%。②发热 38°以上。③盗汗。

三、诊断与鉴别诊断

（一）诊断

霍奇金淋巴瘤的诊断主要依靠淋巴结肿大的临床表现和组织活检结果。霍奇金淋巴瘤的诊断应包括病理诊断和临床分期诊断。

（1）结节性淋巴细胞为主型霍奇金淋巴瘤（NLPHL）病理诊断要点

1）满足 HL 的基本标准，即散在大细胞 + 反应性细胞背景。

2）至少有一个典型的大结节。

3）必须见到 L&H 细胞。

4）背景中的细胞是小淋巴细胞和组织细胞，没有嗜中性和嗜酸粒细胞。

5）L&LH 细胞总是呈 LCA^+、CD_{20}^+、CD_{15}^-、CD_{30}^-，L&H 细胞周围有大量 CD_3^+ 和 CD_{57}^+ 细胞围绕。

（2）经典型霍奇金淋巴瘤 CHL 病理诊断要点

1）散在大细胞 + 反应性细胞背景。

2）大细胞（HRS 细胞）：主要为典型 RS 细胞、单核型和多核型 RS 细胞。

3）混合性反应性背景：中性粒细胞、嗜酸粒细胞、组织细胞和浆细胞等。

4）弥漫性为主，可有结节样结构，但无硬化纤维带包绕和包膜增厚。

5）HRS 细胞总是 CD_{30}^+，多数呈 CD_{15}^+，少数呈 CD_{20}^+，极少出现 EMA^+。

6）绝大多数有 EBV 感染，即 $EBER^+$ 和 $LMPI^+$。

（二）鉴别诊断

（1）病理鉴别诊断

1）结节性淋巴细胞为主型霍奇金淋巴瘤 NLPHL 与富于淋巴细胞型霍奇金淋巴瘤 LRHL 相鉴别。

LRHL 有两种组织形式：结节性和弥漫性。当呈结节性生长时很容易与 NLPHL 混淆。

2）富于 T 细胞的 B 细胞淋巴瘤 TCRBCL 与结节性淋巴细胞为主型霍奇金淋巴瘤 NLPHL 相鉴别。

NLPHL 的结节明显时，鉴别很容易。根据现在 WHO 的标准，在弥漫性病变中只要找到一个具有典型 NLPHL 特征的结节就足以排除 TCRBCL。但结节不明显或完全呈弥漫性生长时，应与 TCRBCL 鉴别。

3）生发中心进行性转化（PTGC）与结节性淋巴细胞为主型霍奇金淋巴瘤 NLPHL 相鉴别。

由于 PTGC 结节形态与 NLPHL 结节相似，二者也常出现在同一淋巴结，因此应做鉴别。PTGC 是由于长期持续的淋巴滤泡增生而变大的，套区小淋巴细胞突破并进入生发中心，生发中心内原有的中心细胞和中心母细胞被分割挤压，但常能见到残留的生发中心细胞（$CD10^+$），没有 L&H 细胞。

4）结节性淋巴细胞为主型霍奇金淋巴瘤 NLPHL 与经典型霍奇金淋巴瘤 CHL 相鉴别。

结节性淋巴细胞为主型与经典 HL 不同，NIPHL 的 RS 细胞为 $CD45^+$，表达 B 细胞相关抗原（CD19，CD20，CD22 和 CD79）和上皮膜抗原，但不表达 CD15 和 CD30。应用常规技术处理，NLPHL 病例中免疫球蛋白通常为阴性。L&H 细胞也表达由 bcl-6 基因编码的核蛋白质，这与正常生发中心的 B 细胞发育有关。

NLPHL 结节实际上是转化的滤泡或生发中心。结节中的小淋巴细胞是具有套区表型（IgM^+ 和 IgG^+）的多克隆 B 细胞和大量 T 细胞的混合物，很多 T 细胞为 $CD57^+$，与正常或 PTGC 中的 T 细胞相似。NLPHL 中的 T 细胞含有显著增大的不规则细胞核，类似中心细胞，往往呈小灶性聚集，使滤泡呈破裂状或不规则轮廓。NLPHL 中的 T 细胞多聚集在肿瘤性 B 细胞周围，形成戒指状、玫瑰花结状或项圈状。尽管几个报道表明，围绕爆米花样细胞的 T 细胞大多为 CD_{57}^+，但玫瑰花结中缺乏 CD_{57}^+ 细胞也不能否定 NLPHL 的诊断。在结节中，滤泡树突状细胞（FDC）组成了明显的中心性网。滤泡间区含有大量 T 细胞，当出现弥散区域时，背景淋巴细胞仍然主要是 T 细胞，但 FDC 网消失。Ig 和 TCR 基因为胚系，EBV 常阴性。但是，经典型霍奇金淋巴瘤常常没有这些特征。

（2）临床鉴别诊断传染性单核细胞增多症（infectious mononucleosis，IM）IM 是 EBV 的急性感染性疾病，起病急，突然出现头痛、咽痛、高热，接着淋巴结肿大伴压痛，血常规白细胞不升高，甚至有些偏低，外周血中可见异型淋巴细胞，EBV 抗体滴度可增高。患者就诊时病史多在 1~2 周，有该病史者发生 HL 的危险性增高 2~4 倍，病变中可出现 HRS 样的细胞、组织细胞等，可与 LRHL 和 MCHL 混淆，应当鉴别。IM 淋巴结以 T 区反应性增生为主，一般结构没有破坏，淋巴滤泡和淋巴窦可见，不形成结节样结构，没有纤维化。T 区和淋巴窦内有较多活化的淋巴细胞、免疫母细胞，有的甚至像单核型 RS 细胞，但呈 CD_{45}^+（LCA）、CD_{20}^+、CD_{15}^-，部分细胞 CD_{30}^+。如鉴别仍困难可进行短期随访，因 IM 是自限性疾病，病程一般不超过 1 个月。

四、治疗

目前 HL 的治疗主要是根据患者的病理分型、预后分组、分期来进行治疗选择，同时还要考虑患者的一般状况等综合因素，甚至还要考虑经济、社会方面的因素，最终选择最理想的方案。综合治疗是治疗 HL 的发展方向，对中晚期 HL 单纯放疗疗效不理想，常以化疗为主，辅以放疗。复发性、难治性霍奇金淋巴瘤的治疗已较多考虑造血干细胞移植。

（一）早期霍奇金淋巴瘤的治疗

早期霍奇金淋巴瘤的治疗近年来有较大进展，主要是综合治疗代替了放疗为主的经典治疗。早期霍奇金淋巴瘤是指 Ⅰ、Ⅱ 期患者，其治疗方针以往以放疗为主，国内外的经验均证明了其有效性，可获得 70% ~90% 的 5 年总生存率。近年来国外的大量研究表明，综合治疗（化疗加受累野照射）可以获得更好的无病生存率，大约提高 15%，但总生存率相似，预期可以明显减轻放疗的远期不良反应。因此，目前化疗结合受累野照射的方法是治疗早期霍奇金淋巴瘤的基本原则。但是国内尚没有大组病例的相关研究资料。

（1）放射治疗

1）经典单纯放射治疗的原则和方法：早在 1950 年以后，^{60}Co 远距离治疗机和高能加速器出现后，解决了深部肿瘤的放射治疗问题。对于常常侵犯纵隔、腹膜后淋巴结的霍奇金淋巴瘤来说，为其行根治治疗提供了技术设备条件。由于该病沿着淋巴结蔓延的生物学特性，扩大野照射解决了根治治疗的方式方法问题。对于初治的早期患者来说，行扩大野照射，扩大区 DT 30 ~36Gy，受累区 DT 36 ~44Gy，就可以获得满意疗效，5 年总生存率 80% ~90%，这是单纯放疗给患者带来的利益。

扩大野照射的方法包括斗篷野、锄形野、倒 Y 野照射，以及由此组合产生的次全淋巴区照射和全淋巴区照射等放疗方法。特点是照射面积大，疗效可靠满意，近期毒性不良反应可以接受。因此，对于有化疗禁忌证以及拒绝化疗的患者，还是可以选择单纯放疗。

2）单纯放疗的远期毒性不良反应：人们对单纯放疗的优缺点进行了较长时间的研究，发现随着生存率的提高，生存时间的延长，缺点逐渐显现，主要是放疗后的不良反应，特别是远期不良反应，如肺纤维化，心包积液或胸腔积液，心肌梗死，第二肿瘤的发生（乳腺癌，肺癌，消化道癌等）。Stanford 报道了 PS ⅠA ~ⅢB 期治疗后死亡情况分析情况，总的放疗或化疗死亡率为 32.8%（107/326），死亡原因：①死于 HL，占 41%。②死于第二肿瘤，占 26%。③死于心血管病，占 16%。④其他原因死亡，占 17%。可见 59% 的患者不是死于 HL 复发，而是死于其他疾病，这些疾病的发生与先前的高剂量大面积放疗相关。VanLeeuwen 等 2000 年报道的研究发现第二肿瘤的发生与患者治疗后存活时间和接受治疗时年龄有关。患者治疗后存活时间越长，接受治疗时年龄越小，第二肿瘤的发病危险性越大。

3）放疗、化疗远期并发症的预防：国外对预防放疗、化疗远期并发症已经有了一定研究，制订了两级预防的措施。初级预防：①限制放射治疗的放射野和剂量。②先行化疗的联合治疗模式。③避免用烷化剂和 VP - 16。④避免不必要的维持化疗。⑤用博来霉素的患者应监护其肺功能。二级预防：①停止吸烟。②放疗后 5 ~7 年内常规行乳腺摄片。③限制日光暴露。④避免引起甲状腺功能低下的化学药物。⑤有规律的体育运动。⑥注意肥胖问题。⑦心脏病预防饮食。

（2）综合治疗

1）综合治疗的原则：先进行化疗，选用一线联合方案，然后行受累野照射。但要根据患者的预后情况确定化疗的周期数和放疗剂量。

a. 预后好的早期霍奇金淋巴瘤：指临床 Ⅰ ~ Ⅱ 期，没有不良预后因素者。选用一线联合化疗方案 2 ~4 周期，然后行受累野照射，剂量为 20 ~36Gy。而早期结节性淋巴细胞为主型 HL 可以采用单纯受累野照射。

b. 预后不好的早期霍奇金淋巴瘤：指临床 Ⅰ ~ Ⅱ 期，具有 1 个或 1 个以上不良预后因素的患者。选用一线联合化疗方案治疗 4 ~6 周期，然后受累野照射 30 ~40Gy。

2）综合治疗和经典单纯放疗的比较：尽管单纯放疗可以治愈早期霍奇金淋巴瘤，疗效满意，但其远期并发症是降低患者生活质量和增加死亡率的重要问题。常规化疗的远期毒性不良反应较放疗轻，因此有人提出化疗后减少放疗面积和剂量，以减少远期并发症的发生，结合两者的优点进行综合治疗。最近 30 年大量临床研究已证明综合治疗模式可以代替单纯放疗治疗早期霍奇金淋巴瘤。

到 20 世纪 90 年代后期就已有较大组综合治疗研究结果的报道。1998 年 Specht L 等报道的一个 23 组试验的随机对照结果，共 3 888 例早期 HL 病例参加试验，包括 Ⅰ、Ⅱ 期预后好的和预后不良的 HL，也含有少数 ⅢA 病例。文中分析了其中 13 组试验涉及单纯放疗或化疗结合放疗的综合治疗随机对照研究，10 年复发率分别是 15.8% 和 32.7%（P < 0.000 1），10 年实际生存率分别为 79.4% 和 76.5%（P > 0.05）。有学者认为综合治疗可以改善无病生存率，但是实际生存率相似。有学者还分析了 8 个单纯放疗的随机对照研究报道，对比局限扩大野照射（斗篷野照射等）与大野照射（次全淋巴区照射或全淋巴区照射）的疗效，全组的 10 年复发率分别为 31.1% 和 43.4%（P < 0.000 1），10 年实际生存率分别为 77.0% 和 77.1%（P > 0.05），结论是大野照射可以减少复发率，提高无病生存率，但是不能提高实际生存率，这从另一个角度提示放射野是可以适当缩小的。缩小放射野后，复发率提高增加了 HL 的死亡率，但是心脏病等并发症的减少似乎可以抵消这种死亡率的提高。

目前的问题是对于预后好的早期 HL 而言，综合治疗是否可以代替单纯放疗。EORTC 对这问题进行了系统研究。1997 年报道了 H7F 号研究结果，该研究对预后好的 333 例临床 Ⅰ、Ⅱ 期 HL 进行随机对照研究，单纯放疗组为次全淋巴区照射，综合治疗组为 6 周期的 EBVP 方案化疗加受累野照射，6 年无病生存率分别为 81% 和 92%（P = 0.002），6 年实际生存率分别为 96% 和 98%（P > 0.05）。EORTC - H8F 临床研究中，对 543 例临床 Ⅰ、Ⅱ 期 HL 患者进行随机对照研究，单纯放疗组为次全淋巴区照射，综合治疗组为 3 周期的 MOPP/ABV 方案化疗加受累野照射，4 年 TFFS 分别为 77% 和 99%（P = 0.002），4 年 OS 分别为 96% 和 99%（P > 0.05）。

德国的霍奇金淋巴瘤研究组（GHSG）也进行了研究，GHSG HD7 研究中有 571 例早期 HL 入组，随机分为两组，第一组为综合治疗组，采用 ABVD 2 周期十次全淋巴区照射；另一组为单纯放疗组，采用单纯次全淋巴区照射。2 年 FFTS 分别是 96% 和 84%，实际生存率无差异。

SWOG/CAL GB 的随机分组研究中有 324 例预后好的 HL 患者入组，分别随机分为综合治疗组（采用 AV 3 周期 + 次全淋巴区照射）和单纯放疗组（单纯次全淋巴区照射），3 年 FFS 分别为 94% 和 81%，但是实际生存率无差异。

Hagenheek 等在 2000 年美国血液学年会上报道了 543 例早期（预后好的）HL 的单纯放疗与综合治疗的临床对照研究结果。该研究中单纯放疗组采用 sTNI 常规放疗，综合治疗组采用 MOPP/ABV + 受累野照射，两组 CR 率分别为 94% 和 96%；4 年 FFS 分别为 77%。和 99%（P < 0.001），4 年 OS 分别为 95% 和 99%（P = 0.02）。上面多组随机分组研究的结果显示，综合治疗组提高了无病生存率，但是没有提高总生存率。还有其他多组研究均表明，综合治疗疗效不低于传统的单纯放疗。

但是否可以不用放疗，只用化疗治疗早期霍奇金淋巴瘤呢？目前尚无明确答案。在 1995—1998 年进行的 CCG - 5942 研究中，501 例化疗后获得 CR 的 HL 病例进入研究组，其中多数为 Ⅰ、Ⅱ 期，少数为 Ⅲ、Ⅳ 期，随机分入受累野照射组和单纯观察组。结果 3 年无事件生存率分别为 93% 和 85%（P = 0.002 4），实际生存率为 98% 和 99%。化疗后放疗改善了无事件生存率，但是没有改善实际生存率。另一个研究是 2002 年 ASTRO 上报道的 EORTC H9F 研究，入组病例是预后好的 Ⅰ、Ⅱ 期 HL 患者，接受 EBVP 方案化疗达 CR 后随机分为 3 组，第一组单纯观察不放疗；第二组行受累野照射 20Gy；第三组为 36Gy。但是由于单纯化疗组的复发率明显增高，故此项研究被提前终止。还有一些试验在进行中。目前单纯化疗虽然还没有结论，但是 EORTC H9F 的结果应当重视。目前单纯化疗还没有成为标准治疗。

对于预后不良的（含有 1 个或 1 个以上不良预后因素）Ⅰ、Ⅱ 期 HL，是否也可以用综合治疗的模式代替单纯放疗，对此也有许多重要的临床试验研究。EORTC - H5U 是随机对照临床研究，296 例入组病例均是预后不好的 Ⅰ、Ⅱ 期 HL，病例特点是年龄 ≥40 岁，血沉 ≥70mm/h，混合细胞型或淋巴细胞减少型，临床 Ⅱ 期，但未侵犯纵隔。分为单纯放疗组（全淋巴区照射）和综合治疗组（MOPP×3 + 斗篷野照射 + MOPP×3）。两组 15 年无病生存率分别为 65% 和 84%（P < 0.001），但是实际生存率两组均为 69%。在另一组临床研究中，115 例膈上受累的病例，病理分期为 ⅠA～ⅡB 期，随机分入单纯斗篷野照射组或综合治疗组（斗篷野照射 + MVPP 方案化疗）。两组 10 年无复发生存率分别为 91% 和

67%（P<0.05），实际生存率为95%和90%（P>0.05）。在 EORTC H8U 的预后不良Ⅰ、Ⅱ期随机研究中，495 例初步结果显示，4 周期和 6 周期 MOPP/ABV + 受累野或扩大野照射的 4 年总生存率和无病生存率无差别。说明对于预后不好的 HL 来说，综合治疗同样提高了无病生存率，但未改善实际生存率。

3）综合治疗模式中化疗方案的优化：综合治疗中的化疗方案和周期数是以往较多探讨的问题。根据近些年的临床研究表明，预后好的 HL 选择 ABVD 方案、VBM 方案；预后不好的 HL 选用 ABVD 方案、MOPP/ABV 方案、BEAMOPP 方案、Stanfort V 方案等。ABVD 方案和 MOPP 方案是治疗早期霍奇金淋巴瘤的经典方案，许多随机分组的临床研究均已经证明了 ABVD 方案的优越性，ABVD 的疗效明显优于 MOPP，毒性不良反应也较低。在 EROTC H6U 试验中，316 例早期 HL 病例入组，随机分入两组，第一组为 MOPP×3 + 斗篷野照射 + MOPP×3；第二组为 ABVD×3 + 斗篷野照射 + ABVD×3。结果 6 年无进展生存率分别为 76% 和 88%，实际生存率分别为 85% 和 91%。ABVD 的血液毒性和性腺毒性均轻于 MOPP，但是肺毒性略高，可能与博来霉素有关，使用中应当注意不要超过其限制使用剂量。远期毒性还需继续观察。1988—1992 年 EROTC H7U 的研究中，对预后不好的早期 HL 随机进入 EBVP + IFRT 治疗组或 MOPP/ABV + IFRT 治疗组进行比较，结果两组 EFS 分别为 68% 和 90%（P<0.000 1），6 年 OS 分别为 82% 和 89%（P=0.18）。1998—2003 年进行的 GHSG HD11 随机研究中，含有 ABVD 或 BEAMOPP 化疗方案的治疗方案，FFTF 分别为 89% 和 91%，OS 分别为 98% 和 97%，均没有明显差别。由于 ABVD 方案疗效不低于其他方案，不良反应相对较低。因此，对于预后不好的早期 HL 来说还是首选的方案。

早期霍奇金淋巴瘤综合治疗中化疗周期数量是长期探讨的问题。一般对于预后好的早期 HL 应采用 2~4 周期的 ABVD 方案化疗加受累野照射 30~36Gy。对于预后不好的应采用 4~6 周期的 ABVD 方案化疗，加 36~40Gy 的受累野照射。有些试验表明并不是增加化疗周期数就可以增加疗效。2000 年 Ferme 等报道 EORTC/GELA H8U 的试验结果，全组为 995 例预后不良的早期 HL，分别采用 6 周期 MOPP/ABV + 受累野照射、4 周期 MOPP/ABV + 受累野照射、4 周期 MOPP/ABV + 次全淋巴区照射 3 种治疗方法进行对照研究，结果 3 组病例的缓解率（CR + PR）分别为 86%、91% 和 88%；FFS 分别为 89%、92% 和 92%；OS 分别为 90%、94% 和 92%。3 组缓解和长期生存情况接近，说明综合治疗方案中化疗 4 个周期与 6 个周期接近。

4）放射野的大小和放疗剂量：综合治疗中的受累野照射及照射剂量是综合治疗实施的重要问题。综合治疗模式中受累野照射已经可以代替扩大野照射。大多数治疗中心对预后好的早期 HL 受累野照射剂量为 30~36Gy，预后不好的受累野照射剂量为 36~40Gy。Milan 组研究 103 例早期 HL，两组分别为 ABVD + IF 和 ABVD + sTNI，结果 4 年 FFS 分别为 95% 和 94%，OS 为均 100%。这组试验也证明综合治疗中扩大照射野没有益处。1998—2003 年进行的 GHSG HD11 研究中，针对早期 HL 的综合治疗中放疗剂量应该是多少进行了随机分组研究，化疗后受累野照射分为 20Gy 和 30Gy 两组，结果 FFTF 91% 和 93%，SV 99% 和 98%，没有明显差异。现在关于 HL 的放疗剂量和放射野均有下降的趋势。

总之，对于早期 HL 的治疗已不再推荐单纯放疗作为其标准方案，而是推荐综合治疗的方法，较好的方法是 ABVD + IF 的组合。一般对于预后好的早期 HL 应采用 2~4 周期的 ABVD 方案化疗然后加受累野照射 30~36Gy。对于预后不好的应采用 4~6 周期的 ABVD 方案化疗，然后加 36~40Gy 受累野照射。

（二）进展期、复发性难治性霍奇金淋巴瘤的治疗

（1）进展期 HL 的治疗

1）进展期患者成为复发性和难治性 HL 的风险因素：进展期（Ⅲ、Ⅳ期）HL 患者，疗效不如早期患者，更容易变为复发性和难治性的患者。90 年代哥伦比亚研究机构对 711 例 HL 患者进行研究，虽然发现进展期患者复发率和难治性发生率较早期高，但分析后发现有 7 个风险因素对预后影响明显，包括：男性，年龄>45 岁，Ⅳ期，血红蛋白<10^5g/L，白细胞计数>$15×10^9$/L，淋巴细胞计数（0.6×

$10^9/L$ 或淋巴细胞分类 <8% ，血浆蛋白 <40g/L。其中 0~1 个风险因素的进展期患者成为复发性和难治性 HL 的风险小于 20%，而还有 4 个或更多风险因素的进展期患者成为复发性和难治性 HL 的风险大于 50%。

2）进展期 HL 化疗：鉴于 ABVD 和 MOPP 方案对 HL 治疗效果，许多人提出 ABVD 与 MOPP 不同组合来提高Ⅲ期和Ⅳ期 HL 疗效。但多中心试验表明，不同组合与单独 ABVD 疗效相当，而血液系统和非血液系统毒性明显增加。进展期 HL 其他治疗方案有 Stanford V 方案、BEACOPP 基本和强化方案、BEACOPP-14 方案等。

3）进展期 HL 的放疗效果：进展期 HL 的常规治疗仍以联合化疗＋受累野照射为主，化疗方案选用 ABVD、MOPP/ABV、BEACOPP 和 Stanford V 等；受累野照射的剂量为 30~36Gy。GHST 进行的一项试验，患者随机分为 2 组，一组是 BEACOPP 强化方案 8 周期或 BEACOPP 强化方案 4 个周期＋BEACOPP 基本方案 4 个周期后进行最初发病的淋巴结和残留病灶进行照射（剂量为 30Gy）；另一组是相同化疗后未进行放疗。两组最终结果无明显差异。最近 EORTC 进行的研究也将进展期 HL 患者化疗 MOPP/ABV 化疗 6~8 周期后分为继续照射组和不进行照射组。化疗达到 CR 的患者照射剂量为 16~24Gy，达到 PR 患者照射剂量是 30Gy。研究也显示，进展期 HL 患者经过 8 周期有效化疗达到 CR 后继续进行放疗并没有显示更好的效果，而且继发 AML/MDS 的概率明显增加。但对于化疗后达到 PR 的患者进行补充放疗效果较好，5 年 EFS 为 97%，OS 为 87%。

（2）复发性和难治性霍奇金淋巴瘤

1）定义和预后：1990 年以后霍奇金淋巴瘤经一线治疗，80% 患者达到治愈，所以对于 HL 的临床研究主要集中在复发性和难治性 HL。有专家提出难治性 HL 的定义为：在初治时淋巴瘤进展，或者虽然治疗还在进行，但是通过活组织检查已经证实肿瘤的存在和进展。复发性 HL 的定义为：诱导治疗达到完全缓解（CR）至少 1 个月以后出现复发的 HL。哥伦比亚研究机构对 701 例 HL 患者进行标准治疗，214 例为早期患者，其中有 6 例复发，460 例进展期患者中 87 例复发，34 例为难治性 HL，可见复发性和难治性 HL 主要集中在进展期的患者。

经联合化疗达到 CR 后复发有 2 种情况：①经联合化疗达到 CR，但缓解期 <1 年，即早期复发。②联合化疗达到 CR 后缓解期 >1 年，即晚期复发。有报道早期复发和晚期复发的 20 年存活率分别为 11% 和 22%，晚期复发者约 40%，可以使用常规剂量化疗而达到治愈。难治性 HL 预后最差，长期无病存活率在 0~10%。GHSG 最近提出了对于难治性患者的预后因素：KPS 评分高的、一线治疗后有短暂缓解的、年龄较小患者的 5 年总存活率为 55%，而年龄较大的、全身状况差且没有达到缓解的患者 5 年总存活率为 0。复发和难治的主要原因是难以克服的耐药性、肿瘤负荷大、全身情况和免疫功能差等。

2）复发性和难治性霍奇金淋巴瘤的挽救治疗：解救治疗的疗效与患者年龄、复发部位、复发时疾病严重程度、缓解持续时间和 B 症状有关。

a. 放疗缓解后复发病例的解救治疗：初治用放疗达到 CR 后，复发患者对解救化疗敏感，NCI 长期随访资料表明用放疗达 CR 后复发患者经解救化疗，90% 达到第二次 CR，70% 以上可长期无病存活，疗效与初治病例相似。所以放疗缓解后复发病例一般不首选大剂量化疗（HDCT）和自体干细胞移植（ASCT）。研究证实，用 ABVD 方案解救疗效优于 MOPP 方案。

b. 解救放疗（SRT）：对于首程治疗未用放疗的复发患者，若无全身症状，或仅有单个孤立淋巴结区病变及照射野外复发的患者 SRT 治疗有效。Campbell 等对 80 例化疗失败后的 HL 患者进行挽救性放疗，27 例（34%）达到完全缓解；7 例（9%）在 SRT 后仍未缓解；46 例（58%）复发。实际中位无进展生存期为 2.7 年，5 年 OS 为 57%。SRT 对化疗失败后 HL 患者的局部病灶效果好，长期缓解率高；对于不适合大剂量化疗加自体干细胞移植的患者，SRT 仍是一个很好的选择。

c. 复发性和难治性霍奇金淋巴瘤的解救方案：目前尚不能确定复发性和难治性 HL 的多种解救方案中哪个解救方案更好。有报道 Mini-BEAM 方案（卡莫司汀、依托泊苷、阿糖胞苷、美法仑）反应率 84%，Dexa-BEAM 方案（地塞米松、卡莫司汀、依托泊苷、阿糖胞苷、美法仑）反应率 81%，DHAP

方案（顺铂、大剂量阿糖胞苷、地塞米松）反应率89%。Mini-BEAM方案的疗效肯定，但是此方案影响干细胞动员，一般在HDC/HSCT之前要进行最低限度的标准剂量化疗，其原因是安排干细胞采集和移植之前需要使淋巴瘤得到控制；促进有效外周血干细胞的采集。Koln研究组认为在应用大剂量化疗前使用标准剂量的解救方案疗效最佳，如大剂量BEAM化疗前应用3~4个疗程Dexa-BEAM。其他常用的药物包括足叶乙甙、铂化物和异环磷酰胺，这些药物既有抗HL疗效又具有较好的干细胞动员效果。

（三）大剂量化疗和放疗加造血干细胞移植（HDC/HSCT）

（1）HDC/HSCT的必要性、有效性和安全性：霍奇金淋巴瘤经标准的联合化疗、放疗可获良好疗效，5年生存率已达70%，50%的中晚期患者也可获长期缓解。但仍有部分患者经标准治疗不能达完全缓解，或治疗缓解后很快复发，预后不佳。现代的观点认为霍奇金淋巴瘤首次缓解时间的长短至关重要。如>12个月，接受常规挽救性方案治疗常可再次获得缓解；如<12个月，则再次缓解的机会大大下降。美国国立肿瘤研究所（NCI）的一项长期随访发现初次缓解时间长的复发患者，85%可获再次缓解，24%存活11年以上；而首次缓解时间短的复发患者，仅49%获得再次缓解，11%存活11年。其他一些研究中初治不能缓解或短期复发者几乎无长期无病生存，实际生存率为0~8%。另外，难以获得满意疗效的患者其不良预后因素包括年龄≥50岁、大包块（肿瘤最大直径≥患者的30%，其生存率明显下降。10cm，或巨大纵隔肿块）、B组症状、ESR≥30mm/h（伴有B组症状）或ESR>50mm/h（不伴有B组症状），3个以上部位受侵，病理为淋巴细胞消减型和混合细胞型，Ⅲ、Ⅳ期患者。这部分患者约占初治经过几十年的努力，自体造血干细胞移植结合大剂量化疗、放疗治疗技术已经成熟，其安全性和有效性已经被临床医师接受，使得挽救这部分患者成为可能。目前主要希望通过这一疗法改善那些初治难以缓解和复发（特别是首次复发）患者的预后状况。大约25%的中晚期患者初治时不能达到缓解，强烈治疗结合造血干细胞移植的疗效优于常规挽救治疗。Chopra等报道造血干细胞移植治疗46例难以缓解的患者，8年无病生存率33%，其他研究结果为27%~42%；同法治疗复发（缓解期<12个月）患者疗效也优于常规解救化疗，8年无病生存率是43%；而其他研究组的无病生存率为32%~56%。

另一前瞻性研究的结果证明，强烈治疗结合造血干细胞移植的疗效优于常规治疗，此研究中高剂量BEAM（BCNU，VP16，Ara-C，Mel）组与常规剂量BEAM组比较，3年无病生存率分别为53%和0。还有一项随机研究对比了Dexa-BEAM方案与HDT/HSCT方案，HDT/SCT方案的无治疗失败生存率（FF-TE）为55%，Dexa-BEAM方案为34%。对多种方案均无效或耐药的难治性HL患者，HDC/HSCT提供了几乎是最后的治疗机会，故认为HDC/HSCT是复发和耐药霍奇金淋巴瘤患者标准解救治疗的手段。

（2）自体骨髓移植（ABMT）与自体外周血干细胞移植（APBSCT）：造血干细胞移植最初是从AB-MT开始的，并取得了较好疗效。Chopra等报道155例原发难治性或复发性HL患者接受高剂量BEAM化疗后进行自体骨髓移植，5年PFS为50%，OS为55%。最近Lumley等使用相似的预处理方案对35例患者进行骨髓移植，EFS为74%。

近年来APBSCT已逐渐代替ABMT，因外周血干细胞的采集已变得较为容易；采集过程痛苦较轻，可避免全身麻醉；可以门诊进行干细胞的采集；造血重建和免疫重建较ABMT快；采集的费用降低，降低了住院移植的费用；适用于以前进行过盆腔照射和骨髓受侵的患者。意大利一研究组报道92例HL患者进行APBSCT的多中心研究结果，90%完成了HDC方案，5例发生移植相关死亡，6例出现继发性的恶性疾病，5年EFS和OS分别为53%、64%。首次复发者疗效最好，5年EFS和OS分别为63%和77%。难治性HL结果最差，5年EFS和OS分别为33%和36%。美国Argiris等对40例复发性或难治性HL患者进行HD-BEAM/APBSCT 37例达到CR，3年EFS 69%，3年OS 77%。无论是ABMT或是APBSCT，其总生存率相似，A R perry报道两者的3年总生存率分别为78.2%。和69.6%；无进展生存率分别为58.1%和59.4%，均无显著差异。两者的区别主要在方便程度、造血重建、免疫重建等方面，APBSCT较ABMT更有优势。

首次复发的 HL 是否应采用自体造血干细胞移植尚存争议，特别是仅未照射的淋巴结复发及初治达 CR 持续 1 年以上复发者。前者经扩大范围的照射治疗，加或不加用化疗，40% ~50% 的患者仍可再次达至 II 治愈；而后者应用非交叉方案再次进行化疗，可加或不加放疗，也有 20% ~40% 患者治愈。很多研究表明，首次复发的 HL 患者采用 HDC/ASCT 疗法，长期生存率可以达到 90%。GHSG 的研究表明，HDC/ASCT 对 HL 复发患者疗效很好，可提高长期生存率。复发者包括：初次化疗达到 CR 状态，但 1 年以内复发者；复发时伴有 B 症状者；结外复发者；照射过的淋巴结复发者。

复发性和难治性 HL 患者进行自体干细胞移植时应注意如下情况：①经检查确认骨髓中无肿瘤细胞侵犯时才可采集干细胞。②化疗次数越多，患者采集干细胞成功的可能性越低，尤其是应用细胞毒性药物时，如应用 MiniBEAM 或 Dexa - BEAM 方案时。③新移植患者获得较完善的造血重建需要一个较长的过程，故移植后一段时间内不应该化疗，移植后可根据患者情况行放射治疗。④移植时肿块越小预后越好，CR 后再进行移植治疗的预后最好。

（3）异基因造血干细胞移植

1）清髓性异基因造血干细胞移植在复发性和难治性 HL 治疗中的应用：异基因造血干细胞移植治疗难治性霍奇金淋巴瘤的疗效似乎优于自体造血干细胞移植，其优点是输入的造血干细胞不含肿瘤细胞，移植物抗淋巴瘤效应可减低复发率。Anderson 等报道的研究结果中，全组异体移植 53 例，自体移植 63 例，治疗后复发率分别为 43% 和 76%。但很多研究证明异基因移植的移植相关死亡率高，同胞间移植的移植相关死亡率为 20% ~30%，主要死因为感染、肺毒性和 GVHD，抵消了异体移植低复发率的优点，而且治疗费用昂贵，配型困难，故一般霍奇金淋巴瘤治疗中采用者较少。

无关供者移植和单倍体移植的移植相关死亡率更高。最近一国际骨髓移植注册处（IBMTR）和欧洲外周血及骨髓移植组（EBMT）研究表明，进行异基因造血干细胞移植的 HL 患者，治疗相关死亡率高达 60%。T 细胞去除的异基因移植可以降低死亡率，但这样又会增加复发率和植入失败率。所以目前自体外周血干细胞移植是治疗 HL 的首选方法，而异基因造血干细胞移植仍然应用较少，主要用于如下情况：①患者因各种原因导致缺乏足够的干细胞进行自体移植。②患者具有较小病变，病情稳定但骨髓持续浸润。③ASCT 后复发的患者。

2）非清髓异基因外周血干细胞移植（nonmyeloablative allogeneic peripheral blood stem cell transplantation，NST）或小移植（minitranaplantation）：NST 是对传统异基因造血干细胞移植的一个改良，但这方面报道例数少，随访时间短，患者条件、GVHD 的预防、患者与供者之间组织相容性的不同可导致不同的结果。NST 的预处理造成充分的免疫抑制和适当的骨髓抑制，以允许供者和受者造血细胞共存，形成嵌合体，但最终被供者细胞所代替。Carella 等提出 NST 免疫抑制预处理方案包括一个嘌呤类似物（如氟达拉滨）和一个烷化剂（如环磷酰胺或美法仑）。欧洲骨髓移植组（EBMT）收集了 94 例接受 NST 治疗的 HI 病例，大部分患者接受的是同一家族的 HI 相同供者提供的造血干细胞，有 10 例接受的是无关供者或不匹配的供者的干细胞。80 例患者 4 年 OS 为 50%，PFS 39%，治疗相关死亡率 20%，4 年复发率 50%。Paolo 等治疗 58 例难治复发性 HL，其中 83% 是 ASCT 失败的患者，其中 33 例采用了无关供者。结果 100d 和 2 年移植相关死亡率分别是 7%、15%，与采用无关供者无关。100d 急性 GVHD（II ~IV 度）的发生率是 28%，慢性 GVHD 的发生率是 73%，预期 2 年 OS 和 PFS 分别为 64%（49% ~76%）、32%（20% ~45%），2 年疾病进展或复发率为 55%（43% ~70%）。

从 EBMT 和其他机构的研究可以看出，NST 的移植相关死亡率较低，总生存率提高。NST 拓宽了恶性淋巴瘤患者异基因移植的适应证，特别是对一些惰性的类型。与 HDT/HSCT 比较，NST 预处理的强度较低，使用药物的细胞毒性是否充分达到异基因 T 细胞控制残留肿瘤细胞寿命的水平尚不确定，而且 NST 的严重感染发生率和慢性 GVHD 并未减少，故对难治性 HI，NST 的应用仍有一定限制。治疗 HL 还需要大样本和长期随访的临床研究，以确定 NST 最佳时机、最佳适合人群、最佳的预处理方案以及最佳 GVHD 的预防；并需要与 HDT/ASCT 进行大样本及长时间多中心前瞻性比较，才能确定 NST 治疗 HL 的效果。

（4）小结：造血干细胞移植疗法给复发难治性霍奇金淋巴瘤病例提供了重要方法，获得了明显的疗效，其中自体造血干细胞移植的应用更为成功。异基因造血干细胞移植虽然复发率略低于自体造血干细胞移植，但移植相关死亡率较高、供者困难、费用高等问题，抵消了其优点。非清髓异基因外周血干细胞移植还在研究之中。

（四）靶向治疗

靶向治疗是近些年来发展迅速的新型治疗方法，目前研究较多包括抗体治疗（单抗或多抗）、肿瘤疫苗（DNA 疫苗和细胞疫苗）、反义核酸、特异性配体携带治疗物（抗肿瘤药物、免疫毒素、放射性核素）等。现在较为成熟的治疗方法是单克隆抗体治疗，抗 CD20 单抗治疗 CD20 阳性的 B 细胞淋巴瘤取得较大成功，在惰性 NHL 中单药治疗可达到 50% 缓解率；对淋巴细胞为主型霍奇金淋巴瘤 CD20 单抗也有尝试，反应率可达到 50% 或更好。这种治疗方法毒性小，与其他方案联合使用可提高疗效。其原理可能是经典型 HL 损伤中浸润 B 淋巴细胞在体内促进 HRS 细胞生存并调节细胞因子和趋化因子的表达，CD20 在经典 HL 恶性细胞的表达占 25% ~ 30%，而在 LPHL 中 100% 表达，所以使用抗 CD20 单克隆抗体治疗这类患者应该有效。NLPHL 没有经典 HL 典型的 HRS 细胞，也不表达 CD30 和 CD15，但是却像 HL 那样具有明显的炎症背景，表达 CD20 标记，也有人尝试应用不良反应相对较好的抗 CD20 单抗治疗本病。2002 年，德国 HL 研究组报道 Rituximab 单药治疗 12 例 NLPHL，主要为复发病例，结果 CR 7 例，PR 5 例，OR 100%，9 例持续缓解时间 9 ~ 12 个月。2003 年，Bradley 等报道用 Rituximab 单药治疗 22 例 NLPHL，其中 10 例复发病例，10 例为初治病例，结果 100% 缓解，CR 9 例，CRu 1 例，PR 12 例，中位随访时间 13 个月，9 例中位复发时间为 9 个月，预期无复发生存时间 10.3 个月。

最近一些专家选择抗 CD20 单克隆抗体作为一种新的治疗复发性 LPHL 的方法，它可抑制恶性 B 细胞克隆，阻滞其转化为进展期非霍奇金淋巴瘤。1999 年，Keilholz 等给一位Ⅳ期复发性 LPHL 患者静脉注射常规剂量利妥昔单抗，CR 状态持续 6 个月。Lucas 等对 9 例复发性或第一次发病 LPHL 患者使用常规剂量利妥昔单抗，反应率达 100%，其中 6 例（66.7%）达到 CR，3 例（33.3%）达到 PR。另一项研究是 GHSG 进行的一项国际多中心的Ⅱ期临床试验，对象为复发性淋巴细胞为主型 HL 或 CD20 阳性 HL 的其他亚型患者，利妥昔单抗治疗前至少接受 1 次化疗。利妥昔单抗剂量为常规剂量：$4 \times 375mg/m^2$，14 例患者中 8 例（57.1%）达到 CR，4 例（28.6%）达到 PR，2 例（14.3%）为疾病进展 PD，中位随访时间为 12 个月。

Younes 等对 22 例复发性或难治性经典 HL 患者进行 6 周利妥昔单抗治疗，剂量是 $375mg/（m^2 \cdot 周）$，连续 6 周。结果 22 例中有 1 例（4.5%）达到 CR，4 例达到 PR（18.2%），SD 为 8 例（36.4%）。伴有结外病灶的患者没有达到 CR 或 PR。结论：利妥昔单抗治疗复发性经典 HL 可以改变血清 IL-6 水平，改善 B 症状，对于限制在淋巴结和脾脏的病灶可以达到临床缓解。

其他研究者有应用抗 CD30 抗体治疗 HL，但治疗结果不满意。Schnell 等研制 ^{131}I-CD30 鼠源单抗治疗 22 例复发难治性 HL，结果 CR1 例，PR 5 例，MR 3 例，7 例发生Ⅳ度骨髓毒性。

总之，利妥昔单抗治疗 CD20 阳性的 HL 各亚型是有效且安全的。但由于 LPHL 和 CD20 阳性的其他 HL 患者数量少，更缺乏大组病例的随机对照研究，目前还不能得出结论，有效性和可行性还需要进一步证实。随着新抗体的不断出现，可能会进一步改善疗效和减轻治疗相关的毒性不良反应，放免铰链物、双特异性抗体，肿瘤特异性免疫疫苗技术也正在研究中。

五、预后

（一）不同病理分型的预后

NLPHL 80% ~ 90% 的病例经过治疗可达完全缓解，并能存活 10 年以上。晚期是不利的预后因素。3% ~ 5% 的病例可能变为大 B 细胞淋巴瘤。患 NLPHL 的患者比患其他类型 HL 的患者发展成 NHL 的风险略高，其中发展成弥漫性大 B 细胞性淋巴瘤（DLBCL）最常见。Hansmann 等报道了在 537 个病例中，这种转变的发生率为 2.6%。英国国家淋巴瘤研究组（BNLI）报道了 182 例患者的转变率为 2%。大细胞性淋巴瘤（LCL）不一定含有典型的淋巴细胞和（或）组织细胞，通常与其他 DLBCL 相似。在某些病例中，通过分子遗传学分析，证实了 NLPHL 和 DLBCL 的克隆关系。有报道由 NLPHL 进展演变的 DLBCL 与原发的 DLBCL 预后相似。除了进展演变为 DLBCL，NLPHL 患者在确诊或复发时，其病变还可和 DLBCL 病变在同一个淋巴结中并存。目前还不知道这种现象发生的频率，但总体上似乎很低。并存型患者的预后明显比一般 DLBCL 患者好。NLPHL 患者较少转变成外周性 T 细胞性淋巴瘤。

在 CHL 中，淋巴细胞为主型预后最好，5 年生存率为 94.3%；LDHL 预后最差，5 年生存率仅为 27.4%。采用现代治疗方法后，如果临床分期相同，LDHL 与其他亚型 CHL 具有相似的预后。NSHL 的预后略好于 MCHL 和 LDHL，其中部分原因是 NSHL 被发现时多处于较早期（Ⅱ期）。纵隔形成巨大肿块是本病发展成晚期的危险因素。

（二）不同临床表现的预后

不同研究组关于 HL 的预后因素的认识略有不同，一般认为不良预后因素包括：①年龄 ≥45 ~ 50 岁。②≥3 ~ 4 个淋巴结区域受侵。③ESR ≥50 或 ESR ≥30（伴有 B 组症状）。④巨块（直径 > 10cm）或纵隔大肿块（纵隔肿物最大横径大于第 6 胸椎下缘水平胸腔横径的 1/3）。⑤男性。⑥B 组症状。⑦混合细胞或淋巴细胞削减型。有研究者发现，HIV + 患者预后较差。

EORTC 对早期霍奇金淋巴瘤进行了预后分组、分为预后极好组、预后良好组、预后不良组。

（1）预后极好组的条件是 IA 期，女性，年龄 <40 岁，淋巴细胞为主型或结节硬化型，非巨块或大纵隔肿块。

（2）预后不良组的条件是 ≥50 岁，≥4 个淋巴结区域受侵，ESR ≥50 或 ESR ≥30（伴有 B 组症状），巨块（肿块 >10cm）或纵隔大肿块（纵隔肿物最大横径大于第 5、第 6 胸椎水平胸腔横径的 1/3 或 0.35）。

（3）预后良好组不符合预后极好组和预后不良组条件的其他临床 Ⅰ/Ⅱ期患者。

德国霍奇金淋巴瘤研究组（GHSG）提出的预后因素包括纵隔肿块、结外病变等；EORTC 更重视年龄是否 >50 岁，GHSG 则更重视是否发生结外病变，其他各项均相似。

NCCN 2003 年公布的 HL 诊治指导原则中认为早期 HL 的预后因素主要是：①巨大肿块（纵隔肿块最大宽度/胸腔最大宽度 > 1/3，或任何肿块的直径 > 10cm）。②血沉 ≥50mm/h，并伴有 B 组症状。③ >3 个以上的受累淋巴结区。

对于进展期 HL 则要参考另一个预后标准，即预后指数。1990 年在哥伦比亚研究机构对 711 例 HL 患者进行研究，确定了 7 个风险因素：①男性。②Ⅳ期。③年龄 ≥45 岁。④Hb < 105g/L。⑤WBC ≥ 15×10^9/L。⑥淋巴细胞绝对计数 < 0.6×10^9/L，或淋巴细胞比例 <8%。⑦血浆蛋白 <40g/L。虽然发现进展期患者复发或难治的发生率较早期高，但含有 0 ~ 1 个风险因素的进展期患者，复发难治的风险小于 20%；而有 4 个或更多风险因素的进展期患者，复发和难治的风险大于 50%。根据这一观点，Moskowitz 等进行了相关研究，1998 年报道了 76 例 HL 病例，将全组病例进行了分组，化疗方案采用 ABVD 44 例，Stanford V 方案 32 例，随访 21 个月。结果发现分值越高，疗效越差。这个评分方法在国际国内尚未广泛使用，但是可以研究探讨。

关于 HL 的预后，最近不同的研究者还有新的不同的结论。一线治疗效果不好的难治性 HL 预后较差，长期无病存活率在 0 ~ 10%。

2003 年的美国血液年会（ASH）提出了更简单的预后因素：分期早晚；是否有 B 组症状；是否有巨大肿块（肿瘤直径 ≥10cm）。一般来说，没有上述不良预后因素者为预后良好组，或低危组；相反，具有上述不良预后因素者为预后不良组，或高危组，两组患者在治疗和预后上有区别。

（张　强）

第二节　非霍奇金淋巴瘤

一、概述

(一) 定义

非霍奇金淋巴瘤（Non – Hodgkin's Lymphoma，NHL）是恶性淋巴瘤的一大类型，除来源于中枢神经淋巴瘤组织的原始淋巴细胞淋巴瘤是来源于胸腺内前 T 细胞，以及组织细胞淋巴瘤以外，NHL 均来源于在接触抗原后处于不同转化或发育阶段，属于周围淋巴组织的 T 或 B 淋巴细胞的恶性淋巴瘤。

(二) 发病情况

非霍奇金淋巴瘤男性比女性更多见，白人比其他种族也更多见，这种情况的原因不明或部分可能是因为遗传因素种族差异在某些 NHL 亚型中非常明显，如网状组织淋巴瘤它在西方国家占很大比例而在发展中国家很少见。新加坡于 1996 年对 1968—1992 年的 1 988 例 NHL 病例进行了分析：中国人和马来西亚人的 NHL 发病率都呈增长趋势，每年在美国，约有 5 万例 NHL 发病，在所有肿瘤中占 4% 而且每年在所有肿瘤引起的死亡的比例中 NHL 占 4%。在过去几十年中 NHL 的发病率呈持续稳定性升高每年约增长 3% 比大部分肿瘤增长快，部分原因与 AIDS 流行有关，另外也可能与其他未知的原因有关。

(三) 病因

大多数情况下非霍奇金淋巴瘤为散发疾病病因不明。但是，流行病学研究揭示非霍奇金淋巴瘤主要的风险因素与环境因素、化学物质、饮食因素、免疫状态、病毒感染和细菌感染有关。已知 EB 病毒与高发区 Burkitt 淋巴瘤和结外 T/NK 细胞淋巴瘤鼻型有关成人 T 细胞淋巴瘤/白血病与人类亲 T 细胞病毒 Ⅰ 型（HTLVI）感染密切关联；胃黏膜相关淋巴组织淋巴瘤是由幽门螺旋杆菌感染的反应性病变起始而引起的恶性变放射线接触如核爆炸及核反应堆意外的幸存者、接受放疗和化疗的肿瘤患者非霍奇金淋巴瘤发病危险增高；艾滋病某些遗传性获得性免疫缺陷疾病或自家免疫性疾病如共济失调 – 毛细血管扩张症联合免疫缺损综合征、类风湿性关节炎系统性红斑狼疮、低 γ 球蛋白血症以及长期接受免疫抑制药治疗（如器官移植等疾病）所致免疫功能异常均与非霍奇金淋巴瘤发病有关。

(四) 病理

非霍奇金淋巴瘤病变淋巴结切面外观呈鱼肉样。镜下正常淋巴结构破坏，淋巴滤泡和淋巴窦可以消失。增生或浸润的淋巴瘤细胞成分单一排列紧密，大部分为 B 细胞性。NHL 常原发累及结外淋巴组织，往往跳跃性播散，越过邻近淋巴结向远处淋巴结转移。大部分 NHL 为侵袭性，发展迅速，易发生早期远处扩散。有多中心起源倾向，有的病例在临床确诊时已播散全身。

1982 年美国国立肿瘤研究所制订了 NHL 国际工作分型（IWF），依据 HE 染色的形态学特征将 NHL 分为 10 个型。在相当一段时间内，被各国学者认同与采纳。但 IWF 未能反映淋巴瘤细胞的免疫表型（T 细胞或 B 细胞来源），也未能将近年来运用单克隆抗体、细胞遗传和基因探针等新技术而发现的新病种包括在内。

民较公认的分类标准是 WHO 制订的分型方案。WHO 未将淋巴瘤单独分类，而按肿瘤的细胞来源确定类型，淋巴组织肿瘤中包括淋巴瘤和其他淋巴组织来源的肿瘤，为保持完整一并列出。

WHO 分型方案中较常见的非霍奇金淋巴瘤亚型包括以下几种。

(1) 边缘带淋巴瘤：边缘带淋巴瘤（MarginalZone lymphoma，MZL）为发生部位在边缘带，即淋巴滤泡及滤泡外套（mantlc）之间结构的淋巴瘤。边缘带淋巴瘤系 B 细胞来源，CD5$^+$，表达 bcl – 2，在 IWF 往往被列入小淋巴细胞型或小裂细胞型，临床经过较缓，属于"惰性淋巴瘤"的范畴。

1) 淋巴结边缘带 B 细胞淋巴瘤（MZL）：系发生在淋巴结边缘带的淋巴瘤，由于其细胞形态类似单核细胞，亦称为"单核细胞样 B 细胞淋巴瘤"（monocytoid B – cell lymphoma）。

2) 脾边缘带细胞淋巴瘤（SMZL）：可伴随绒毛状淋巴细胞。

3）黏膜相关性淋巴样组织结外边缘带 B 细胞淋巴瘤（MALT - MZL）：系发生在结外淋巴组织边缘带的淋巴瘤，可有 t（11；18），亦被称为"黏膜相关性淋巴样组织淋巴瘤"（mucosa - associated lymphoid tissue lymphoma，MALT lymphoma）。包括甲状腺的桥本甲状腺炎（Hashimoto's thyroiditis），涎腺的干燥综合征（Sjogren syndrome）以及幽门螺杆菌相关的胃淋巴瘤。

（2）滤泡性淋巴瘤：滤泡性淋巴瘤（follicular Iymphoma，FL）指发生在生发中心的淋巴瘤，为 B 细胞来源，CD5（+），BCL - 2（+），伴 t（14；18）。为"惰性淋巴瘤"，化疗反应好，但不能治愈，病程长，反复复发或转成侵袭性。

（3）套细胞淋巴瘤：套细胞淋巴瘤（mantle cell lymphoma，MCL）曾称为外套带淋巴瘤（mantle zone lymphoma）或中介淋巴细胞淋巴瘤（intermediate cell lymphocytic lymphoma）。在 IWF 常被列入弥漫性小裂细胞型。来源于滤泡外套的 B 细胞，CD5$^+$，常有 t（11；14），表达 BCL - 2。临床上老年男性多见，占 NHL 的 8%。本型发展迅速，中位存活期 2~3 年，属侵袭性淋巴瘤，化疗完全缓解率较低。

（4）弥散性大 B 细胞淋巴瘤：弥散性大 B 细胞淋巴瘤（diffuse large B cell lymphoma，DL - BCL）是最常见的侵袭性 NHL，常有 t（3；14），与 BCL - 2 表达有关，其 BCL - 2 表达者治疗较困难，5 年生存率在 25% 左右，而低危者可达 70% 左右。

（5）伯基特淋巴瘤：伯基特淋巴瘤（Burkitt lymphoma，BL）由形态一致的小无裂细胞组成。细胞大小介于大淋巴细胞和小淋巴细胞之间，胞质有空泡，核仁圆，侵犯血液和骨髓时即为急性淋巴细胞白血病 L3 型。CD20$^+$，CD22$^+$，CD5$^-$，伴 t（5；14），与 MYC 基因表达有关，增生极快，是严重的侵袭性 NHL。流行区儿童多见，颌骨累及是特点。非流行区，病变主要累及回肠末端和腹部脏器。

（6）血管免疫母细胞性 T 细胞淋巴瘤：血管免疫母细胞性 T 细胞淋巴瘤（angio - immunoblastic T cell lymphoma，AITCL）过去认为系一种非恶性免疫性疾患，称作"血管免疫母细胞性淋巴结病"（angio - immunoblastic lymphadenopathy disease，AILD），近年来研究确定为侵袭性 T 细胞型淋巴瘤的一种，应使用含阿霉素的化疗方案治疗。

（7）间变性大细胞淋巴瘤：间变性大细胞淋巴瘤（anaplastic large cell lymPHoma，ALCL）亦称 Ki - 1 淋巴瘤，细胞形态特殊，类似 Reed - Sternberg 细胞，有时可与霍奇金淋巴瘤和恶性组织细胞病混淆。细胞呈 CD30$^+$，亦即 Ki - 1（+），常有 t（2；5）染色体异常，临床常有皮肤侵犯，伴或不伴淋巴结及其他结外部位病变。免疫表型可为 T 细胞型或 NK 细胞型。临床发展迅速，治疗同大细胞性淋巴瘤。

（8）周围 T 细胞淋巴瘤：周围 T 细胞淋巴瘤（periPHeral T - cell lymphoma，PTCL）所谓"周围性"，指 T 细胞已向辅助 T 或抑制 T 分化，可表现为 CD4$^+$ 或 CD8$^+$，而未分化的胸腺 T 细胞 CD4，CD8 均呈阳性。本型为侵袭性淋巴瘤的一种，化疗效果可能比大 B 细胞淋巴瘤较差。本型通常表现为大、小混合的不典型淋巴细胞，在工作分型中可能被列入弥漫性混合细胞型或大细胞型。本型日本多见，在欧美约占淋巴瘤中的 15% 左右，我国也较多见。

成人 T 细胞白血病/淋巴瘤是周围 T 细胞淋巴瘤的一个特殊类型，与 HTLV - 1 病毒感染有关，主要见于日本及加勒比海地区。肿瘤或白血病细胞具有特殊形态。临床常有皮肤、肺及中枢神经系统受累，伴血钙升高，通常伴有免疫缺陷。预后恶劣，化疗后往往死于感染。中位存活期不足一年，本型我国很少见。

（9）蕈样肉芽肿/赛塞里综合征：蕈样肉芽肿/赛塞里综合征（mycosis fungoides/Sezary svndrome，MF/SS）常见为蕈样肉芽肿，侵及末梢血液为 Sezary 综合征。临床属惰性淋巴瘤类型。增生的细胞为成熟的辅助性 T 细胞，呈 CD3$^+$、CD4$^+$、CD8$^+$。MF 系皮肤淋巴瘤，发展缓慢，临床分三期：红斑期，皮损无特异性；斑块期；最后进入肿瘤期。皮肤病变的病理特点为表皮性浸润，具有 Pautrier 微脓肿。Sezary 综合征罕见，见于成人，是 MF 的白血病期，可有全身红皮病、瘙痒、外周血有大量脑回状核的 Sezarv 细胞（白血病细胞）。后期可侵犯淋巴结和内脏，为侵袭性皮肤 T 细胞淋巴瘤。

二、临床表现

（一）症状

（1）以淋巴结肿大为首发症状：多数见于浅表淋巴结，NHL 较 HL 少见。受累淋巴结以颈部最多见，其次是腋窝、腹股沟。一般多表现为无痛性，进行性淋巴结肿大，早期可活动，晚期多个肿大淋巴结，易发生粘连并融合成块。

部分 NHL 患者为深部淋巴结起病，以纵隔淋巴结肿大较常见，如纵隔大 B 细胞淋巴瘤。肿大的淋巴结可压迫上腔静脉，引起上腔静脉综合征；也可压迫气管、食管、喉返神经产生相应的症状如呼吸困难、吞咽困难和声音嘶哑等原发于腹膜后淋巴结的恶性淋巴瘤亦以 NHL 多见，可引起长期不明原因发热，临床诊断比较困难。

韦氏环也是发生结外淋巴瘤的常见部位，NHL 多见，发生部位最多在软腭、扁桃体，其次为鼻腔、鼻窦，鼻咽部和舌根较少见，常伴随膈下侵犯，患者可表现为咽痛、咽部异物感、呼吸不畅和声音嘶哑等。原发于脾和肝脏的 NHL 较少见，但 NHL 合并肝、脾浸润者较常见，尤以脾脏受累更为多见，临床表现为肝脾肿大、黄疸等，少数患者可发生门脉高压，需与肝硬化鉴别。

（2）器官受累的表现：除淋巴组织外，NHL 可发生于身体任何部位，其中以原发于胃肠道 NHL 最为常见，累及胃、十二指肠时患者可表现为上腹痛、呕吐等；发生于小肠、结肠等部位时患者常伴有慢性腹泻、脂肪泻、肠梗阻等表现；累及肾脏导致肾炎。

原发于皮肤的 NHL 并不常见（如蕈样真菌病），但 NHL 累及皮肤较常见，包括特异性和非特异性两种表现。特异性表现有皮肤肿块、结节、浸润斑块、溃疡、丘疹等；非特异性表现有酒精痛、皮肤瘙痒、带状疱疹、获得性鱼鳞癣、干皮症、剥脱性红皮病、结节性红斑、皮肤异色病等。

（3）全身症状：淋巴瘤患者常有全身无力、消瘦、食欲减退、盗汗及不规则发热等全身症状。临床上也有少数患者仅表现为持续性发热，较难诊断。

（二）体征

非霍奇金淋巴瘤体征早期不明显，中晚期常有不明原因浅表淋巴结，持续性体温等体征。

（三）检查

（1）实验室检查：①外周血，早期患者血象多正常继发自身免疫性溶血或肿瘤累及骨髓可发生贫血、血小板减少及出血。9%～16%的患者可出现白血病转化，常见于弥散型小淋巴细胞性淋巴瘤、滤泡型淋巴瘤淋巴母细胞性淋巴瘤及弥散型大细胞淋巴瘤等。②生化检查；可有血沉血清乳酸脱氢酶、β_2-微球蛋白及碱性磷酸酶升高，单克隆或多克隆免疫球蛋白升高，以上改变常可作为肿瘤负荷及病情检测指标。③血沉；血沉在活动期增快缓解期正常，为测定缓解期和活动期较为简单的方法。④骨髓象，早期正常晚期浸润骨髓时骨髓象可发生变化如找到淋巴瘤细胞，此时可称为淋巴瘤白血病。

（2）病理活检：是诊断 NHL 及病理类型的主要依据。

（3）免疫学表型检测：①单克隆抗体免疫表型检查可识别淋巴瘤细胞的细胞谱系及分化水平用于诊断及分型常用的单克隆抗体标记物包括 CD45（白细胞共同抗原）用于鉴定其白细胞来源。②CD19、CD20、CD22、CD45 RA、CD5、CD10、CD23 免疫球蛋白轻链 κ 及 γ 等用于鉴定 B 淋巴细胞表型。③CD2、CD3CD5、CD7、CD45 RO、CD4、CD8 等鉴定 T 淋巴细胞表型。④CD30 和 CD56 分别用于识别间变性大细胞淋巴瘤及 NK 细胞淋巴瘤 CD34 及 TdT 常见于淋巴母细胞淋巴瘤表型。

（4）遗传学：90%的非霍奇金淋巴瘤存在非随机性染色体核型异常，常见为染色体易位部分缺失和扩增等。不同类型（entity）的非霍奇金淋巴瘤多有各自的细胞遗传学特征。非霍奇金淋巴瘤是发生于单一亲本细胞的单克隆恶性增殖，瘤细胞的基因重排高度一致。IgH 基因重排常作为 B 细胞淋巴瘤的基因标志 TCRγ 或 β 基因重排常作为 T 细胞淋巴瘤的基因标志，阳性率均可达 70%～80% 细胞遗传学及基因标志可用于非霍奇金淋巴瘤的诊断、分型及肿瘤微小病变的检测。

（5）影像学检查：胸正侧位片、腹盆腔 CT 扫描、胸部 CT 扫描、全消化道造影、胸腹部 MRI、脑、脊髓 MRI。胸腹部彩超、淋巴结彩超、骨扫描、淋巴造影术和胃肠镜检查。

三、诊断与鉴别诊断

（一）诊断

本病的确诊有赖于组织学活检（包括免疫组化检查及分子细胞遗传学检查）。这些组织学免疫学和细胞遗传学检查不仅可确诊，还可做出分型诊断这对了解该病的恶性程度、估计预后及选择正确的治疗方案都至关重要。凡无明显原因淋巴结肿大，应考虑到本病，有的患者浅表淋巴结不大但较长期有发热盗汗体重下降等症状也应考虑到本病。

（二）鉴别诊断

不少正常健康人也可在颈部、腹股沟及某些浅表部位触肿大的淋巴结，应注意鉴别。但应以下具体疾病相鉴别：

（1）慢性淋巴结炎：一般的慢性淋巴结炎多有感染灶。在急性期感染如足癣感染可致同侧腹股沟淋巴结肿大，或伴红肿、热痛等急性期表现或只有淋巴结肿大伴疼痛，急性期过后，淋巴结缩小，疼痛消失。通常慢性淋巴结炎的淋巴结肿大较小，$0.5 \sim 1.0cm$，质地较软、扁多活动而恶性淋巴瘤的淋巴结肿大具有较大丰满、质韧的特点必要时切除活检。

（2）淋巴结结核：为特殊性慢性淋巴结炎，肿大的淋巴结以颈部多见，多伴有肺结核，如果伴有结核性全身中毒症状，如低热盗汗、消瘦乏力等则与恶性淋巴瘤不易区别；淋巴结结核之淋巴结肿大，质较硬、表面不光滑质地不均匀或因干酪样坏死而呈囊性，或与皮肤粘连，活动度差 PPD 试验呈阳性反应。但要注意恶性淋巴瘤患者可以患有结核病，可能是由于较长期抗肿瘤治疗机体免疫力下降从而罹患结核等疾患，因此临床上应提高警惕，凡病情发生改变时，应尽可能再次取得病理或细胞学证据以免误诊误治。

（3）结节病：多见于青少年及中年人多侵及淋巴结，可以多处淋巴结肿大，常见于肺门淋巴结对称性肿大或有气管旁及锁骨上淋巴结受累淋巴结多在 2cm 直径以内，质地一般较硬，也可伴有长期低热结节病的确诊需取活检可找到上皮样结节，Kvein 试验在结节病 90% 呈阳性反应，血管紧张素转换酶在结节病患者的淋巴结及血清中均升高。

（4）急性化脓性扁桃体炎：除有不同程度的发热外，扁桃体多为双侧肿大红、肿、痛且其上附有脓苔扪之质地较软炎症控制后扁桃体可缩小。而恶性淋巴瘤侵及扁桃体可双侧也可单侧，也可不对称地肿大，扪之质地较硬韧，稍晚则累及周围组织，有可疑时可行扁桃体切除或活检行病理组织学检查。

（5）组织细胞性坏死性淋巴结炎：该病在中国多见，多为青壮年临床表现为持续高热，但周围血白细胞数不高，用抗生素治疗无效酷似恶性网织细胞增生症组织细胞性坏死性淋巴结炎的淋巴结肿大，以颈部多见直径多在 $1 \sim 2cm$。质中或较软。不同于恶性淋巴瘤的淋巴结确诊需行淋巴结活检本病经过数周后退热而愈。

（6）中央型肺癌侵犯纵隔、胸腺肿瘤：有时可与恶性淋巴瘤混淆，诊断有赖于肿块活检。

（7）与霍奇金淋巴瘤相鉴别：非霍奇金淋巴瘤的临床表现与霍奇金淋巴瘤十分相似，只有组织病理学检查才能将两者明确区别诊断。

四、治疗

非霍奇金淋巴瘤的治疗目前崇尚个体化治疗。

（一）前 T 淋巴母细胞淋巴瘤/白血病

1. 病理学特征　如下所述。

（1）组织学：前 T 淋巴母细胞淋巴瘤/白血病（T - LBL/ALL）其组织学表现与多数淋巴瘤不同，淋巴结多有完整的滤泡结构和生发中心。T - LBUALL 有淋巴母细胞的特点，形态上很难与 BLBL 区别，主要依据免疫表型进行鉴别。镜下常累及被膜或周围组织，瘤细胞中等大小，核质比高，细胞核为圆形、类圆形或不规则形，核膜清楚而薄，染色质细，核仁常不明显，核分裂象多见，胞质稀少，嗜碱性。约有 10% 的病例瘤细胞体积大，胞质相对丰富，核仁明显，细胞酸性磷酸酶染色核旁灶性强阳性，α-萘酚醋酸酯酶阳性，β-葡萄糖苷酶阳性。瘤细胞呈弥散性生长，常致密、浸润单一。

（2）免疫组织化学：T-LBL/ALL 表达 T 细胞抗原，如 CD1a、CD2、CD3、CD4、CD5、CD7 和 CD8 等，不同程度表达 CD4、CD8、CD1a。CD3 为 T-LBL-ALL 的特异性抗原，CD45 和 CD34 为非特异性抗原。末端脱氧核糖核酸转移酶（terminal deoxynucleocide transferase，TdT）和 CD99 是 T-LBL/ALL 的重要标记，对诊断淋巴母细胞淋巴瘤有特异性，TdT 也可用于微小残留病的检测。根据影像学特点将 T-ALL/LBL 分为胸腺型与非胸腺型，其中胸腺型免疫表现常为 CD8$^+$/CD56$^-$，非胸腺型多为 CD56$^+$/CD8$^+$。部分病例不表达 TdT 和 CD99，可以增加 CD34 协助。

T-LBL 可分为普通型（57%）、成熟型（28%）和不成熟型（15%），还有部分为异质的免疫表型。普通型和成熟型表达 CD7、CD2、CD5 和胞质或胞膜 CD3，也可表达 CD1a 及 CD4 和（或）CD8。60% T-LBL 表达 CD3 和 TCR 的 β 链；75% T-LBL 可表达 CD34，43% 表达 HLADR，15%~40% 表达 CD10。T-LBL 偶尔可表达自然杀伤细胞的标志物如 CD57 或 CD16，如有此表达则恶性度较高。TdT 是 T-LBL 和外周 T 细胞淋巴瘤的鉴别点，淋巴母细胞淋巴瘤/白血病特异地表达 TdT，而外周 T 则不表达。BLBL 也表达 TdT、HLA-DR；但同时常表达 B 细胞表面的标记如 CD10，CD19，CD99（MIC2），CD43。PAX$_5$、CD20、CD79a；如少部分 B-LBL 表面标记中 CD20（-），CD43（+），则易与 T-LBL 相混淆，可根据其是否表达 CD3 和 CD5 相鉴别。

（3）分子生物学及细胞遗传学

1）基因重排：95% 的 T-ALL/LBL 可检测到 TCR 基因的重排，染色体断裂也可以累及 T 细胞受体基因（TCR）：TCRa/8（14q11）、TCRp（7q34~35）、TCR7（7p15）；在部分病例中也可见到 IgH 基因的重排，克隆性 IgH 基因重排发生率为 10%~25%，IgL 基因重排罕见。因此，IgL 可作为 T-LBL/ALL 的一个排除性诊断指标。

2）14q11~13 染色体畸变：发生率最高，在 T-ALL 和 T-LBL 中分别为 47% 和 36%，常见易位有：t（11；14）、t（10；14）、t（1；14）、t（8；14）和 t（9；14），易位导致不同伙伴染色体上的转录因子与 TCR 融合，使转录因子高表达。t（11；14）（p15；q11）、t（11；14）（p13；q11）均累及 14 号染色体上 TCR 基因，11p15 区域内的 TTGl 基因的开放式阅读框和 RHOM 基因编码 LIM 结构域蛋白，11p13 区域包括 RHOM2/TTG2，这些易位使 T 细胞异常表达 RHOM1/RHOM2，引起 T 细胞的异常增殖。在儿童 T-ALL 中，t（1；14）（p32；q11）的发生率为 3%~7%，该染色体异常常伴有外周血细胞数增高、纵隔肿块等临床不利因素。HOX 家族基因与血液系统恶性肿瘤的发生密切相关，t（10；14）的易位使得 HOXⅡ在胸腺中表达，引起 T 细胞生长失控。HOXⅡ基因位于 10 号染色体，t（10；14）导致 HOXⅡ高表达与胸腺 T 有关，是 T-ALL 中预后良好亚型。HOXⅡL2 基因位于 5 号染色体，t（5；14）时被活化，为预后不良因素。4%~6% T-ALL 存在 NUP214-ABLI 融合基因，是伊马替尼的靶标。

3）47% 的 T-LBL 有染色体 9、染色体 10 和染色体 11 的缺失和易位：其中有 t（9；17）（q34；q23）易位的患者病情进展迅速，预后较差；在极少数有 t（8；13）（p11；q11）易位的可见到嗜酸粒细胞数增高、浸润和髓系增生，部分常发展为髓系肿瘤如 AML、MDS 等。

4）与 7 号染色体相关的易位：t（7；9）易位可使 TANI 基因缩短，导致其在淋巴样组织中过度表达；t（7；19）易位可使 19 号染色体上的 LYLI 基因缩短，DNA 结合能力发生改变；LCK 基因编码一种 SRC 家族蛋白激酶，与 CD4 介导的信号传导有关，t（1；7）（p34；q34）使得 TCR 恒定区增强了上游与 LCK 基因连接，LCK 过度表达，导致胸腺瘤的发生，有时还合并其他外周淋巴组织恶性肿瘤。

5）STAT 在 ZNF198 基因和 8p11 上成成纤维细胞生长因子受体 1 基因融合中有至关重要的作用。13q14 上的 RBI 基因的缺失或失活在 T-ALL 中的发生率约为 6%。

6）p16 基因在 T 细胞肿瘤中发生率较高，提示 p16 可能在 T 细胞肿瘤的发生发展中有重要作用。p16 是一个重要的抑癌基因，编码 16kd 的蛋白。在细胞的增殖周期中，它一方面通过直接抑制 CDK4

而抑制细胞生长；另一方面 p16 和 Cyclin D 竞争结合 CDK4 而抑制细胞增生。若 p16 基因发生突变，则会丧失上述功能，使细胞过度增生导致肿瘤的发生。

2. 治疗　如下所述。

（1）一般治疗：在 1970 年以前，T-LBL 单纯用纵隔放疗的长期生存率小于 10%，大部分患者很快出现中枢神经系统的浸润，最终发展为 T-ALL。近 20 年来，随着人们对淋巴细胞生物学和淋巴瘤的发病机制的深入研究，治疗也有了显著的进步。在应用 CHOP 或 CHOP 样方案后患者的 CR 为 53% ~ 71%；应用调整的 CHOP 方案、CNS 的预防治疗、维持治疗后，CR 提高到 79% ~ 100%。T-LBL/ALL 总的治疗原则同 B-LBL/ALL。在本病的治疗中大剂量化疗、维持治疗及 CNS 白血病的预防性治疗越来越受到重视。

T-ALL 诱导化疗以 VDIP/D 四药联合为基本方案。A Reiter 等人对 105 例儿童 T-LBL 患者应用 T-ALL 的方案进行了报道：应用高强度的 ALL 化疗方案（包括环磷酰胺 cyclophosphamide $3g/m^2$），中等强度的颅内照射（12Gy），但无局部放疗，患者的缓解率可达到 90%。随后对病变局限（Ⅰ、Ⅱ期）患者应用类似 T-ALL 的 VDP 方案，总体生存率达到 80% ~ 85%；但由于治疗相关毒性较大，对 VDP 的治疗强度和疗程相应缩短后，总体疗效可达到 85% ~ 90%。但某些局限期的 T-LBL 尽管应用类似于 ALL 的治疗方案，仍会因病情复发或进展导致治疗失败。美国 CALGB 8811 方案和意大利 GIMEMA 0288 方案将 CTX 加入诱导治疗方案中，并证实对 T-ALL 产生良好效果。LASP 也是重要的药物之一。L-ASP 通过水解耗竭血清门冬氨酸影响肿瘤蛋白合成，持续的门冬氨酸耗竭是治疗成功的关键，其不但受 L-ASP 药物浓度和持续时间的影响，白血病细胞合成门冬氨酸的能力也直接影响 L-ASP 的疗效。与 B-ALL 相比，T-ALL 细胞的门冬氨酸合成酶表达增高，因此 L-ASP 给药必须持续足量且达到 PK/PD 要求。MTX 在 T-ALL 应用时需更大剂量（$>3g/m^2$）方能显效，因体外研究显示 T-ALL 细胞长链多聚谷氨酸盐合成酶（FPGs）低表达，从而使 MTX 活性代谢产物 MTXPG（甲氨蝶呤长链多聚谷氨酸盐）减少，T-ALL 细胞要达到 MTXPC 95% 饱和所需 MTX 胞外浓度为 48μmol/L，而 BALL 只需 34μmol/L，因此必须大剂量应用。

应用类似 ALL 的治疗方案明显提高了 Ⅰ、Ⅱ 期 T-LBL 患者的生存率，但进展期（Ⅲ期或Ⅳ期）儿童患者的生存率仍不到 50%，因此很多学者对进展期病例提出了新的化疗方案。其中影响较大的是 LSA2L2 化疗方案，Woliner 等人对 17 例进展期患者进行此方案的治疗，即诱导缓解后进行 3 年的循环巩固化疗及 MTX 鞘内注射预防 CNS 侵犯，取得了令人鼓舞的结果，明显提高了 CR 率、长期生存率：40 个月的实际生存率为 88%，5 年无病生存率为 61%。随后，M. D Anderson 对 175 例儿童患者进行了 LSA2L2 和 COMP 的随机临床试验，结果 LSA2 L2 和 COMP 的总体生存率（OS）分别为 67% 和 45%（P=0.008），5 年无病生存率分别 64% 和 32%（P<0.01），CR 率达到 96%。目前国际上公认 BFM 方案为最佳方案，5 年生存率达 90%。

对于 T-ALL 的巩固强化治疗通常采用大剂量 Ara-C（HDAC）+HDMTX。由 M. DAnderson 的 Murphy 教授设计的 Hyper-CVAD 方案是采用多个无交叉耐药的联合化疗方案，该方案针对 T-LBL 肿瘤细胞增殖分裂快的特点，加大了 CTX 的用量，更快地杀伤肿瘤细胞，使患者尽快达到缓解，减少耐药的发生，降低复发率。该方案用地塞米松代替泼尼松，利用后者在 CNS 中半衰期长的特点，更好地预防 CNS 侵犯，Thomas 等报道了 33 例 LBL 应用 8 个周期 Hyper-CVAD/MTX-Ara-C 方案治疗的结果：OS 为 70%，预计 3 年 DFS 为 66%，CR 率为 91%。由大剂量 Ara-C 造成的骨髓抑制是该方案的主要不良反应。

无白血病生存率（leukemia free survival，LFS）分别为早期 T（eealy-T）25%，胸腺/皮质 T（cortical-T）63%，成熟 T（mature T）28%，因此，早期 T 和成熟 T 可于 CRI 时选择 Allo-SCT。Hyper-CVAD 方案对外周血干细胞有持续毒性，因此应在治疗的早期进行外周血干细胞动员和采集。

DeAngelo DJ 等人对用奈拉滨（Nelarabine）治疗的 26 例 T-ALL 和 13 例 T-LBL 的结果进行了报道：所有患者均为原发耐药或 CR 后复发患者，奈拉滨按照 1.5g/（$m^2 \cdot d$）的剂量在第 1、第 3、第 5 天使用，22d 为 1 个周期，CR 为 31%，OR 为 41%，主要不良反应为 3~4 级的中性粒细胞和血小板减少，发生率分别为37%和26%；中位DFS为20周，一年总体生存率为28%，且患者有较好的耐受性，因此奈拉滨在复发或难治性T－ALL/T－LBL的抗肿瘤活性较高。

近年来，靶向治疗也成为T－ALL治疗的一种新方法。①NUP 214ABL1阳性T－ALL具有酪氨酸激酶活性，可用伊马替尼及二代TKIs治疗。②Nelarabine：嘌呤类似物，对T－ALL具有高度选择性，有望作为巩固阶段的一线治疗。③阿仑单抗（Alemtuzumab）靶向CD52抗原。④50% T－ALL有Notch1受体突变，Notch1是一种跨膜蛋白，是造血干细胞自我更新和T细胞生长发育所必需，突变导致Notch1活化增加，继而c－myc等原癌基因活化使T细胞过度增生，通过关闭Notch信号传导通路就可以关闭c－myc基因，切断肿瘤细胞生长。Notch1有两种类型突变，一种通过蛋白酶复合体γ－secretase切割Notch蛋白使其进入细胞核活化下游基因，针对γ－secrelase的抑制剂MK－0742正在进行难治复发性T－ALL的临床试验。

尽管TLBL的治疗取得了显著的进步，治疗过程中的一些问题还未得到解决，且这些问题一直是研究的热点：诱导缓解的最优化、维持治疗的持续时间、CNS预防性照射的作用、局部放疗特别是纵隔放疗的疗效等。

（2）CNS和纵隔疾病的处理：CNS－L预防是T－ALL治疗的重要组成部分，约20%的T－LBL患者有CNS受累；未进行CNS预防的患者，CNS是复发的常见部位。由于骨髓受累与CNS和（或）睾丸受累有较强的相关性，因此在开始治疗时须进行脑脊液细胞学的评估和CNS的预防性治疗。

Coleman等人的研究中加用MTX鞘内注射和预防性头颅照射使复发率由29%降低到3%，但患者的生存率却没有明显的改善。单独应用鞘内注射进行预防时，CNS的复发率为3%～42%，联合颅内照射的复发率为3%～15%；不进行CNS预防时其复发率为42%～100%。儿童肿瘤研究组的研究发现，单独应用鞘内注射和鞘内注射联合头颅照射的复发率是相同的，因此很多研究考虑到长期的神经系统损害和鞘内注射的有效预防作用，已放弃了头颅照射。

但以后的研究发现，单纯鞘内化疗预防CNS－L仅在白细胞不高的患者取得与颅脑照射同样的疗效，而白细胞 $>100 \times 10^9/L$ 的患者，3年EFS仅17.9%，经颅脑照射者3年EFS可达81.97%。如已有中枢神经系统侵犯，可应用以大剂量MTX、Ara－C为主的化疗方案，两药可通过血脑屏障，达到治疗目的并减少放疗导致的脑细胞损伤。但与联合颅脑照射相比，单纯高剂量化疗者复发率高于联合颅脑照射组。

纵隔是肿瘤复发的另一重要部位。最近德国进行了一项多中心的研究45例T－LBL成人患者，以男性为主，确诊时91%存在纵隔肿块，40%的有腹膜和腹膜周围的浸润，73%的患者处于Ⅲ、Ⅳ期，骨髓受累的比例为31%，无CNS受累。应用儿童ALL方案包括标准诱导治疗、预防性头颅照射（24Gy）和纵隔照射（24Gy）、巩固强化治疗后，42例（93%）患者达到CR，2例（4%）达到PR，1例（2.2%）在治疗过程中死于肿瘤溶解综合征。Ⅰ～Ⅲ期患者（n＝18）的CR率为100%，Ⅳ期患者（n＝27）的CR为89%。总的治疗时间的中位数为8个月，远远短于ALL的2.5～3年的治疗时间。12个月内有15例（36%）复发，其中47%的复发患者有纵隔瘤块。根据Murphy分类法，有纵隔受累的儿童NHI，患者至少归为Ⅲ期，如果成年患者采用这种分类法，成人T－LBLⅢ、Ⅳ期患者的比例达到96%。纵隔复发是T－LBL治疗的一大障碍，有学者推荐进一步强化治疗，增加纵隔照射的剂量（36Gy），扩大SCT的适应证。

尽管纵隔放疗是一种有效的局部治疗方法，但这种方法可能会引起严重的并发症如继发心脏疾病、放射性肺炎、乳腺癌和骨肉瘤等继发性恶性肿瘤、AML、骨髓增生不良等。这些并发症对儿童患者有重要的不良影响，因此，儿童患者应慎用纵隔放疗。无放疗的巩固和强化治疗使单独纵隔的复发率为5%～10%。对纵隔受累患者是否应常规进行纵隔放疗仍然有争议。

LBL患者纵隔残留瘤块的处理也是一个有争议的问题。目前，治疗方法包括：局部放疗、手术切除、患者接受维持治疗或SCT后密切观察等。在一组60例患者的研究中，在完成化疗后行残留纵隔瘤块的切除，经病理确诊仍有8%的患者有微小残留病。若残留的纵隔瘤块的体积有增大时（瘤块的高×宽×厚度×0.523），应进行影像学检查。若在第33天，瘤块缩小的体积<70%或骨髓中有>5%的肿瘤细胞，就应根据 BFM-90 方案进行强化治疗，采用这一方案大大降低纵隔的复发率（7%）；而且成人患者应用这一方案的毒性较低。进一步的研究包括对治疗反应较慢的患者或有其他高危指标的患者在 ALL 化疗方案中加用阿伦单抗（CD52 的单克隆抗体）和奈拉滨等。

尽管 LBL 的发病率较低，但已经有很多治疗方法。关于治疗小结如下：①高强度的 ALL 治疗方案比 NHL 的化疗方案更为有效。②没有维持治疗的短期化疗可能会增加 LBL 的复发。③应用高强度的颅内预防化疗可以降低 CNS 的复发，在预防 CNS 复发时，头颅照射的作用并不清楚。④高强度的 ALL 方案联合足够剂量的纵隔巩固性放疗，可能会降低纵隔的复发。⑤包括了巩固治疗、SCT/BMT 的治疗可能会改善患者的长期预后。

（3）SCT 在 T-LBL 治疗中的作用：高强度的化疗方案（联合或不联合放疗）改善了成人 LBL 患者的预后，但仍有部分患者疗效不佳，为进一步改善患者的预后，对高危的 LBL 患者，需联合应用自体/异体干细胞移植。资料表明，自体和异基因 SCT 可以改善患者的长期预后，但哪些患者可从中受益尚不明确。

一些单中心研究结果显示，与常规化疗相比，成人 LBL 患者在第一次缓解后应用 ASCT 有改善患者无复发生存的趋势。最近淋巴瘤委员会的 LeVine 等人发表了 1989—1998 年在 IBMTR 和 ABMTR 注册过的 204 例患者进行自体（n=128）或 HLA 相同的同胞兄妹间（n=76）SCT 的结果。这些患者中，年龄≥l6 岁的成年患者 183 例，其中 118 例（64.5%）接受了 ASCT，65 例（35.5%）接受了异基因 SCT。自体移植者的中位年龄为 31（2~67）岁，HLA 相同的同胞兄妹移植的中位年龄为 27（5~53）岁。接受异基因 SCT 者与接受自体移植者比，6 个月的治疗相关死亡率（TRM）分别为 18% 和 3%（P=0.002）；这种情况持续 1~5 年，GVHD 的相关死亡率为 7%。自体或异基因移植治疗相关死亡的原因大部分为感染、肺炎、器官衰竭，异基因移植治疗相关死亡是自体移植的 6.12 倍。两者的早期复发率相似，但异基因 SCT 的远期复发率明显降低，异基因 SCT 和自体 SCT 的累积复发率分别为 34%（95% 可信区间，23%~45%）和 56%（93% 可信区间，45%~65%）（P=0.004）。多变量分析显示，供体来源、移植时骨髓受累、移植时疾病状态是 SCT 后难治或复发淋巴瘤的独立预后因素。

根据上述研究，目前比较公认的成人 T-LBL 患者的一线疗法包括：提高化疗强度、延长维持治疗的时间（根据分期为 1~2 年）、瘤块或微小残留病的控制（通过放疗或切除）、扩大 SCT 的适应证。复发 T-LBL 患者预后较差，应用异基因 SCT 可以降低自体 SCT 晚期复发率（≥1 年），因此复发患者应尽快首选异基因 SCT。发病时无骨髓受累的患者应首选自体 SCT。

总之，应用 ALL 样方案，LBL 患者的疗效已经有很大的改善；有不良预后因素者应考虑更强的治疗方案如大剂量化疗联合 SCT。尽管 T-LBL 患者自体和异基因 SCT 效果的数据有限，但从总体讲这两种治疗模式对 CRI 患者，特别是无骨髓受累者疗效相似。但疾病恶性度较高、有骨髓受累、非 CRI 的患者因 GVL 效应更适合异基因 SCT。

3. 预后　T-LBL/ALL 呈高度侵袭性，病程短，治疗困难，复发率高。高危患者即使采用类似高危 ALL 的治疗方案，5 年生存率也仅为 20%；无上述不良预后因素者 5 年生存率可达 90%。

预后不良因素包括诱导治疗未达到 CR，LDH 的水平高于正常的 1.5 倍，Ⅲ/Ⅳ期、B 症状、年龄 > 30 岁、IPI≥2、CNS 受累、每高倍视野 > 50 个分裂象、骨髓受累、WBC > 50 × 10⁹/L、Hb < 100g/L、SCT 后仍有 CNS 受累。2006 年美国血液年会 Gokbuget 报道中认为，T-ALL 中的 early-T、mature-T、WBC > 100 × 10⁹/L、HOX Ⅱ L 两者属于高危，预后不良。

Coleman 等人根据有无骨髓和 CNS 的受累、Ann Arbor 分期和 LDH 水平设计了一个危险分层模型，危险度较低的标准包括：Ⅰ~Ⅲ期或Ⅳ期但无骨髓和 CNS 受累、LDH 低于正常的 1.5 倍，低危患者的 5 年无复发生存率为 94%，而有这些危险因素的患者的 5 年无复发生存率为 19%（P=0.000 6）。Coleman 模型在临床上得到了广泛的认可，但德国 GMALL 的研究发现仅 LDH 大于正常的 2 倍是患者生存的预后指标。同样，在儿童 T-LBL 患者中 GMALL 也未发现显著影响预后的因素。由于 T-LBL 发病率较低，治疗方案不一致，目前还没有前瞻性研究来证实这一模型；T-LBL 患者中没有相应的能够评估对治疗反应的参数。理性的评估应该是以骨髓或外周血 MRD 的检测为依据，这有助于 LBL 患者的个体化治疗（包括 CRI 后进行 SCT）。和 T – ALL 相似，大多数研究表明 T – LBL 有 TCR 基因的重排。因此，将来 SCT 的适应证将以 MRD 的检测为基础。

（二）B 淋巴母细胞淋巴瘤

1. 概述　如下所述。

（1）定义：B 淋巴母细胞淋巴瘤（B lymphoblastic lymphoma，B – LBL）是一种较少见的淋巴瘤，仅占淋巴母细胞淋巴瘤的 10% ~20%。

（2）发病情况：B 淋巴母细胞淋巴瘤可发生于任何年龄，以儿童和青少年为主；20 岁以下患者占 75%，35 岁以下患者占 88%；3 ~4 岁为高发年龄。男性略多于女性患者。

（3）病因：B 淋巴母细胞淋巴瘤病因不明。

（4）病理：B 淋巴母细胞淋巴瘤：肿瘤细胞有正常分化阶段的淋巴母细胞的特点。镜下瘤细胞呈弥漫性浸润生长，瘤细胞体积中等大小，介于小淋巴细胞和大 B 细胞之间，胞质稀少粉染，核圆形、类圆形或不规则形，核膜薄而清楚，染色质细，核仁常不明显，核分裂象多见；细胞组织化学染色显示其核周环状阳性，非特异性酯酶多为灶性点状或高尔基区阳性。

2. 临床表现　如下所述。

（1）症状：B 淋巴母细胞淋巴瘤病变最常侵犯皮肤（尤其是头颈部）、骨、软组织和淋巴结等，表现为皮肤多发性结节，骨内孤立性肿块，很少出现纵隔包块。少数年幼儿童（5 个月至 6 岁）表现为原发性皮肤病变，可位于头面部及颈部，往往多发，病变呈红色结节状，质硬。病变的肿瘤细胞可短期内迅速增多并浸润外周血和骨髓，表现出 ALL 症状。

（2）体征：B 淋巴母细胞淋巴瘤体征不明显。

（3）检查

1）实验室检查：实验室检查血常规，侵犯骨髓时，外周血或骨髓中肿瘤细胞增多，外周血白细胞多 $<10 \times 10^9/L$，可见到幼稚淋巴细胞；血红蛋白可降低，表现为正细胞正色素性贫血；血小板常低于正常。

2）骨髓穿刺：骨髓中可见幼稚淋巴细胞，<25%。

3）彩超检查：B – LBL 患者可表现为颈部、锁骨上、腋下等淋巴结肿大，部分患者可表现为肝、脾肿大。

3. 诊断与鉴别诊断　如下所述。

（1）诊断：确诊 B – LBL 的依据为病理形态学。

（2）鉴别诊断：由于 B – LBL 较少见，部分病例的形态学和免疫表型与成熟 B 淋巴细胞肿瘤（如 Burkitt 淋巴瘤）较为相似而极易误诊，而两类肿瘤的治疗方案完全不同，因此，必须注意鉴别 B – LBL 和成熟 B 细胞淋巴瘤。

4. 治疗　治疗原则：根据不同预后选择相应的治疗方案；多药联合化疗应用于诱导缓解，尽快达到完全缓解；缓解后加强巩固，维持治疗，减少肿瘤负荷，降低复发率；早期进行有效的中枢神经系统白血病的预防；加强支持疗法，尽量减少化疗不良反应及并发症。

（1）化学治疗：多药联合的系统治疗［长春新碱（VCR）、强的松（Pred）、6 – 巯基嘌呤（6MP）、甲氨蝶呤（MTX）］、中枢神经系统预防和侵犯野放疗，使 Ⅰ ~Ⅱ 期患者的长期生存率可达 85% ~90%，但 Ⅲ ~Ⅳ 期患者的生存率仍小于 40%。随方案改进强化，逐渐加甩了烷化剂、蒽环类药物、门冬酰胺酶（L – ASP）、阿糖胞苷（Ara – C）等药物联合化疗，即应用 COMP、CHOP、LSA2L2 方案，疗效得以明显改善，尤其是 LSA2 L2 方案采用了 MTX 做 CNS 预防，将维持治疗延长至 3 年，使 5 年无事件生存率（EFS）达 64% ~74%。近年来，采用类似治疗 ALL 的强烈化疗方案取得可喜疗效，CR 率为 77% ~100%，5 年 EFS 达 70% ~90%。

（2）放射治疗：诱导治疗后的纵隔残留病灶是 T – LBL 未达 CR 和治疗失败的主要原因，也是最常见的复发部位，这部分患者往往诊断时有巨大纵隔占位，甚至可发生急性气道梗阻等急症。研究结果显示，在儿童患者中巩固性放疗并未获益，相反却增加了治疗的相关毒性。

部分研究表明，病变局部巨大肿块以及诱导治疗后未达完全缓解是预后不良的表现；有纵隔残留病灶的患者也常增加了复发风险。故除强化系统化疗外，能否对有纵隔巨大占位的患者及诱导治疗后仍有残留病灶的患者应用纵隔巩固性放疗以预防复发，仍需探讨。

（3）综合治疗：综合治疗，诱导缓解、巩固治疗、再诱导和维持治疗，去除了局部放疗，其中Ⅰ、Ⅱ期患者无再诱导治疗，Ⅲ、Ⅳ期患者于再诱导治疗后予预防性颅脑放疗（12Gy），均维持治疗至24个月。5年无事件生存率达90%，是目前报道过的治疗儿童青少年LBL疗效最好的方案。

（4）自体和异基因造血干细胞移植的作用：由于LBL具有复发的高风险，且复发后预后极差，尤其T-LBL，疾病复发后往往迅速进展，对补救化疗反应率很低，故多组研究于化疗首次缓解（CRl）后应用自体或异基因造血干细胞移植（SCT）。

也有研究认为LBL应用ALL样方案化疗，疗效与SCT相当；且目前尚未明确预后不良相关因素，确定高危组患者，故CRl后行SCT的适应证尚未明确，尤其是异基因SCT的治疗相关死亡率较高，更应严格把握。

（5）LBL复发后的补救治疗：10%~20%的进展期T-LBL属难治或复发病例。缓解后一旦复发，往往病情极其凶险，迅速全身多脏器转移，即使应用二线化疗药物也可能不敏感，尤其是应用ALL样方案化疗后再次缓解困难，预后极差；而最初应用CHOP方案、B-NHL短疗程方案的患者复发后再应用ALL样方案仍可获得缓解。

补救治疗主要包括再次诱导和造血干细胞支持的强化治疗。补救的目标是如何尽快达到稳定的CR2，尽早行SCT。目前常用的可以作为二线治疗的细胞毒类药物有异环磷酰胺、去甲氧柔红霉素、卡铂。

5. 预后　在治疗早期根据预后不良因素，确定危险分组，尽早发现高危患者，是各研究组长期探讨的问题，但各组统计学分析结果不一。预后相关因素主要包括：诱导结束时未达完全缓解（PR）、临床Ⅲ、Ⅳ期、免疫表型、骨髓侵犯、纵隔病变、巨大瘤块、中枢神经系统侵犯、血清LDH增高等，但虽经国内外多组研究，目前尚无明确统一的预后不良相关因素。

（三）MALT型结外边缘区B细胞淋巴瘤（MALT-MZL）

1. 病理学特征　尽管黏膜相关淋巴组织淋巴瘤发生部位不同，但它们的组织学形态却类似。瘤细胞通常为小到中等大小的淋巴细胞，带有中等丰富程度的胞质和不规则的核，相似于滤泡中心细胞，故而被称为中心细胞样细胞。虽然瘤细胞相似于中心细胞是一般规律，但也可有多种变化形式。在一些病例，它们可呈单核细胞样，即胞质丰富、淡染，细胞界限清晰，也可呈小淋巴细胞样或相似于淋巴浆细胞样细胞。以上细胞形态可单独存在，也可不同程度地混合出现。此外，散在的转化性母细胞（免疫母细胞、中心母细胞样的大细胞）及浆细胞分化亦可见到。淋巴瘤细胞多沿反应性淋巴滤泡周围生长，后期也可侵入并取代滤泡而形成滤泡植入（follicular - colonisation）现象。通常，瘤组织中还有数量不等的非肿瘤性反应性T细胞散在分布。

MALT淋巴瘤的一个重要病理学特征是淋巴上皮病变，即簇状的肿瘤细胞浸润并部分破坏黏膜腺体的现象。此时，腺上皮细胞呈嗜酸性变、腺体扭曲、变形，细胞角蛋白免疫组化染色可很好地显示这一病变。淋巴上皮病变在胃、甲状腺、唾液腺及肺的MALT淋巴瘤中经常见到，并为诊断所必需。在其他部位如泪腺及皮肤的MALT淋巴瘤中，淋巴上皮病变则数量较少或很少见到。然而，由于边缘区B细胞本身就有可以进入上皮内而形成相似于淋巴上皮病变的特点，因此，对MALT淋巴瘤的诊断一定要根据以上形态学特点进行综合判断。

在MALT淋巴瘤的病理诊断中，isaacson建议不应再使用高恶性MALT淋巴瘤（high - grade MALT lymphoma）这一术语。MALT淋巴瘤的术语只限用于小细胞为主的淋巴瘤而不能应用于大细胞淋巴瘤，即使这些大细胞淋巴瘤是继发于MALT淋巴瘤。随着病程的进展，肿瘤组织中转化型母细胞可明显增加，并成簇、片状，最终相互融合而使以前的MALT淋巴瘤形态完全消失，当MALT淋巴瘤中转化的免疫母细胞及中心母细胞样大细胞呈实体样或片状增生时，应诊断为弥漫性大B细胞淋巴瘤（diffuse large B - cell lymphoma，DLBCL）（伴或不伴MALT淋巴瘤成分）。MALT淋巴瘤细胞与边缘区B细胞具有几乎相同的免疫表型，即表达全 B 细胞标记物（CD19、CD20、CD79a），而不表达 CD5、CD10、CD23 和 Cy - clin D$_1$，从而说明了瘤细胞乃源于边缘带 B 细胞。CD35 和 CD21（染滤泡树突状细胞）的免疫组化染色可显示残余滤泡的存在及瘤细胞植入滤泡现象。瘤细胞同时表达 IgM，并表现为轻链限制（K：λ > 10：1，或相反）。

2. 治疗 MALT 淋巴瘤属惰性淋巴瘤，病程进展缓慢，治疗无论是手术切除、化疗还是放疗，5 年存活率可达 80% ~ 95%但随着对其病因及分子遗传学研究的进展，其治疗方法也有了很大改变。国内北京大学第三医院的研究提示，其 3 年生存率也已达到 93.8%，与国外的结果相似。

（1）抗 H. pylori 治疗：随着国内外对 H. pylori 在胃 MALT 淋巴瘤发生发展中作用的研究，越来越多的证据表明 H. pylori 根除疗法可以作为早期低度恶性胃 MALT 淋巴瘤的一线治疗。根除 H. pylon 治疗在低中度恶性胃 MALT 淋巴瘤的治疗中占有重要地位；在高度恶性胃淋巴瘤应采用常规化疗、放疗或手术治疗，抗生素治疗不是首选，但可以作为辅助治疗，因其可以消除肿瘤组织中对 H. pylori 抗原刺激有反应部分肿瘤的复发。2006 年 NCCN 指南明确指出，H. pylori 阳性的 IE 期患者应采用含有质子泵抑制剂的三联治疗，推荐的一线药物包括质子泵抑制剂、克拉霉素和阿莫西林或甲硝唑。国内对抗生素治疗肿瘤尚无经验，北京大学第三医院血液科选择了 10 例无 API2 - MALTl 融合基因的 I 期和 II 期 H. pylon 阳性患者进行了单纯的抗 H. pylori 治疗。经胃镜证实 5 例 CR，5 例 PR，PR 患者经化疗 3 例达到 CR，现仍在随访中。

（2）放射治疗：对伴有 t（11；18）、t（1；14）等分子遗传学异常、肿瘤细胞侵及肌层以下以及 H. pylori 阴性的胃 MALT 淋巴癌病例，单纯抗 H. pylon 治疗效果可能不好，治疗失败的病例可以选择局部放疗。国外报道，对 H. pylori 阴性的 I ~ II 期患者应用单纯胃的低剂量放疗，经过 27 个月的随访，达到了 100% 的完全缓解率且无严重的不良反应。在多伦多大学放疗肿瘤学系进行的研究中，61 例接受放疗（单独或联合化疗）的患者的中位放射剂量为 30Gy。目前国内仅有少数病例接受过胃的单纯低剂量照射治疗，尚无大样本报道，照射后 X 线的影像学改变明显滞后，部分患者放射治疗后几次胃镜病理检查未见肿瘤细胞，但影像学尚未见明显好转。原发于甲状腺的 MALT 淋巴瘤，I 期可以采用体外放疗，局限性的 II 期采用放疗联合 CVP 化疗也可取得较好疗效。

（3）化学治疗：由于 MALT 淋巴瘤是低恶度的肿瘤，所以不建议使用强烈的化疗方案，常用的传统方案 COP、CVP、CHOP 等，其他如含氟达拉滨的 FC、FMD 也有报道；对原发甲状腺或转化型 MALT 淋巴瘤常采用 BA - COP、ESHAP 等更积极的化疗方案。国际结外淋巴瘤研究组对 CD20 抗体利妥昔单抗治疗 MALT 淋巴瘤尤为关注，认为利妥昔单抗联合上述化疗方案可以明显提高疗效，故 NCCN 推荐将 RCHOP 方案作为一线方案。

也有报道认为由于 MALT 肿瘤的胃泌素水平高于正常，而在早期胃泌素与肿瘤细胞是相互促进的，所以可以使用胃泌素抗体来治疗。

（4）手术治疗：手术治疗对早期、病情局限的胃和胃外 MALT 淋巴瘤是有效的治疗措施。Cogliatti 等报道了 69 例低度 MALT 的治疗，其中 48 例处于 IE 期，21 例处于 IIE 期：45 例只接受手术治疗，12 例接受手术和化疗，11 例接受手术和放疗，1 例接受了手术、化疗和放疗，结果 5 年存活率为 91%（IE 期为 95%，IIE 期为 82%），且对接受单独的手术治疗组和手术与其他治疗的联合治疗组间进行比较没有显著性差异。

但因胃 MALT 淋巴瘤常呈多灶性分布，手术常需进行全胃切除，严重影响了患者生活质量，而进行胃大部切除又有残胃肿瘤复发或肠道及远处转移的报道。近年，由于抗生素治疗和局部放疗能使大多数早期胃 MALT 淋巴瘤患者获得治愈，因此手术除了明确诊断外只用于那些有出血、溃疡的患者，手术治疗在国外已基本放弃，但肺局限性 MALT 淋巴瘤手术治疗效果很好。

（5）综合治疗：抗 H. pylori 治疗、放射治疗、化学治疗、手术治疗都不能对所有病例达到最好的治疗效果，但是国际上普遍认为抗 H. pylori 治疗应作为基本的初治手段，同时可根据组织学分型、免疫学表型、分子遗传学特点、临床分期、国际预后指数以及患者情况进行个性化综合治疗，以期达到最好的治疗效果。

3. 预后　MALT 淋巴瘤的 5 年 OS 率为 86%~95%，且在 I 期患者伴或不伴远处转移的患者中无显著性差异。小于 10% 的病例在疾病晚期其组织病理可以转化为大细胞淋巴瘤。肿瘤大小、血 β_2-MG 和 LDH 及人血白蛋白水平对预后有一定的影响，大瘤块、血 β_2-MG 和 LDH 升高者预后较差。诊断时组织学上存在大细胞成分者预后较差。存在 t（11；18）（q21；q21）易位的病例对于抗 H. pylori 及烷化剂治疗效果差，而对于利妥昔单抗治疗有效。Taji 等人进行了一系列关于第三染色体三体化的研究，研究结果提示第三染色体三体化的出现预示抗生素根治 H. pylori 效果不佳。另外也有人报道，NF-KB 与 bcl-10 是感染 H. pylori 的胃 MALT 淋巴瘤的独立预后因素，Ki-67 高表达者预后较差。

（四）脾边缘区淋巴瘤，+／-绒毛状淋巴细胞（SMZL）

1. 病理学特征　如下所述。

（1）组织学

1）肉眼观：脾通常增大呈典型的微小结节状。多数患者的脾重超过 400g，甚至超过 2 000g。

2）组织学：早期病变累及白髓，滤泡增大，并且大小不等，表现为滤泡周围围绕着浅染的边缘区样结构，此区内的细胞中等大小，胞质丰富、浅染，核椭圆形，似单核样 B 细胞形态。滤泡的中心或呈现由于小的中心细胞样细胞取代套区及生发中心。

小而圆的淋巴细胞围绕或取代转化性生发中心，同时正常滤泡套区消失。其外周细胞小到中等大小，染色质较分散，并有丰富的淡染胞质，形态相似于边缘区细胞，其中有分散的转化性母细胞。肿瘤细胞可有浆细胞分化。病变进一步发展，红髓也可受累。红髓中聚集成结节状的较大细胞与成片分布的小淋巴细胞常侵犯髓窦。

（2）免疫表型：肿瘤细胞表达表面 IgM 和 IgD，表达 B 细胞抗原 CD20 和 CD79a，并表达 bcl-2。不表达 CD5、CD10、CD23、CD43 和 Cyclin Dl。Ki-67 的表达少于 5%。

2. 治疗　目前仍无统一的首选治疗方案，具体治疗取决于患者的临床表现。

（1）随诊观察：如果淋巴细胞增多不明显且较稳定及无血细胞减少、无脾亢的患者并不需要积极治疗，可随诊观察。这些患者的 5 年存活率可以达到 88%，疾病多可稳定存在至少 10 年。

（2）放射治疗：El Weshi 等人报道小剂量（4Gy）放疗就可以有效，可以显著减少外周循环的绒毛淋巴细胞，使脾缩小，且显著改善血细胞的减少。当不允许进行切脾手术或化疗的不良反应太大时，放疗是一种有效的替代治疗。

（3）化学治疗：对于初发患者化疗很少带来益处，但是对于进展期的患者，尤其是切脾以后病情进展的患者，烷化剂是有益的，但是很少能达到 CR，这类患者的 5 年存活率为 64%。嘌呤类似物是一种更有前景的药物，但直到目前为止，仅少量患者应用氟达拉滨治疗。无论是一线还是二线治疗都有一些 CR 病例。

（4）手术治疗：脾切除可以有效改善脾亢、腹胀等不适，而且有助于确诊，但有报道脾切除可能会改变骨髓的侵犯方式，从而增加肿瘤负荷。

脾切除不适用于高度侵袭性的肿瘤，单纯切脾不能控制脾外浸润。

（5）综合治疗：单克隆抗体，如 CD20 单抗及 CD22 单抗，目前已经或即将给临床治疗带来更大进展。另有报道对于 HCV 感染的病例，干扰素的抗病毒治疗有效。

3. 预后　目前多数报道认为 SMZL 的预后较好，5 年生存率可以超过 50%。有发热等全身症状、LDH 升高、全身一般情况差者预后较差，中位生存时间仅为 26 个月。其余不利的预后因素包括：白细胞总数 $>20\times10^9/L$、淋巴细胞总数 $<4\times10^9/L$ 或 $>20\times10^9/L$、血 β_2-MG 升高、血中有单克隆免疫球蛋白等。出现淋巴结或其他结外组织转移的中位时间为 3.7 年，非 SVCL 和 SCVL 病例没有差异，极少数转化为 DLBCL。

（五）淋巴结边缘区 B 细胞淋巴瘤（NMZL）

1. 病理学特征　如下所述。

（1）组织学：大多数淋巴结边缘区淋巴瘤在低倍镜下即可引起注意。此时，界清或不清的斑片状淡染区存在于淋巴结滤泡间区及滤泡边缘区，80%的病例可见到或多或少的残存滤泡。斑片状淡染区的肿瘤细胞为中等大小、胞质丰富淡染的单核样B细胞，核圆形或不规则形，核染色质略粗，通常有小而孤立的核仁。有些病例中可见转化的母细胞（母细胞样大细胞）散在分布于单核样B细胞中，并可见数量不等的浆细胞（肿瘤细胞的浆细胞样分化）。少量的中性粒细胞通常可找到，少数情况下也可见到一些上皮样细胞。当母细胞样大细胞增多时，可能转化为弥漫性大B细胞样淋巴瘤。鉴于生长方式及免疫表型的不同，淋巴结边缘区淋巴瘤可分为两个不同的类型：①MALT型：此型占多数，显示MALT淋巴瘤的形态学及免疫表型特征。带有单核样B细胞/边缘区分化，生长多呈窦周和血管周围浸润方式，残存生发中心带有相对完好的套区。肿瘤细胞IgD阴性，44%的患者临床上有结外受累情况。②脾型：相似于脾边缘带淋巴瘤的形态学及免疫表型特征。多形性肿瘤细胞围绕残留生发中心生长，缺乏或仅有微小（attenuated）的套区，肿瘤细胞IgD阳性，诊断时通常处于早期（Ⅰ、Ⅱ期），没有脾脏的受累。

（2）免疫表型：肿瘤细胞CD5、CD10、CD23阴性，80%的病例bcl-2弱表达。大多数病例与MALT淋巴瘤的免疫表型相似，IgD阴性；一些病例则与脾边缘带淋巴瘤者相似，IgD阳性。

（3）遗传学：淋巴结边缘区淋巴瘤的遗传学异常部分与脾边缘带淋巴瘤及MALT淋巴瘤一致，如部分或整个3号染色体三体等，表明三者组织起源的相似性。但淋巴结边缘区淋巴瘤不存在MALT淋巴瘤特异性染色体易位，如t（11，18）/API2MALTI、t（14；18）（q32；q21）/IgH-MALTI等。

2. 治疗 早期患者可采取手术切除、局部放疗、联合化疗或几种方法的联合治疗。化疗一般是根据患者的疾病进展分期来选择化疗药物的，目前认为嘌呤类似物可能是一种有效的治疗方法，而联合利妥昔单抗的治疗可能更好。

3. 预后 本病临床呈惰性进展，预后与SMZI，相似，但是较MALT为差。5年总生存率为50%～70%，但是中位进展期仅1～2年。大约有20%的病例因存在大细胞成分而转化为DLBCL。这与其他低恶度淋巴瘤相似，然而随着疾病的进展，不同分期患者的预后不同。早期患者即使只进行局部治疗也会有好的预后及较长的生存期，进展期患者预后差，而且复发的危险性大，生存期短。

（六）弥散性大B细胞淋巴瘤

1. 病理学特征 如下所述。

（1）组织学：大体标本多为均一的新鲜鱼肉状肿物，可侵及全部或绝大多数的淋巴结，偶见淋巴结部分受累。结外受累通常表现为肿块，可伴有或不伴有纤维化。

形态学上，典型的肿瘤细胞弥漫性增生取代受累的淋巴结或结外组织。淋巴结的受累可为完全性、部分性、滤泡内、窦样或几种形式混合。结外软组织及血管浸润常见，可观察到广泛或清晰的硬化带。坏死常见，偶尔出现整个病灶梗死，而影响诊断。一些病例由于反应性组织细胞增生明显，呈现"星空"现象。背景中有时可见上皮样细胞、浆细胞和嗜酸粒细胞。

肿瘤细胞为大的转化淋巴细胞，体积在不同的病例或同一病例中可有很大差异，但核都较大，一般大于反应性组织细胞的核。部分病例中，核中等大小，可造成与Burkitt淋巴瘤鉴别困难。核呈圆形、锯齿状或不规则折叠，染色质空泡状或粗颗粒状，常有核仁，大小不等、嗜碱或嗜酸性、1个或多个。胞质中等量或丰富，可透明、淡染或嗜双色。一些病例中的瘤细胞呈浆细胞样：嗜碱性、嗜派洛宁，伴有淡染的核周高尔基空晕。可有嗜碱性胞质碎片，与炎症反应中的"浆细胞小体"不易区分。可见类似于RS细胞的多叶核细胞或奇异细胞。核分裂象易见。

从细胞学的角度，肿瘤细胞形态多样，可进一步进行形态学分类——中心母细胞型、免疫母细胞型、富于T细胞/组织细胞型以及间变型4种变异型，但治疗和预后差别不大，故统一名词在DLBCL下。另外还有2类特殊少见的亚型：纵隔硬化性大B细胞淋巴瘤和血管内大B细胞淋巴瘤，其发病部位、临床还是有些特点，故作为亚型提出。

（2）免疫组织化学：肿瘤细胞可表达多种B细胞抗原，如CD19、CD20、CD22、CD79a，但也可缺少其中的一项或几项。大多数研究用3个标记CD10、BCL6和MUMI来区别GC和ABC样DLBCL。但近来的研究发现增加GCET-I和FoxP1对明确细胞起源更有帮助。50%～70%的病例表达表面和（或）

胞质 Ig（IgM > IgG > IgA）。胞质型 Ig 常见于有浆样分化的病例。CD30 最常表达于间变型。10% DL-BCL 表达 CD5。hcl－6 表达在生发中心起源的 B 细胞 NHL 上，阳性率为 70%。30%～50% 的病例 bcl－2 阳性，少数病例 p53 阳性，很少的病倒可有浆细胞相关抗原（CD138）表达。Cyclin D1 阴性。核增殖指数（Ki－67）> 40%，有的甚至 > 90%。

（3）分子生物学及细胞遗传学：约 50% 的病例有染色体的易位，67% 的患者存在 DNA 的失衡，其中比较常见的失控基因包括 bcl－6、bcl－2 和 c－mve 基因等。

1）多数病例有 IgH 和 IgL 基因重排及可变区自发突变。

2）bcl－2：是一种原癌基因，位于 18q21，抑制凋亡。bcl－2 的失调常常和 t（14；18）相关，t（14；18）见于 20%～30% 的 DLBCL 中。bcl－2 蛋白的表达可以出现在至少 50% 的 DLBCL 中，而不与 t（14；18）相关。有趣的是，bcl－2 蛋白表达和 DLBCL 的良好预后相关，而独立的 t（14；18）与预后无关。另有研究显示其与患者对化疗的耐药有关，是一项不依赖于 IPl 的独立的预后因素。

3）bcl－6：涉及 3q27 的 bcl－6 基因，发生率为 35%～40%。bcl－6 是锌指蛋白转录抑制因子，在生发中心形成反应中起重要作用，正常情况下只表达在 GC－B 细胞上。bcl－6 的下调可能对 GCB 细胞进一步分化为记忆性 B 细胞和浆细胞起关键作用，同时 bcl－6 还可能抑制 GC 反应中由于 DNA 损伤引起的、由 p53 介导的 GCB 细胞的凋亡，bcl－6 在 DLBCL 中表达可能抑制凋亡，使恶性克隆持续存在。

4）c－myc：是与 Burkitt 淋巴癌相关的一种转录因子。15% 的 DLBCL 中存在 c－mvc 的下调。下调最常见于 t（14；18），使 8q24 上的 c－myc 基因置于免疫球蛋白启动子的控制下。c－myc 重排与 DL-BCL 的预后无明确的相关性。

5）Fas（CD95）：是一种表达在 GC 中的原凋亡蛋白。Fas 配体与跨膜的 Fas 死亡受体交联，导致诱导死亡的信号复合体装配和启动凋亡。Fas 突变见于约 20% 的 DLBCL 中。

6）p53：位于染色体 17p 上，属于肿瘤抑制基因，它的突变出现在一少部分 DLBCL 中，与 DLBCL 的不良预后有关。p53 很少作为独立的表现出现在 DLBCL 中。

7）其他：GCB－DLBCL 染色体的改变常见 12q12 扩增，3q 扩增，18q21～q22 扩增（bcl－2），6q21～q22 缺失，t（8；14）；ABC－DLBCL 染色体改变常见为 3 号染色体三体。其他染色体失衡包括：lq，5 号、7 号和 14 号染色体异常，与 DLBCL 的不良预后有关，Xq、7q、12p 和 6q 对预后没有明显的影响。

（4）DLBCL 的预后分型

1）应用 DNA microarray 技术：随着 DNA microarray 技术的出现，通过对肿瘤细胞基因表达图谱的分析，将 DLBCL 分为 2 个亚型：①生发中心 B 细胞性 DLBCL（germinalcenter B－cell like DLBCL）。②活化 B 细胞性 DLBCL（activated B－cell like DLBCL）。前者的预后明显优于后者。近年研究发现存在第 3 型：基因表达图谱介于生发中心 B 细胞和活化 B 细胞之间，预后与活化 B 细胞性 DLBCL 相似，约占 DLBCL 的 40%，其临床意义尚不明确。但 DNA microarray 需要大量的新鲜组织，且成本昂贵，难以应用于日常诊断工作。

2）应用免疫组化技术：目前可综合使用 CD10、bcl－6 以及 MUMI 免疫组化染色将 DLBCL 分为生发中心细胞来源和非生发中心细胞来源两型，与 DNA microarray 分型结果对比显示吻合率达到 70% 以上，且研究表明免疫组化分类更符合临床生物学行为，具有广泛的应用价值。大部分研究用 CD10、bcl－6 作为 GC B 细胞的标志，用 MUMI/干扰素调节因子 4（IRF）作为活化（ABC）或非 GCB 细胞标志。但用免疫组化法无法区别第 3 种类型，只能将 DLBCL 分为生发中心 B 细胞性 DLBCL 和非生发中心 B 细胞性 DLBCL。

A. CD10：是一种蛋白水解酶，表达在 GCB 细胞和各种其他细胞表面，包括淋巴前体细胞和许多上皮细胞的表面。它的确切功能还不清楚，CD10 是淋巴母细胞淋巴瘤、Burkitt 淋巴瘤和滤泡性淋巴瘤的特征性标记物。CD10 表达在 30%～40% 的 DLBCL 病例中，通常被认为是生发中心来源的标志。许多报道发现 CD10 的表达对 DFS 和 CR 是良好的预后指标。

B. bcl - 6：被认为在生发中心的形成中起了核心的作用，表达在 GC 反应的起始阶段，在凋亡或分化选择过程中下调。bcl - 6 蛋白表达严格局限在核内，通常表达在正常 GCB 细胞中（中心母细胞及中心细胞）和 50% ~ 70% 的 DLBCL 肿瘤细胞中。它的预后意义还不清楚。

C. MUMI/IRF4（multiple myeloma oncogenel/干扰素调节因子4）蛋白：是转录因子 IRF 家族的一员。它们在调节一些基因的表达中起重要的作用，这些基因对有干扰素和其他细胞因子参与的信号传导起反应。MUMI/IRF4 只表达在淋巴细胞中，可能对浆细胞的发育起了关键的作用。在浆细胞中，MUMI 单克隆抗体显示核染色，一小部分 GCB 细胞表现一定程度的浆细胞分化。大部分 GCB 和套细胞 MUMI 阴性。MUMI 表达在 40% ~ 50% 的 DLBCL 病例中。正常情况下的 GCB 细胞中，bcl - 6 和 MUMI 不共同表达，而 DLBCL 肿瘤细胞中可以共同表达这两个蛋白。

目前大部分文献将 DLBCL 按照上述 3 个指标将原发 DLBCL 分为 2 个亚群：①GCB：CD10$^+$ 或 CD10$^-$，MUMI$^-$。②非 GCB：CD10$^-$，MUMI$^+$。

3）应用 consensus clusters 技术将 DLBCL 分为 3 种类型

A. 氧化磷酸化（oxdative phosphorylation，OX phos）DLBCls：表现更多基因缺陷而影响凋亡通路，包括 t（14；18）和 Fas 死亡功能区的缺失。

B. B 细胞受体/增殖（B - cell receptor/proliferation，BCR）DLBCLs：更依赖 bcl - 6 信号通路，并对 bcl - 6 抑制剂敏感。

C. 宿主反应（host response，HR）DLBCLs：显示活跃的宿主免疫和炎症反应，伴有大量炎症和 DC 细胞，临床表现类似富于 T/组织细胞的 B 细胞淋巴瘤（T/HRBCL），多见于青年，更易伴肝、脾、骨髓浸润，细胞遗传学异常少见。

2. 治疗　如下所述。

（1）治疗原则

1）局限期：目前局限期标准治疗为：化学治疗加或不加局部放射治疗，即 R - CHOP（4 ~ 8 周期）；R - CHOP（3 ~ 8 周期）+局部放疗。目前对早期患者的化疗周期没有较好的对照试验加以比较。

3 周 CHOP + RT 最初由英国哥伦比亚肿瘤中心的研究人员提出，对于局限病变的患者在第 10 年约 90% 可被治愈，局限的病例在第 10 年约 70% 可被治愈。对于早期患者是否放疗目前还存在争议。

Miller TP 等前瞻性随机研究了 401 例局限期中、高度恶性 NHL，201 例接受 3 周期 CHOP + RT，200 例接受单纯 8 周期 CHOP，发现 9 年 OS 没有差异。单纯化疗组有 7 例心功能下降，而放疗组没有心脏事件，提示对于局限期患者 3 周期 CHOP + RT 优于单纯 8 周期化疗。Reyes F 等研究了 631 例年龄小于 60 岁的局限期患者，329 例接受 3 周期 CHOP + RT，318 例以 BCHOP 为主的化疗。7 年的随访结果，无病和 OS 在单纯化疗组明显高于加放疗组。近期，Laurie H 等提出采用 PDF - PET 的方法可以有助于区分适宜放疗的患者，他们研究了局限患者 3 周期 CHOP 联合利妥昔单抗，后若 PET 阴性可单纯使用化学免疫治疗，不加放疗。PET 阴性组/阳性组 2 年的预计无疾病进展率 91%、75%（P = 0.09），2 年的预计总体生存率 97%、69%（P = 0.1）。

GELA 试验中，Reyes 等人将 Ⅱ 期伴有大包块的病例分为采用 3 周期 CHOP + RT 方案与采用进展期方案（ACVBD，CTx，VCR，阿霉素，博来霉素和激素，2 周间歇后加高剂量 MTX，依托泊苷，阿糖胞苷巩固）2 组进行比较，后者 5 年预期生存优于前者（82% 对 50%，P = 0.03），提示 3 周 CHOP + RT 不足以清除由于巨大肿块引起的远处微小的转移，Ⅱ 期伴有大包块应该选择更积极的进展期方案。

2）进展期：Ⅲ ~ Ⅳ 期 DLBCL 标准治疗的选择为 CHOP 加利妥昔单抗；或单纯 CHOP 化疗。

（2）化学治疗

1）标准方案：1972 年，Levitt M 首次报道了用联合化疗治愈进展性 DLBCL（网状细胞肉瘤）。1978 年，Elias L 报道用 CHOP 方案治疗 DLBCL（弥散性组织细胞淋巴瘤）治愈率 35%。西南肿瘤协作组（SWOG）和东部肿瘤协作组（ECOG）进行了一项组间研究，将初发 Ⅱ 期伴大包块、Ⅲ、Ⅳ 期中高度恶性患者随机分入 CHOP、m - BACOD、ProMACE - CytaBOM 或 MACOP - B 4 组，患者平均年龄 54 岁，5 年无病生存期和总体生存期在各组间没有差异。CHOP 和 ProMACE - CytaBOM 的致命性不良反应明显低于 m – BACOD 和 MACOPB（P < 0.001）。以后的学者如 Gordon 和 Cooper 等分别比较了 m – BA-COD 和 CHOP、MACOP – B 与 CHOP 方案的疗效，到治疗失败的时间（TTF）和总体生存期（OS）及无病生存期（FFS）没有差异。

CHOP 方案最经济和方便，且不良反应的发生率较少，是治疗 DLBCL 的金标准，14d 或 21d 为 1 个疗程，对 60% ~ 70% 患者有效，但 DLBCL 属于侵袭性淋巴瘤，CHOP 方案只有 40% 治愈的可能性。2005 年美国血液学年会将 6 周期的 R – CHOP 方案作为老年弥漫大 B 细胞淋巴瘤的标准治疗。R – CHOP 方案为 CHOP 方案合用利妥昔单抗（抗 CD20 嵌合型单克隆抗体），$375mg/m^2$，50mL/h，开始，逐渐增加至 100mL/h，是有经济条件者的一线治疗方案。若乳酸脱氢酶（LDH）增高 ± β_2 – 微球蛋白（β_2 – MG）增高 ± 明显胸腔内病变（甚至 > 10cm）则 CHOP 方案应用 8 个疗程。在某些病例（累及睾丸、鼻旁窦、硬膜外、骨髓），要考虑预防中枢神经系统受累。治疗可包括大剂量治疗。

2）强化化疗：2004 年，德国 Pfreundschuh 等人采用析因分析的方法研究了 CHOP – 14、CHOP21 和 CHEOP – 14、CHEOP21 4 个方案对 NHL 的疗效，710 例年龄 < 60 岁，LDH 正常的患者（60% 为 DL-BCL），5 年 EFSCHO（E）P – 14 与 CHO（E）P – 21 组没有差异，分别为 65% 和 62%，而 5 年的 OS 前者优于后者，分别为 85% 和 58%（P = 0.004）。接受依托泊苷（E）治疗的患者 EFS 提高（69% 对 58%，P = 0.004），OS 无变化（84% 对 80%）。一项有 689 例（71% 为 DLBCL）、年龄 > 60 岁的老年患者参加的研究指出，相对于 CHOP – 21 方案，CHOP – 14 的 EFS（44% 对 33%，P = 0.003）和 OS（53% 对 42%，P < 0.001）均有显著提高，而加入 E 没有显示对 EFS 和 OS 有提高，且毒性增加。

3）难治复发性患者的治疗：任何患者经 3 个连续治疗方案仍进展，则不可能从现有的联合化疗中获益。挽救性的方案常常加入顺铂、异环磷酰胺、依托泊苷和阿糖胞苷，同时加用利妥昔单抗。常见的解救方案有：B – CHOP（博来霉素、环磷酰胺、阿霉素、长春新碱、泼尼松），DICE（地塞米松、异环磷酰胺、顺铂、依托泊苷），DICE 中的异环磷酰胺、依托泊苷和顺铂联合对 NHL 或其他复发耐药肿瘤（如睾丸肿瘤）的疗效相对较好。DICE 方案可将中、高度恶性 NHL 的有效率提高到 60% ~ 73%，CR 率 23% ~ 41%。在 T 细胞淋巴瘤中 DICE 组缓解率和生存率均优于 CHOP 组，主要不良反应为骨髓抑制和消化道反应，表现为粒细胞、血小板减少及恶心、呕吐等。少数病例有肝功能损害，均为轻度。偶发膀胱炎或肉眼血尿。VAEP（长春新碱、阿糖胞苷、依托泊苷、泼尼松），ICE（异环磷酰胺、阿糖胞苷、VP – 16），ESHAP（VP – 16、甲泼尼龙、阿糖胞苷、顺铂或卡铂），MOEP（米托蒽醌、长春新碱、VP – 16、泼尼松），HOAPBLEO（阿霉素、长春新碱、阿糖胞苷、泼尼松、博来霉素），pro – MACE/MOPP（阿霉素、环磷酰胺、VP – 16、氮芥、长春新碱、甲氨蝶呤、泼尼松），proMACE/CytaBOM（阿霉素、环磷酰胺、VP – 16、阿糖胞苷、博来霉素、长春新碱、甲氨蝶呤、泼尼松），MIME［Methyl – guazone（Methly – GAG）、异环磷酰胺、甲氨蝶呤、VP – 16］，m – BACOD（长春新碱、阿霉素、环磷酰胺、博来霉素、地塞米松、甲氨蝶呤），HD – MTX、CAEP – BLEO（环磷酰胺、VM – 26、博来霉素、阿糖胞苷、泼尼松），CEAP（卡铂、VP – 16、阿霉素、泼尼松），COEP（卡铂、VP – 16、环磷酰胺、泼尼松）等。

近年来多选择不含蒽环类药物的方案作为常规解救方案，铂类为主的方案最为常用，有效率达 30% ~ 70%，患者长期生存率在 10% 以下。

（3）综合治疗

1）大剂量化疗（HDT）和造血干细胞移植（SCT）：异基因移植复发率低，但有较高的移植相关死亡率大部分学者倾向于进行自体干细胞移植（ASCT），而对高危患者非清髓异基因移植的效果正在评价中。

Haioun 等回顾性地比较了 236 例年龄 < 55 岁的患者缓解后选用常规量 CMTX、异环磷酰胺及左旋门冬酰胺、阿糖胞苷化疗与自体干细胞移植的结果，高危组 8 年的无病生存率（DFS）在 ASCT 和化疗组分别为 55% 和 39%（P = 0.02）；8 年的总体生存率（OS）分别为 64% 和 490r4（P = 0.04），ASCT 组在 DFS 和 OS 上均有提高。Cissebrecht 等报道 370 例患者，其中 DLBCL 占 61%，5 年无事件生存率（EFS）在 ASCT 和化疗组分别为 52% 和 39%（P = 0.01），5 年的 OS 分别为 46% 和 60%（P = 0.007），

因移植组的生存缩短，研究提前终止；Milpied等回顾性分析了197例年龄15～60岁NHL（其中DLBCL占55%），缓解后4周期化疗和HDT/HASCT比较，5年的EFS在ASCT和CHOP组分别为55%和37%（P=0.037），5年OS分别为71%和56%；对于IPI高危组患者其5年的EFS在ASCT和CHOP组分别为56%和28%（P=0.003），5年OS分别为74%和44%（P=0.001）。法国VIvanov等研究了27例60岁以上（平均年龄63岁）DLBCL患者，采用BEAM联合自体外周血干细胞移植，3年EFS66%，5年EFS49.4%，但仍有复发（1例相关死亡，7例复发）。Imothy S等采用加利妥昔单抗的预处理方案，1年和3年的EFS（62%/49%，P=0.002；49%/38%，P=0.010），OS利妥昔单抗组提高（1年68%/60%，P=0.032；3年57%/45%，P=0.003）。但目前大部分研究认为HDT/ASCT作为DLBCL的首选治疗与传统的化疗相比并没有优势，且存在移植相关死亡，因此不建议作为初发DLBCL的首选治疗方案，欧美国家也只建议在临床试验中进行，高复发危险的患者采用自体或异基因外周血或骨髓移植也尚在临床评价中。

2）放射免疫治疗方法（RIT）：对于复发难治性DLBCL还可以采用放射免疫治疗方法（RIT），将单克隆抗体连接到放射性核素上形成放射免疫复合体。RIT的目的是使放射性核素到达与单抗相连的细胞，破坏肿瘤细胞和肿瘤局部的微环境，增强细胞毒作用。目前已被美国FDA批准的药物为Ibritumomab tiuxetan（Zevalin，Biogen-IDEC）和Tositumomab（Bexxar，Glaxo Smjth Kline），这是两个鼠的CD20单抗，分别与放射性核素tiuxetin和io-dine-131连接，90Y-ibntumomabtiuxetan发出纯的β射线，照射范围5mm，iodine-131发射β和γ射线。欧洲的Morschhauser F等学者的一项Ⅱ期90Y-ibritumomabtiuxetan临床试验研究了76例单纯化疗的难治复发性DLBCL，诱导失败组的ORR 52%，复发组为ORR 53%，无疾病进展生存期（PFS）分别为5.9个月和3.5个月，因4级血小板减少引起脑出血2例。另一项早期的90Y-ibntumomab tiuxetan研究中，中度恶性患者的ORR为43%，7例（58%）有效DLBCL患者平均持续缓解49.8（1.3～67.6）个月。

（4）免疫治疗：利妥昔单抗（Ritu xman，R）是针对全B细胞标志CD20的重组人单克隆抗体，它的作用机制包括：抗体依赖细胞介导的细胞毒作用，补体介导的细胞溶解和诱导凋亡。Coiffier等研究了399例老年NHL（其中DL-BCL占84%），年龄60～80岁；R-CHOP和CHOP比较，5年EFS分别为47%和29%（P<0.001），5年OS分别为58%和45%（P=0.007），不良反应无明显增加，显示了利妥昔单抗联合化疗治疗老年DLBCL的优势，尤其是化疗耐受能力差者。GELA协作组中，Pfreundschuh等的MinT实验研究了326例18～60岁患者，IPI低危者选择R-CHOP与CHOP方案的效果，其TrF分别为76%和60%（P<0.001），2年OS分别为94%和84%（P=0.001），提示利妥昔单抗对各年龄段的患者均有益处。在一项早期分析中发现，在bcl-2阳性患者中R-CHOP方案比CHOP方案更有效，提示利妥昔单抗可能可以克服bcl-2引起的化疗耐药。基于GE-LA的大量相关报道，CHOP加利妥昔单抗逐渐成为进展期DLBCL的标准初始治疗方案。

Halaas儿等单中心报道49例初发DLBCL患者采用6～8周期R-CHOP-14，辅以粒系集落刺激因子和预防性抗生素，平均随访24个月，EFS 80%，OS 90%，毒性反应为血液毒性，无治疗相关死亡。意大利Brusamolino E等进行的Ⅱ期临床研究入组50例患者（22～70岁），采用R-CHOP-14，第1天使用利妥昔单抗（375mg/m²），第3天使用PEG粒细胞集落刺激因子（每周期6mg），10%的患者未完成试验，原因为间质性肺炎、疾病进展、严重粒细胞缺乏和败血症，该研究CR 74%，2年的EFS 72%，OS 68%。西班牙淋巴瘤协作组（GEUTAMO）Eva Gonzalez-Barca等研究了6周期R-CHOP-14加PEG粒细胞集落刺激因子治疗低危DLBCL，这是一项开放性多中心临床研究，患者16～65岁，IPI 0～2分，每疗程第2天予PEG-G-CSF共6mg。

化疗发生率5.5%，显示这一方案在大部分DLBCL患者中的可耐受性和有效性。人们在对利妥昔单抗联合其他化疗方案的有效性进行研究。对于应用利妥昔单抗作为DLBCL患者的维持治疗（MR），由于它的费用和有效性，目前存在争议。一些学者认为，对于已用利妥昔单抗联合诱导的患者维持单抗治疗没有益处，MR治疗仅对单纯化疗的患者有益。

（5）治疗新进展：虽然现在有很多方法治疗DLBCL，但仍有部分患者不能治愈，还需要一些新药。

目前可能治疗进展期 DLBCL 的药物有蛋白激酶 C（PKC）- β 抑制剂，Epratuzumab，Galliumnitrate，Genasense 和 anti - VEGF 药等，这些药物不仅可以增加疗效而且可以降低毒性。

1）Genasense：是一种新型反义药物，目前正研究将其用于骨髓瘤、淋巴瘤和多种实体瘤。在肿瘤细胞中，对化疗药物的耐药是由于 bcl - 2 蛋白的产生，Genasense 可以特异性结合 mRNA，从而抑制 bcl - 2蛋白的产生，提高化疗对肿瘤细胞的敏感性，引起肿瘤细胞死亡，减少对正常细胞的不良反应。2003 年 ASH 的报道指出 Genasense 可以增强蛋白酶体抑制剂硼替佐米的作用。Genasense 目前主要用于复发难治多发性骨髓瘤的治疗，对 DLBCL 的研究还处在临床研究阶段，常见不良反应为低度发热、血液性毒性。

2）Enzastaurin：是一种蛋白激酶 C - β（protein kinase C - heLa，PKC - β）的抑制剂。PKC - β 是一种丝氨酸/苏氨酸激酶，可以调节 B 细胞中 B 细胞受体（BCR）的信号传导和肿瘤微血管中血管内皮生长因子信号，对于 BCR 介导的 NF - KB 活化是特别需要的。而 NF - KB 对于维持正常的 B 细胞是必需的，NF - KB 活化失调有助于淋巴瘤的产生，因此，PKC - β 的抑制可以促 B 淋巴瘤的细胞死亡，提示 PKC - β 可以作为 B 系淋巴瘤的关键靶位。体外实验已经证实其靶向作用，PKcp 抑制剂已在临床试验中用于难治/复发性 DLBCL 患者。

Michael J 报道了 Enzastaurin 用于治疗难治复发性 DLBCL 的 II 期临床试验。共入组 55 例患者，年龄 31～87 岁，平均 68 岁，均为既往接受过以 CHOP 方案为主治疗的难治复发性 DLBCL 淋巴瘤患者。15 例患者因疾病进展，疗程不足 1 周期（500～525mg，口服，每天 1 次，28d 1 周期），6 例完成 6 周期或 6 周期以上的治疗，其中 4 例持续用药超过 20 周期。最常见的毒性是乏力（8/55）、腹泻（7/55）、恶心呕吐（5/55），严重的 3 级毒性分别为乏力（2/55）、水肿（1/55）、高钾（1/55）、头痛（1/55）、血小板减少（1/55）、运动神经病（1/55），4 级毒性为低镁血症（1/55）。无 3～4 级血液毒性和治疗相关死亡。值得注意的是，22%（12/55）（95% CI，13%～46%）患者无疾病进展（FFP）超过 2 个周期，150/（8/55）（950/CI，6%～27%）患者 FFP 超过 4 周期，70/（4/55）（95% CI，2%～18%）持续 FFP 超过 20～50 个月。这项试验显示了 Enzastaurin 的良好耐受性，延长了一小部分复发 DLBCL 患者的 FFP。

3）Epratuzumah：是一种单克隆免疫球蛋白 G1 抗体，可以对抗表达在前 B 细胞和成熟、正常 B 细胞上的 B 细胞特异性抗原 CD22。CD22 表达在约 85% DLBCL 中。Immunomedics 公司生产的 Epratuzumab（H112 或 LymphoCide）可以与 CD22 结合，主要通过抗体依赖的细胞毒性作用（antibody dependent cellular cytotoxicity，ADCC）发挥抗肿瘤作用。通过放射性核素标记后证实其具有抗淋巴瘤活性。目前已经将非标记的抗体应用于复发难治性 NHL 以评价其安全性和疗效。Micallef IN 等进行的一项 Epratuzumab 和利妥昔单抗联合 CHOP 方案治疗初发 DLBCL 的研究，方法为 Epratuzumab 360mg/m²，利妥昔单抗 375mg/m²，标准剂量 CHOP，每 3 周 1 个疗程，共 6～8 周期。15 例平均年龄 63 岁（42～78 岁）DLBCL 患者入组，60% 为 III 期或 IV 期。14 例（93%）出现 3～4 级中性粒细胞缺乏。3 例出现 3 级以上的感染或发热。11 例（73%）患者需要减量。10 例（67%）达 CR，3（20～6）例 PR，1 例病情稳定，1 例进展。平均随访 30 个月，1 年 PFS 93%，OS 100%，2 年 PFS 和 OS 均为 86% Leonard JP 等报道了 Epratuzumab 治疗进展期非霍奇金淋巴瘤的 I/II 期临床试验的结果，采用单中心、剂量递增型的方法。共入组 56 例患者，35 例为 DLBCL，所有患者之前均有积极的治疗，其中包括自体干细胞移植。每周 1 次用 Epratuzumab，150～1 000mg/m²，未出现剂量限制性的毒性，3 例 CR。DLBCL 患者中 15% 出现客观反应，20% 患者肿块缩小，到疾病进展的时间平均 35 周。提出治疗进展期 NHL 的适宜剂量为 240mg/m²。Leonard JP 等报道了另一项有关 Epratuzumab 治疗惰性 NHLI/II 期临床试验的结果。患者每周 1 次 Epratuzumab，剂量递增，120～1 000mg/m²，共 4 周。55 例患者中，9 例（18%）出现客观反应，均为滤泡型 NHL，其中 3 例 CR。平均客观反应时间 79.3 周（11.11～143.3 周），平均无疾病进展时间 86.6 周。

4）抗 CD40 抗体：SGN - 40 是重组人抗 CD40 抗体。CD40 是肿瘤坏死因子（tumornecrosis factor，TNF）受体家族的一员，具有效应细胞的功能，广泛表达在 B 细胞恶性肿瘤上。Ranjana Advani 等报道了单药治疗复发进展期 NHL Ⅰ 期临床试验的结果，入组患者为 14 例 DLBCL，9 例 FCL，9 例 MCL，2 例 MZL 和 1 例 SLL。8 例 DLBCL 患者完成 1 个疗程并接受了最大剂量至少为 3mg/kg SGN－40 的治疗，客观反应率 37.5%（1 例 CR，2 倒 PR），2 例疾病稳定。最常见的不良反应是疲乏（31%）、头痛（26%）、寒战（17%）、发热（17%）、肝转氨酶升高（11%）和低血压（11%）。3 级药物相关的不良反应为结膜炎和单侧视敏度缺失，贫血和肝转氨酶升高，均为短暂可恢复，提示 SGN－40 的安全性和良好的抗肿瘤活性。一项单药治疗复发性 DLBCL 的 Ⅱ 期临床试验正在进行。

5）其他单抗：体外实验，更强的 CD20 单抗已经证实对利妥昔单抗耐药的 CD20 细胞系有效，将最终用于临床。其他单抗 CD22，HLA－DR 和 CD80 也正在研究中。

6）Suberoylanilide hydroxamic acid（SAHA）：是最具代表性的 HDAC 抑制剂。组蛋白乙酰基转移酶（hisloneacetylase，HAT）或组蛋白去乙酰基转移酶（HDAC）均能与对某些造血细胞分化、发育十分关键的信号转导途径（RAS/MAPK、JAK－STAT 等）和一系列影响造血细胞发育分化的转录因子相互作用。组蛋白去乙酰化酶（histone deacetylase，HDAC）和 silent information regulator 2（SIR2）可以使组蛋白去乙酰化，其抑制剂可以诱导组蛋白高度乙酰化，下调 bcl－6，抑制细胞增殖，促进细胞的分化和凋亡。

7）硼替佐米（Bortezomib，P5341，VELCADE，万珂）：是首个进行临床研究的蛋白酶体抑制剂。蛋白酶体是泛素－蛋白酶体通路的一部分，负责细胞内 90% 以上的胞质蛋白的降解。蛋白酶体由两部分组成，20S 蛋白酶体和 19S 调节亚基，共同组成 26S 蛋白酶体，可以降解蛋白质成为较小的碎片。研究显示蛋白酶体抑制剂可以：①导致细胞的死亡和细胞周期的停滞。②导致一些细胞周期调节蛋白的堆积，包括细胞色素、细胞色素依赖激酶抑制因子 p21 和 p27。③通过对 bax 和 bik 抗凋亡及促凋亡蛋白的调节直接诱导凋亡。④抑制 NF－KB，蛋白酶体抑制剂能够通过抑制它的自然抑制因子，IκB 的降解，阻断转录因子 NF－κB 的活化。在正常静止期的细胞中，NF－κB 和 IκB 结合以没有活性的状态存在。在恶性细胞中或受到刺激，暴露于各种细胞因子，细胞毒性药物、病毒、氧化剂或其他有丝分裂因素的刺激，IκB 被 IκB 激酶磷酸化，导致最终降解，释放出游离的 NF－κB。Leonard JP 等报道用剂量递增法硼替佐米加标准 R－CHOP 治疗 DLBCL 的 Ⅰ/Ⅱ 期临床试验，方法为初治的 DLBCL 患者 40 例，患者分为 3 组，分别接受 0.7mg/m² 、1.0mg/m² 和 1.3mg/m² 3 个剂量组的硼替佐米，患者平均年龄 58 岁（21～86 岁），其中 35 例患者（88%）疾病处于 Ⅲ/Ⅳ 期，意向性治疗组（intent to treat，ITT）总体反应率 90%，CR 和 CRu 为 68%，2 年的无进展生存为 72%，不良反应为外周神经病变 55%（450/为 Ⅰ 级）。

3. 预后　如下所述。

（1）国际预后指数（international prognostic index，IPI）：有许多因素可以影响 DLBCL 对治疗的反应，包括年龄、一般状况、病变的范围、LDH 水平等。国际上有 2 种评估预后的模型：国际预后指数（IPI）和年龄调整的 IPI。IPI 有 5 个预后因子（年龄 >60 岁、血清 LDH > 正常值、PS 评分为 2～4、Ⅲ 或 Ⅳ 期、结外累及部位 >1 个，有 2 个或 2 个以上危险因素的患者 5 年无病生存和 OS 不足 50%），而这 5 个因素又是 DI，BCL 预后的 5 个独立危险因素。年龄调整的 IPI 根据 3 个预后因素（Ⅲ 期或 Ⅳ 期、PS 评分为 2～4、血清 LDH >1×正常值）将 60 岁以下患者分为低、低中、中高和高危 4 组。在这两种预后测算模型中，患者死亡危险的增加常与完全缓解率低及复发率较高有关。

（2）其他影响预后的因素：目前已有研究显示，采用标准化疗，GCBDLBCL 的预后显著好于 ABC－DLBCL，5 年 OS 分别为 59% 和 30%，是独立于 IPI 的预后因素。近期有学者指出，ABC－DLBCL 的 OS 较低可能和有些文献中将第三型 DLBCL 与 ABC－DLBCL 通称为 Non－GCB DLBCL 有关，因为第三型 DLBCL 的预后很差。也有学者认为采用含有利妥昔单抗的免疫化学疗法，二者的长期生存没有差异。肿瘤增殖率（Ki－67）高，则预后较差；bcl－6 易位者预后较好。日本学者最近提出 sFas 可以作为预后不良的指标，以 3.0ng/mL 为界，大于和小于 3.0ng/mL 的 CR 分别为 51.5%、81.6%（P < 0.000 5）；5 年 OS 为 19.8%、61.9%（P < 0.000 5）。bcl－2、p53 阳性是预后不好的指标。

（七）慢性淋巴细胞性白血病

1. 概述 如下所述。

（1）定义：慢性淋巴细胞性白血病（chronic lymphocytic leukemia，CLL）是一种发生在外周血、骨髓和淋巴结的形态单一的小圆 B 细胞淋巴瘤，伴有前淋巴细胞和副免疫母细胞（假滤泡），通常表达 CD5 和 CD23。CLL 是肿瘤性疾病，病因不明，其发生发展可能与基因有关。约 50% CLL 患者的白血病细胞有染色体的异常，其中 13q14 基因缺失是最常见的染色体异常，其后依次是 12 三体型。17q13 的 p53 肿瘤抑制基因的突变常见。

（2）发病情况：本病在西方国家是最常见的成人白血病，占 65 岁以上白血病患者的 65%。中位发病年龄 65～70 岁。30 岁以下极为罕见，但 20%～30% 的病例于 55 岁前发病，年发病率约 3/10 万。欧洲、澳大利亚、北美白人以及黑人的发病率是印度、中国、日本的 20～30 倍。美国每年的新发病例约为 17 000 人，发病率为 2.7/10 万人，约占所有白血病的 30%，发病年龄一般大于 50 岁（平均 65 岁），并且随着年龄的增加发病率也呈上升趋势，50 岁以下仅占 10%。男性多于女性，男女比例约为 2：1。一般来说，这种肿瘤性淋巴细胞属于 B 细胞系，而 T 细胞来源小于 2%，称为 T 淋巴细胞白血病。CLL 在东方人中少见，在日本仅占 2.6%，我国亦较少见，仅占 1.1%。

（3）病因：慢性淋巴细胞性白血病病因不明。至今尚无明确的证据提示化学物质和放射接触史、饮食、吸烟、病毒感染以及自身免疫性疾病等因素能够引起 CLL，但本病具有家族聚集的特点。CLL 的 B 细胞表面免疫球蛋白呈弱阳性，主要为 IgM 和 IgG，为单一的轻链型（κ 或 λ）。血清中常产生自身抗体。单克隆性 B 淋巴细胞的增殖可能同抗原的持续刺激，T、B 细胞的调节异常，细胞因子调控异常以及细胞及分子遗传学的改变有关。约 80% 的病例伴有染色体的异常，常见的为 13q14 缺失，11q 缺失和三体 12，少见的有涉及 p53 基因的 17p 的缺失和 6q 的缺失。在伴有异常核型的患者中，65% 为单 - 核型异常，部分可有两种以上的染色体变异。

（4）病理：过去曾把细胞形态和临床表现与本病相似，但免疫表型带有明显 T 细胞特征的淋巴细胞增殖性疾病也归于 CLL，作为 CLL 的一种变异型，或称为 T 细胞性慢性淋巴细胞性白血病（T - CLL）。根据世界卫生组织对造血组织和淋巴组织肿瘤的分类方案，已经将本病归类于慢性淋巴细胞性白血病/小淋巴细胞性淋巴瘤（CLL/SLL），而 T - CLL 则被归类于 T 细胞幼淋巴细胞性白血病（T - PLL）和 T 细胞大颗粒淋巴细胞白血病（T - LGLL），而经典者均为 B 细胞性淋巴细胞白血病。

2. 临床表现 如下所述。

（1）症状：大多数患者诊断时年龄在 60 岁以上，且 90% > 50 岁。男女发病率为 2：1。80% 的 CLL 患者表现为无痛性淋巴结肿大，大多见于颈部和锁骨上腋窝。50% 的患者有轻到中度脾肿大，少部分因脾功能亢引起，起继发性贫血和血小板减少。多数情况下因骨髓浸润和（或）自身抗体间断表达引起血细胞减少。肝脏肿大少见，多因白血病细胞浸润所致。

1）起病：起病比慢粒更缓慢，常拖延数月至数年才就诊，不少病例因其他疾病检查血常规时才被发现，首发症状以淋巴结肿大为最常见，也可因乏力、消瘦、贫血、出血、脾肿大、感染而就诊。

2）全身症状：可有乏力、发热、出汗、瘙痒、体重减轻等。

3）其他局部表现：50% 病例有皮肤病变。非特异性改变包括瘙痒、荨麻疹、湿疹、丘疹、疱疹、带状疱疹等；特异性皮肤损害，则包括结节和红皮病。肺部表现为肺浸润和胸膜渗出，可引起呼吸道症状。胃肠道表现为厌食、上腹饱胀、腹痛、腹泻及黑便等，偶有肠梗阻或肠穿孔。骨骼系统可有骨痛、溶骨性改变及骨硬化。20% 病例有蛋白尿、血尿，并可发生肾结石。

（2）体征：淋巴结、肝、脾肿大淋巴结肿大为全身性，最常见于颈部、腋下、腹股沟等处。淋巴结常呈中等度肿大，表面光滑，质地中等硬度，无压痛或粘连。纵隔淋巴结肿大可压迫支气管而引起刺激性咳嗽及反复的肺炎发作等，也可压迫上腔静脉而引起上腔静脉综合征。后腹膜淋巴肿大可致下背痛、下肢水肿，也可引起输尿管梗阻，从而反复并发肾盂肾炎，甚至发生肾功能损害、尿毒症。扁桃体和胸腺也可明显肿大。

脾大不如慢粒显著，亦有少数病例只有脾大而无淋巴结肿大。肝大不如脾大多见，但至晚期，肝脏可有明显肿大，伴肝功能损害，表现为黄疸、右上腹疼痛、低蛋白血症，血清碱性磷酸酶、谷丙转氨酶及乳酸脱氢酶值升高。本病还可因胆管浸润而发生梗阻性黄疸。并发慢性溶血者还可继发胆色素结石，从而出现胆管疾病的表现。

（3）检查

1）实验室检查：外周血淋巴细胞比例和计数均明显增高，细胞形态表现为成熟型小淋巴细胞。部分病例可伴有贫血和血小板减少，多数与脾脏肿大伴有脾功能亢进以及骨髓浸润有关。部分患者 Combs 试验阳性，但有溶血表现的不多见。骨髓中淋巴细胞比例可达到 30% ~ 100%，骨髓活检可见淋巴细胞浸润。

A. 血常规：白细胞增多，一般为（30 ~ 200）× 10^9/L（3 万 ~ 20 万/mm³），偶见高达（500 ~ 1 000）× 10^9/L（50 万 ~ 100 万/mm³），分类中多数为成熟小淋巴细胞（可达80% ~ 99%），血片中破碎细胞较多，偶可找到原淋细胞。有时可见幼粒细胞，为骨髓受白细胞浸润所"刺激"的表现。

贫血和血小板减少为晚期表现，除由于白血病细胞浸润骨髓外，本病易并发自身免疫性溶血性贫血及血小板减少症，还可能由脾功能亢进引起。

B. 骨髓象：疾病早期，白血病细胞仅在少数骨髓腔出现。以后侵犯全身骨髓。骨髓象显示增生明显至极度活跃，主要是淋巴系增生。50% 以上为小淋巴细胞，并Ⅲ见相当数量的大淋巴细胞，原始淋巴细胞和幼稚淋巴细胞较少见（5% ~ 10%）；红系一般增生低下，有溶血反应时，幼红细胞增生；巨核细胞到晚期才减少。骨髓活检示淋巴细胞浸润呈弥漫性、间质性或局灶性，在后两种情况下常保留有残余的正常造血。

2）淋巴结检查：典型的淋巴结结构因小淋巴细胞的浸润而丧失，这些小的淋巴细胞和循环的白血病细胞形态相同，淋巴组织学和低分化的小淋巴细胞性淋巴瘤相同。在疾病进展期，淋巴结融合形成大而固定的团块。

3）免疫表型 95% 以上的 CLL 呈 B 淋巴细胞标志。瘤细胞表面 IgM 弱（+）或 IgM 和 IgD 弱（+），CD5⁺，CD19⁺，CD20 弱（+），CD79a⁺，CD23⁺，CD43⁺，CD11c 弱（+）。并且 CD10 和 cyclin D₁（-）；FMC7 和 CD79a 通常（-）或弱（+）。

4）遗传学：80% 患者存在异常核型。50% 的患者有 13q14 基因缺失，20% 的患者 12 号染色体出现三倍体的情况，11q22 - 23 基因缺失见于 20% 的病例，10% 的患者有 17q13（p53 位点）基因缺失，5% 的患者有 6q21 基因缺失。

（4）分期：CLL 分期对预后有意义，以 Rai 分期系统和 Binet 分期系统应用较广。

Rai 分期系统，由 Rai 等于 1975 年提出。

0 期：仅有外周血和骨髓中淋巴细胞增多，为低危；Ⅰ期：淋巴细胞增多和淋巴结肿大，为中危；Ⅱ期：淋巴细胞增多合并肝和（或）脾肿大，为中危；Ⅲ期：淋巴细胞增多和贫血（血红蛋白 < 110g/L），为高危；Ⅳ期：淋巴细胞增多和血小板减少（100 × 10^9/L），为高危。

其平均生存期依期别增加而递减，分别如下：0 期，150 个月；Ⅰ期，101 个月；Ⅱ期，72 个月；Ⅲ期，30 个月；Ⅳ期，30 个月。

Binet 分期系统，由 Binet 于 1981 年提出，除淋巴细胞增多外，将身体淋巴组织分为 5 个区域即颈淋巴结区、腋下淋巴结区、腹股沟淋巴结区、脾脏和肝脏。

A 期：血红蛋白 ≥ 100g/L，血小板 ≥ 100 × 10^9/L，小于 3 个淋巴结区受累。B 期：血红蛋白 ≥ 100g/L，血小板 > 100 × 10^9/L，≥ 3 个淋巴结区受累。C 期：血红蛋白 < 100g/L 和（或）血小板 < 100 × 10^9/L，不论累及部位多少。

3. 诊断与鉴别诊断 如下所述。

（1）诊断：临床表现结合实验室检查做出诊断。

（2）鉴别诊断：CLL 应与下列疾病相鉴别。

1）幼淋巴细胞白血病：幼淋巴细胞白血病是 CLL 亚急性型，该病 50% 以上的血液白细胞是大淋巴细胞，其大小和形态可以和 CLL 的白血病细胞区别。幼淋巴细胞直径 10 ~ 15μm，而 CLL 细胞一般是小的静止的淋巴细胞，直径为 7 ~ 10μm。血液或骨髓中的幼淋巴细胞为圆形或分叶核，每一核有单突厚边缘的核仁，染色质的密度高于原始淋巴细胞，而低于成熟淋巴细胞或 CLLB 细胞。胞质一般呈淡蓝色，无颗粒，有时光镜下可见胞质包涵体。这些细胞侵犯淋巴结，一般产生浸润假结节，它与典型 CLL 弥漫型明显不同。与 CLL 白血病 B 细胞不同，幼淋巴细胞高表达表面免疫球蛋白 SN8 染色亮，表面抗体为特异性 CD79b。

2）毛细胞白血病：毛细胞白血病肿瘤 B 细胞比 CLL 细胞大（MCV 400fl），胞质丰富，常有较好的丝状"毛发"影。这些细胞对酸性磷酸酶抗酒石酸同工酶呈强阳性反应。与 CLLB 细胞不同的是毛细胞白血病的肿瘤细胞高表达 CD11c 和 CD25。

3）淋巴瘤：淋巴瘤有循环瘤细胞，这种瘤细胞有时引起血液淋巴细胞增多症，它可能被误认为 CLL。

A. 小淋巴细胞白血病：低分化小 B 淋巴细胞淋巴瘤在生物学和临床特点方面与 B - CLL 密切相关，外周血小淋巴细胞淋巴瘤的肿瘤细胞与 CLL 白血病细胞形态相同，故需首先鉴别。CLL 常常有血液淋巴细胞增多，而小淋巴细胞淋巴瘤常常有淋巴结浸润，CLL 常常有骨髓淋巴细胞增多，而小淋巴细胞淋巴瘤骨髓未受浸润。当小淋巴细胞淋巴瘤浸润骨髓时，呈典型的结节型，而不是间质型及弥漫型。

B. 套细胞淋巴瘤：套细胞淋巴瘤是一种中 - 度分化 B 细淋巴瘤。与弥漫性淋巴结受累典型 CLL 不同，套细胞淋巴瘤的淋巴结组织学特征之一是套带单克隆 B 细胞围绕反应生发中心。而且与 CLLB 细胞不同的是套细胞淋巴病一般不表达 CD23。

C. 滤泡性淋巴瘤：起源于滤泡中心细胞低恶度淋巴瘤能够侵犯血液，常以淋巴结肿大，偶尔巨脾为特征，这些白血病细胞体积小，典型的是胞核清晰，核仁清楚，滤泡中心小细胞淋巴瘤常表达 CD10（CALLA）抗原。与 CLL 不同，这些细胞常高表达表面免疫球蛋白，而不表达鼠的玫瑰形受体和 CD5 抗原，这种细胞 FMC7 阳性。淋巴结活检可证实为结节状或弥漫小细胞淋巴瘤。

4. 治疗　目前临床上使用 Rai 和 Binet 分期评估预后。早期的患者（Rai 0 ~ Ⅱ，Binet A）一般不需治疗，仅需"观察和等待"。只有出现和疾病进展相关的症状（肝、脾、淋巴结肿大的症状或并发症）时，才必须治疗。NCCN（美国国家综合肿瘤中心联盟）治疗指征：有症状；反复感染；就诊时巨大瘤负荷；重要脏器功能受累；血细胞减少（红细胞、血小板）；自身免疫性血细胞减少（AIHA，ITP，纯红再障）；疾病持续缓慢进展至少 6 个月；患者要求治疗。BCSH（英国血液学标准委员会）治疗指征：全身症状：6 个月内体重下降 >10%，发热 >38℃ 两周，乏力，盗汗；淋巴结肿大 >10cm 或进行性增大；脾脏肿大 >6cm 或进行性增大；淋巴细胞进行性升高：2 个月内升高 >50%，淋巴细胞倍增时间 <6个月；进行性造血衰竭：出现贫血，血小板减少或加重；自身免疫性血细胞减少。

（1）化学治疗

1）烷化剂：苯丁酸氮芥（CLB）应用最广，延缓疾病进展，但不延长总生存期；苯丁酸氮芥 + 泼尼松或蒽环类药物并不延长 10 年生存期。用法为：①0.1 ~ 0.2mg/（kg·d），口服，连用 6 ~ 12d，2 周后减至 2 ~ 4mg/d，长期维持。②间歇疗法，0.2mg/（kg·d），口服，连用 10 ~ 14d，休息 2 周重复给药。亦可用联合化疗，用 CLB + PDN（泼尼松），CLB 0.1 - 0.2mg/（kg·d）与 PDN 10 ~ 20mg/d，连用 4d，每 3 周 1 次。亦可用 M2 方案，即 BCUN（卡莫司汀）0.5 ~ 1mg/kg，静脉注射，第 1 天；CTX（环磷酰胺）10mg/kg 静脉注射，第 2 天；L - PAM（美法仑）0.25mg/（kg·d），口服，第 1 ~ 14 天；VCR（长春新碱）0.03mg/kg 静注，第 21 天；PDN 1mg/（kg·d），口服，第 1 ~ 14 天。停药 4 周后可重复。苯丁酸氮芥的主要不良反应是骨髓抑制。

2）嘌呤类似物

A. 嘌呤类似物单药治疗：目前治疗 CLL 主要使用 3 种嘌呤类似物：氟达拉滨、喷妥司汀（Pentostatin）和克拉屈滨（Cladrihine）。氟达拉滨单药治疗相比于其他的包含烷化剂或糖皮质激素的治疗方案具有更出众的总体缓解率，但并未证实总体生存时间延长。

氟达拉滨25 ~ 30mg/m² 静脉注射（30min 滴注），第 1 ~ 5 天，每 3 ~ 4 周重复。适用于患者对首次治疗无效或首次治疗后 12 个月内复发。

克拉屈滨 0.1mg/（kg·d）静脉注射（连续滴注），第 1 ~ 7 天，每 3 ~ 4 周重复。

B. 嘌呤类似物联合化疗：CLL 联合化疗是氟达拉滨加环磷酰胺（FC）。在一项前瞻性研究中比较氟达拉滨和 FC，研究结果表明联合治疗具有更高的缓解率。FC 联合化疗具有明显更高的完全缓解率（16%）和总体缓解率（94%），相比于氟达拉滨单药治疗（分别是 5% 和 83%），FC 治疗也具有更长的中位缓解持续时间（48 个月：20 个月）和更长的无病生存时间（49 个月：33 个月）。FC 相比于氟达拉滨引起更显著的血小板减少和白细胞减少，但贫血不显著。FC 没有增加严重感染的数量。目前认为 FC 是 CLL 的一线治疗方案。

（2）综合治疗

1）美罗华为基础的化学 - 免疫治疗：美罗华（Rituximab），一种 CD20 单克隆抗体，在 CLL 治疗中令人鼓舞，Rituximab 可以下调抗凋亡因子的表达。联合美罗华的化疗被证实是 CLL。非常有效的治疗。在 MD Anderson 肿瘤中心进行的实验中 224 位初治的 CLL 患者，使用美罗华加氟达拉滨/环磷酰胺（FC）取得 95% 的缓解率，71% 完全缓解，提示美罗华加以氟达拉滨为基础的化疗是 CLL 治疗的较好选择。但复发患者应用 FCR 方案疗效还有待研究。177 名复治患者，无论患者既往曾应用单药或联合化疗，FCR 方案缓解率 73%，其中 25% 达 CR。氟达拉滨耐药患者缓解率也可达 58%，但 CR 率仅 6%。

2）阿仑单抗（Alemtuzumab）为基础的化学 - 免疫治疗：阿仑单抗（Alemtuzumab）是一种重组人源化的 CD52 的单克隆抗体。在使用过烷化剂并且使用氟达拉滨治疗失败或复发的进展期患者中，阿仑单抗单药治疗已经产生 33% ~ 53% 的缓解率，中位缓解持续时间为 8.7 ~ 15.4 个月。Alemtuzumab 对于存在 p53 基因突变或缺失、对化疗无效的患者亦有一定疗效。Alemtuzumab 对多发淋巴结肿大患者效果欠佳，但对清除外周血及骨髓中肿瘤组织有一定作用。对自体干细胞移植的干细胞采集有一定作用。

（3）造血干细胞移植：CLL 患者的中位发病年龄为 65 岁，其中小于 60 岁的患者占 40%，因此对于高危组及低危组部分年轻患者也可行造血干细胞移植。

1）自体造血干细胞移植：研究表明自体造血干细胞移植疗效优于传统化疗。有研究表明移植后仅 1 名患者死于移植早期并发症，CR 率 74%，5 年生存率 77.5%，5 年无病生存率 51.5%。未发现能够预测患者生存期及无病生存期的治疗前因素。可检测的 20 名患者中 16 名在移植后 6 个月内达到分子学完全缓解。8% 的患者发生移植后急性髓性白血病/骨髓异常综合征。目前研究认为，自体移植早期治疗相关病死率较低，但移植后机会感染发生率较其他疾病高。

与其他疾病相似，早期治疗和移植时肿瘤负荷低的患者预后较好，故认为患者应在第一次完全或部分缓解后尽早行造血干细胞移植。造血干细胞的采集时机和是否应该在第一次缓解时采集后保留至治疗终末期再应用，仍有待进一步探讨。此外，部分患者采集不到足够的 CD34 细胞，尤其对于接受大剂量前驱治疗的患者，推荐在最后一次应用氟达拉滨或白细胞减除术后至少 3 个月后再采集。复发是自体造血干细胞移植的主要问题。

2）异基因造血干细胞移植：CLL 患者行异基因造血干细胞移植有较高治疗相关病死率，包括治疗相关毒性、移植物抗宿主病（graft - versus - host disease，GVHD）及感染。但存活患者疾病能够得到长期控制。据骨髓移植登记处资料统计，CLL 患者异基因造血干细胞移植治疗相关病死率为 46%，其中 GVHD 病死率 20%。CLL 患者自体造血干细胞移植与异基因干细胞移植的疗效比较至今尚无定论。异基因移植的最主要优点在于存在移植物抗白血病效应，移植后供者淋巴细胞输注或停用免疫抑制剂可诱导该效应产生。研究者正在对 CLL 及其他血液恶性肿瘤患者应用供者淋巴细胞输注时的淋巴细胞用量及移植后的应用时机进行研究，希望能够达到最大的移植物抗白血病效应而不引起 GVHD。

3）非清髓造血干细胞移植：非清髓或降低预处理剂量的移植能够降低移植后短期病死率，通常被称为"小移植"。主要的抗白血病效应是移植物抗白血病作用而非化疗。在预处理时应用 Alemtuzumab 可能降低 GVHD 发生率，但却能够增加复发率，进而需要应用供者淋巴细胞输注。

降低预处理强度能够降低移植相关病死率，使老年患者造血干细胞移植成为可能，使更多的 CLL 患者能够获得移植机会。虽然进行该类移植的患者多为反复化疗或难治性患者，但患者的植入率及 CR 率均较高，移植后患者生存期延长。这说明移植物抗白血病效应在 CLL 患者治疗中可能得到广泛应用；

今后的研究重点在于移植前或移植后维持适当的免疫抑制状态使嵌合状态能够呈稳态存在。值得强调的是这项治疗正在研究过程中，尽管与大剂量预处理相比其急性病死率明显降低，但慢性 GVHD 相关死亡及疾病控制情况仍不清楚。

总之，对于低危组年轻患者可应用大剂量化疗或自体干细胞移植治疗，但其最终疗效仍有待评价。微小残留病变的检测可用于指导上述治疗的应用。清髓性移植治疗相关病死率高，应该被限制应用于预后较差患者。虽然没有进行清髓性及非清髓性移植在 CLL 患者疗效的比较，但是考虑到 CLL 患者年龄偏大，选择非清髓移植似乎更合理。

5. 预后 尽管大剂量治疗能够获得高 CR 率，一部分患者能够达到长期无病生存，但目前 CLL 仍被认为是不可治愈的。与传统治疗相比自体移植能够延长患者的生存期及无病生存期。然而，随着非清髓移植的不断成熟，其可能最终取代自体移植。

（常新东）

第三节　急性淋巴细胞白血病

急性白血病（acute leukemia）是早期造血干/祖细胞在分化过程中出现分化阻滞，凋亡障碍，大量的原始及幼稚细胞在造血组织中异常增殖，从而引起一组造血系统的恶性疾病。由于造血干/祖细胞的恶变，生成的白血病细胞逐步取代骨髓组织，抑制了正常红细胞、白细胞和血小板的增生，患者出现贫血、感染和出血等正常血细胞减少症候群。大量积聚的白血病细胞随着血流全身播散，逐渐侵犯淋巴结、肝、脾及其他重要的组织器官。急性淋巴细胞白血病（acute lymphocytic leukemia，ALL）儿童多见。国外资料显示，在 1 ~ 15 岁儿童中 ALL 占所有恶性肿瘤的 15%，在 15 ~ 19 岁人群中占 5%，而 20 岁以上人群中 < 10%。

一、流行病学

ALL 的发病率具有种族、性别和年龄分布的特点。根据 1996 年 IARC 登记的世界 166 个地区的白血病发病率情况来看，淋巴细胞白血病男性最高为 8.1/10 万，最低为 0.5/10 万；女性最高为 4.2/10 万，最低为 0.3/10 万。在美国，白人儿童的 ALL 发病率为（2.0 ~ 2.6）/10 万，黑人儿童为（0.7 ~ 1.0）/10 万；ALL 发病率男女之比为（1.2 ~ 1.6）：1；在年龄上存在 2 个高峰，< 5 岁的儿童（3.8/10 万）和 > 70 岁的老人（3.7/10 万）。欧洲也有同样趋势。在中国，ALL 主要见于儿童和青少年。

二、发病机制

白血病与其他肿瘤一样，其基本生物学特性是增殖失控、分化受阻和凋亡异常。导致这些特性的根本原因在于三大类癌基因，即原癌基因、抑癌基因和凋亡基因的结构及功能异常，对白血病的发生、发展及预后具有重要作用。正常干细胞在不断产生祖细胞的同时具有自我更新和自我维持，使自己永不消亡，但不能增殖；祖细胞则有高度增殖力，因此干细胞能够在体内长期或永久地重建造血，而祖细胞在体内只能短期重建造血。急性白血病是多能干/祖细胞肿瘤性病变，并且阻滞于分化特定阶段。近年来研究表明白血病细胞克隆具有异质性，其恶变性质不均一，可发生在造血干细胞定向、分化各个途径中。60% ~ 85% ALL 可发现克隆性染色体异常，主要为染色体数量和结构异常，染色体的异常改变又常导致特殊融合基因的产生，从而使细胞的生物学特征发生改变，导致白血病的产生。

三、临床表现

急性白血病起病多急骤，临床表现主要为骨髓正常造血功能衰竭和白血病细胞髓外浸润所致。常见症状主要为发热、进行性贫血、出血及组织脏器浸润。但也有些起病缓慢者多以进行性乏力、面色苍白、食欲不振等为首发症状。

1. 发热 发热是急性白血病常见的症状之一，大多为感染所致。感染引起的发热常以弛张热或稽留热为主，病原体以细菌多见。发病初期往往是革兰阳性球菌如粪链球菌、金黄色葡萄球菌；随着疾病进展，后期多以革兰阴性杆菌为主，如铜绿假单胞菌、大肠埃希菌、阴沟杆菌、假单胞杆菌等，少部分为真菌感染，以念珠菌及曲菌多见。发生病毒感染时病情常较凶险。感染可发生在体内任何部位，但以咽峡炎、口腔炎最多见，上呼吸道感染、肛周炎、肺炎、肠炎、耳部炎症、疖亦较常见。感染严重者，尤其是在化疗后，还可发生败血症、脓毒血症，从而危及生命。除感染外，白血病本身亦可引起发热，体温一般在 38～39℃，并对抗感染治疗无效。

2. 出血　约半数患者在诊断时伴有出血症状，以皮肤黏膜出血最为明显，表现为皮肤瘀点、瘀斑、鼻出血、牙龈出血、口腔黏膜出血。少数患者有眼眶出血，女性患者常伴有月经过多。严重时可出现血尿、消化道出血，甚至因颅内出血而危及生命。ALL 出血的主要原因是由于白血病细胞的异常增殖，使骨髓巨核细胞生成受抑，导致血小板减少。此外，白血病细胞对血管壁的浸润使血管脆性增加。

3. 贫血　贫血常是急性白血病的早期表现之一，患者常感到疲乏无力、面色苍白、虚弱、心悸、气短，贫血常呈进行性加重。造成贫血的主要原因为白血病细胞增殖使正常的红系祖细胞生成受到抑制；其次为无效红细胞生成及红细胞寿命缩短；再次为出血后失血使贫血加重。

4. 浸润　如下所述。

（1）骨关节浸润：由于白血病细胞对骨髓的浸润或骨骼坏死引起骨关节疼痛。成人 ALL 骨痛与儿童不同，多发生在肋骨和脊椎，因同时伴有骨质疏松，常表现为钝痛，有时呈剧痛。儿童多发生在四肢长骨，表现为严重的锐痛，行走困难。关节疼痛多发生在大关节，呈对称性、游走性疼痛，往往无红肿现象，易被误诊为风湿病。胸骨下端局限性压痛是急性白血病最常见的骨骼浸润表现，对诊断有重要意义。少数 ALL 患者因骨髓坏死，常出现全身骨骼剧痛。

（2）肝、脾、淋巴结肿大：半数以上患者有肝、脾、淋巴结肿大，ALL 较急性非淋巴细胞白血病多见。淋巴结肿大常表现为全身浅表淋巴结轻至中度肿大，质地中等，无压痛。ALL 患者有时也有深部淋巴结肿大，如纵隔、后腹膜、脊柱旁，通常 <3cm。肝脾肿大一般为轻至中度，质地中等。

（3）中枢神经系统浸润：白血病中枢神经系统浸润有脑脊膜浸润（脑脊膜白血病）、脑实质浸润（脑实质白血病）、脊髓浸润（脊髓白血病），统称为中枢神经系统白血病（central nervoussystem leukemia，CNS – L）。CNS – L 可发生在疾病的任何阶段，ALL 发生 CNS – L 比急性非淋巴细胞白血病高，大多数发生在疾病的缓解期，约 3% ALL 患儿在确诊 ALL 时即可发生，成人 ALL 在确诊时约 10% 伴 CNS – L。最常见为脑脊膜白血病，临床主要表现为头痛、头晕、恶性、呕吐，严重者有抽搐、昏迷；可有颈项抵抗感；脑脊液检查示压力增高，白细胞及蛋白含量上升，可找到白血病细胞。脑实质白血病类似脑瘤的表现，可有脑神经受压相应的临床症状，有时伴癫痫样发作。脊髓白血病可表现为截瘫及大小便障碍。凡白血病有不明原因头痛、恶心或呕吐，即使神经系统体征阴性，亦应做腰椎穿刺，以排除是否有 CNS – L。

（4）其他组织浸润：皮肤浸润可表现为皮下结节、丘疹、红斑、牙龈肿胀等。ALL 除成人 T 细胞白血病有皮肤结节、红皮病外，其他类型 ALL 皮肤浸润极为少见。此外，急性白血病有时可伴有肺实质、胸膜、心包浸润，出现胸腔及心包积液，临床出现相应的症状。男性 ALL 患者可有睾丸浸润，常出现在缓解期，表现为单侧或双侧睾丸无痛性肿大，质地坚硬，无触痛。女性极少数伴有卵巢浸润，肾脏浸润极为罕见。

四、辅助检查

1. 血常规　红细胞和血小板常减少，一般为中等度的正细胞正色素性贫血，血涂片可见少量有核红细胞。血小板早期轻度减少，晚期明显减少，同时常伴有血小板功能异常。白细胞计数高低不一，ALL 患者约 2/3 诊断时白细胞计数是增高的，大多在（10～100）×10^9/L，少数可 >100×10^9/L，高白细胞以 T – ALL 和早期 B – ALL 较多见。外周血涂片中大多数患者可见到原始和幼稚细胞，但少数患者外周血中未见原始、幼稚细胞，同时白细胞计数也不高，这种类型的白血病常称为"非白血病性白血病"。

2. 骨髓象　骨髓中常显示有核细胞增生明显活跃或极度活跃，主要为原始及幼稚淋巴细胞的大量增生，原始细胞>10%，原始+幼稚细胞>30%。偶尔有患者起病时外周血全血细胞减少，骨髓增生低下。红系和巨核系细胞因受白血病细胞增殖的影响，均有一定程度的抑制。有骨髓坏死者则呈现"干抽"现象，或骨髓液呈"冻样"改变，涂片中可见破碎细胞及篮细胞。

3. 形态学分型　按 FAB 分类，ALL 可分为 L1、L2、L3。

（1）L1 型：原始及幼稚细胞以小细胞为主。核为圆形，核染色质较粗、结构一致，核仁小且不清楚；胞质少，呈轻或中度嗜碱性，极少有空泡。以儿童多见。

（2）L2 型：原始和幼稚细胞以大细胞为主。核形不规则，核染色质较疏松、结构较不一致，核仁较清楚、1 个或多个；胞质较多，呈轻或中度嗜碱性，空泡极少。以成人多见。

（3）L3 型：以大细胞为主。细胞大小较一致；核形较规则，核染色质细而致密，核仁清晰、1 个或多个、泡沫状；胞质为深蓝色，呈蜂窝状。

细胞形态学分型中，细胞化学染色有助于区分 ALL 和 AML。ALL 细胞化学染色的特点为：原始细胞过氧化物酶（POX）和苏丹黑 B（SBB）染色阳性率≤3%；过碘酸－席夫（PAS）反应呈块状或粗颗粒状；特异性酯酶和非特异性酯酶染色均为阴性；中性粒细胞碱性磷酸酶增高。

4. 免疫学分型　细胞免疫学检查对 ALL 的分型诊断具有重要意义。采用单克隆抗体检测细胞表面（Sm）或细胞质（Cy）内的分化抗原，依据抗原表达将 ALL 分为若干亚型。按照免疫学标记85%的 ALL 为 B-ALL，15%属 T-ALL。目前根据 8 种单克隆抗体将 T-ALL 分为与正常胸腺发育阶段相对应的 3 个亚型：Ⅰ型为幼稚胸腺细胞型（immature T-ALL）；Ⅱ型为普通胸腺细胞型（common T-ALL）；Ⅲ型为成熟胸腺细胞型（mature T-ALL）（表6-1）。非 T 细胞型可再分早期前 B-ALL（B-Ⅰ）、普通 B 细胞（common ALL，B-Ⅱ）、前 B-ALL（B-Ⅲ）和成熟 B-ALL（B-Ⅳ）（表6-2）。

表 6-1　T-ALL 亚型

亚型	CD7	CD5	CD2	CyCD3	SmCD3	CD4	CD8	CD1a
Ⅰ	+	-/+	-/+	-/+	-	-	-	-
Ⅱ	+	+	+	+	+/-	+	+	+
Ⅲ	+	+	+	+/-	+	+/-	-/+	-

表 6-2　B-ALL 亚型

亚型	HLA-DR	CD10	CD19	CD20	CD22	CyIgM	SmIg
B-Ⅰ	+	-	+/-	-	-	-	-
B-Ⅱ	+	+	+	-/+	+/-	-	-
B-Ⅲ	+	+	+	+	+	+	-
B-Ⅳ	+	+/-	+	+	+	-	+

WHO 分类法更注重于免疫分型并将 ALL 与淋巴母细胞淋巴瘤合并。WHO 分类中的前体淋巴母细胞白血病/淋巴瘤（又分为 B 细胞型及 T 细胞型）相当于 FAB 分型中的 L1 及 L2 型。WHO 分类中的 Burkitt 淋巴瘤/白血病相当于 FAB 分型中的 L3 型。

5. 细胞遗传学和分子生物学特征　随着细胞遗传学技术的不断发展，急性白血病染色体的变化不仅与诊断有关，而且与方案选择及预后有关。约60%以上 ALL 有染色体异常，包括染色体数目及结构异常，从而导致基因发生变化。

（1）染色体数目异常：主要分为 4 种：①假二倍体：染色体数目正常，但有结构异常。此型缓解期短，预后较差。②低二倍体：染色体数目在 44~45，伴有微小的结构变化，预后较差。③临界超二倍体，染色体数目在 47~50，儿童 ALL 如出现这种染色体异常，对预后影响不大，成人相对预后较差一些，应尽早使用有效的化疗。④超二倍体：染色体数目>50（50~65），儿童中20%~30%、成人5%~12%有超二倍体，其预后较好，中位生存时间较长。

（2）染色体结构异常和基因的变化

1）B-ALL相关的染色体的异常：如：①t（9；22）（q34；q11）：ph1染色体在成人ALL中约占25%，在儿童中占3%，在40~50岁年龄组ALL中可高达50%，并且可检测到bcr/abl融合基因，其融合蛋白约75%为p190，25%为p210。这些患者在诊断时往往白细胞升高，老年人及男性多见，FAB分型呈L2型。此型完全缓解率低，复发率高，预后差。②t（4；11）（q21；q23）：3%~5%成人ALL可见此易位，形成MLL/AF4融合基因。伴有该异常的ALL免疫表型为前B细胞。临床上白细胞往往升高，有脾肿大和CNS-L，对常规化疗反应欠佳，缓解期短，预后较差。③t（1；19）（q23；q13）：此型约占儿童ALL的5%和成人ALL的3%，免疫表型为前B-ALL。这种易位产生F2A/PBXl融合基因，可阻断HOX基因和E2A靶基因的表达。临床常见白细胞增高，对标准治疗方案效果欠佳，预后较差（儿童更明显），而强烈化疗后预后良好。④t（12；21）（pl3；q22）：在儿童B-ALL中最为常见，约为20%，成人约2%，主要累及TEL和AML1基因，产生TEL/AML1融合基因，免疫表型为早期前B-ALL。此型为ALL中预后较好的一种亚型。⑤t（8；14）（q24；q32）：是B-ALL中最常见的易位，和Burkit淋巴瘤的细胞特点相似，属L3型。此外也可以是t（2；8）（p12；q24）或t（8；22）（q24；q11）易位。这些易位使8q24上c-Myc癌基因易位到14号染色体上和免疫球蛋白重链IgH并列，或于2p12和22q11免疫球蛋白轻链基因IgK和Igγ并列，形成IgH-Myc、Myc-Igκ、c和Igγ-Myc融合基因，使Myc基因调控失常而过度表达，导致细胞的恶性转化，此种患者对化疗药物易产生耐药，中位生存期<1年。

2）T-ALL相关的染色体异常：T-ALL的遗传学异常主要是以一些转录因子的过表达为主要特点。T-ALL患者最常见的是累及lp32上的TALl基因重排，其中3%ALL患者可见t（1；14）（p32；q11）易位，形成TCRaa-TALl融合基因。T-ALL也可存在位于10q24的HOX11基因的过表达，t（10；14）（q24；q11）易位，形成TCRaa-HOX11融合基因，而使HOX11基因活化。另一个HOX11L2基因位于5q35，可通过t（5；14）（q35；q32）或t（5；14）（q35；q11）而活化。此外，25%T-ALL有t（11；14）（p13；q11）易位，并形成TCRaa-TTG2融合基因。另外，4%儿童T-ALL有del（11），可以是11p12和11p13，该基因异常导致LMO₂基因上游自身负调控区域丢失，从而使得邻近LMO₂基因启动子被激活。

6. 血液生化检查　急性白血病，特别是在化疗期间，因白细胞破坏过多，血尿酸增高，尿中尿酸的排泄量增加，可出现尿酸结晶，若不及时处理，可引起尿酸性肾病。ALL患者末端脱氧核糖核酸转移酶（TdT）大多增高，血清乳酸脱氢酶（LDH）可升高。

五、诊断

ALL的诊断通常并不困难，一般临床上往往有贫血、发热或骨痛和肝、脾、淋巴结肿大。大多数患者外周血白细胞显著增高，并可见大量白血病细胞。骨髓检查即可确诊，即骨髓中原始+幼淋巴细胞≥30%。ALL诊断确定后，还必须通过细胞化学染色和免疫单克隆抗体方法进一步明确其类型和亚型。

六、鉴别诊断

一些疾病可产生与ALL相似的症状和血象，但只要详细询问病史，仔细检查和观察，比较容易鉴别。

1. 再障　再障和急性白血病都可以出现发热、出血、贫血和全血细胞减少，但再障患者的外周血涂片中找不到白血病细胞，肝、脾一般不肿大，骨髓检查可给予明确。

2. 传染性单核细胞增多症　传染性单核细胞增多症的患者外周血涂片中可见异常淋巴细胞，有时可能被误认为白血病细胞，一般来说做嗜异体凝聚试验和骨髓检查即可鉴别。

3. 骨髓病性贫血　癌肿骨髓转移时，外周血中常出现幼粒细胞和有核红细胞，骨髓涂片中的肿瘤细胞有时也会被误认为白血病细胞，如神经母纤维瘤细胞尤其容易被误认为原淋细胞，但骨髓中肿瘤细胞常聚集成堆，体积较大，细胞化学染色反应与白血病细胞或正常骨髓造血细胞也不一样。一般通过询问病史，全面分析患者的情况，不难做出正确诊断。

七、治疗

（一）支持治疗

大多数急性白血病都因发热、出血、贫血和（或）肝、脾、淋巴结肿大求治而确诊。因此对这些患者，在尽早进行化疗的同时，还应积极支持治疗，尤其是对化疗后白细胞减少或粒细胞缺乏的治疗，因其常合并严重感染，是死亡的主要原因。

1. 感染的处理　急性白血病在发病和治疗过程中易出现感染，故首先应加强预防措施。有条件者应安置在无菌层流病房进行化疗，降低感染率，强调口腔、鼻腔、皮肤、肛门周围的清洁卫生。化疗前如有局灶性感染，有条件者应予去除。有资料显示，当化疗后中性粒细胞绝对计数（ANC）$< 0.5 \times 10^9/L$，且持续 1 周以上者，几乎 100% 发生严重感染；当 $ANC < 0.1 \times 10^9/L$ 而未能纠正者，80% 死于感染；若 $ANC < 1.0 \times 10^9/L$ 而未能纠正者，60% 左右死于感染；当 $ANC < 1.0 \times 10^9/L$ 但能纠正而恢复到 $1.0 \times 10^9/L$ 以上者，仅 1/4 死于感染。当患者体温升高达 38.5℃ 以上，且在停止输液、输血等 2.5h 后高热仍不退时，应首先考虑感染。ALL 患者一旦感染，常来势凶猛、进展迅速，尤其是革兰阴性杆菌感染。当粒细胞减少患者合并铜绿假单胞菌败血症时，若未予以及时治疗，死亡率甚高。经验性抗生素的早期应用大大降低了粒细胞减少患者感染的死亡率。故一旦出现发热，应尽早寻找感染源，详细询问病史及做全面体格检查，反复做血、痰、咽拭、尿、肛周等分泌物的细菌培养及药敏试验，行肺部 X 线检查，同时开始经验性抗感染治疗，选用广谱抗生素。对于粒细胞减少的白血病患者，则应侧重于选择抗革兰阴性杆菌的药物。最常用的方案为氨基糖苷类加抗铜绿假单胞菌的 β 内酰胺类。对于肾功能不全患者，特别是老年人或有明显听力障碍的患者，主张以第三代头孢菌素类代替氨基糖苷类抗生素。经验性抗生素治疗 3~4d 后若体温下降，再继续治疗 3d；若体温不退，此时可参照病原菌的阳性结果和药敏情况调整用药。若各种培养阴性，患者仍有持续发热，则应考虑患者是否有真菌感染，可加用抗真菌药物。由于患者化疗后细胞免疫和体液免疫功能显著缺陷，故合并病毒感染的机会相对较多，尤其是巨细胞病毒和带状疱疹病毒感染，在正常人可呈良性且有自限性，在 ALL 患者病情可能较严重。有病毒感染时可采用阿昔洛韦、大蒜制剂及 IFN – α 或 β。对体液免疫功能降低的患者，可用 IVIG 0.2~0.4g/（kg·d），在一定程度上可帮助控制感染。

2. 出血的处理　出血是化疗前或化疗后常见的严重的临床表现。患者起病时由于血循环中白血病细胞数过高，脑部血管白细胞淤积，故颅内出血常是致命的并发症，因此对白细胞过高的患者应积极设法降低白细胞，如用白细胞分离术等。其次化疗后骨髓抑制、血小板计数明显降低，易发生出血。ALL 出血若是血小板减少所致，可输注单采血小板，并加用一些止血药物如卡洛柳钠（安络血）、酚磺乙胺（止血敏）等；若为凝血因子减少所致，可输注相应的血浆制品如凝血酶原复合物、纤维蛋白原等。

3. 贫血的处理　贫血可引起全身各组织器官的缺氧，导致功能衰竭，因此贫血患者伴有心悸、心动过速、气急、气短或血红蛋白 $<60g/L$ 时可输入红细胞悬液，以改善机体缺氧状况。纠正贫血的最根本方法是尽快使白血病缓解。

4. 高尿酸血症的处理　急性白血病最常见的代谢异常是高尿酸血症。对已有血尿酸增高者，在化疗期间随白细胞破坏过多，高尿酸血症可能加重，应及早给予别嘌醇 0.1g，每日 3 次口服，防止尿酸性肾病的发生。同时补充足量的液体，使患者保持足够的尿液，以加速尿酸的排泄，并给一些碱性药物如碳酸氢钠，防止尿酸在肾小管沉淀。对白细胞计数 $>20 \times 10^9/L$ 的患者，在急性白血病诱导化疗期间也采用上述治疗原则，以减少尿酸形成。

（二）化学治疗

随着医学的不断发展，急性白血病已由不治之症成为可以治愈的恶性疾病之一。骨髓和外周血干细胞移植开展是治愈白血病的方法之一，但却受到供体、年龄、设备诸多条件的限制，尚不能普及，因此化疗仍是目前临床治疗白血病最常用的手段。通过化疗大量杀灭白血病细胞，以减少肿瘤负荷。一次足量的化疗可以杀灭体内 2 ~ 5 个对数的白血病细胞，骨髓抑制越明显，越早获得完全缓解，持续完全缓解就越长，长期无病生存率越高。但遗憾的是化疗作用是全身性的，有很大毒性，它既作用于白血病细胞，也影响正常细胞。

1. 化疗策略　应用化疗的目的是杀灭肿瘤细胞，故在化疗时应注意：①初治诱导缓解的重要性：因为初治患者存在肿瘤原发耐药的概率较低，骨髓内保留的正常 CFU - GEMM 相对要多一些，患者整体情况好，如有感染，较易控制。②强调一疗程缓解率：此与缓解时残留细胞群数有关。③采取联合方案，加大剂量：这与缓解率有关，亦与一疗程缓解率有关。④缓解后治疗：其目的是消灭残存白血病细胞，阻止耐药细胞生长，防止复发，延长生存期。缓解后强化治疗无疑对治愈白血病起决定作用。

2. 化疗治疗原则　联合化疗至今仍是急性白血病治疗的主要方法。强烈诱导、及早巩固、大剂量强化、酌情维持及个体化治疗是白血病化疗的重要原则。此外，髓外白血病的防治（中枢神经系统、睾丸等），支持治疗的进一步加强，生物反应的调控治疗，免疫、分子靶向治疗及多药耐药逆转治疗，都应十分注意。

3. ALL 化疗　ALL 一旦被确诊，应立即进行化疗。首先是诱导缓解，目的是杀死患者体内的白血病细胞，从而使患者临床症状和体征完全消失，骨髓恢复正常造血。然后是缓解后治疗，包括巩固强化治疗、维持治疗及 CNS - L 的防治等。近来资料显示，儿童 ALL 的完全缓解（CR）率可达 98%，5 年无病生存（DFS）达 70% ~ 80%。成人 ALL 的 CR 率在 74% ~ 93%，5 年 DFS 为 33% ~ 48%。

（1）诱导缓解治疗：成人 ALL 标准的诱导化疗方案以长春新碱、泼尼松和蒽环类药物（柔红霉素或多柔比星）组成的 DVP 方案或加门冬酰胺酶（L - ASP）组成的 VDLP 方案最常用，CR 率一般在 75% ~ 90%，中位缓解时间为 18 个月左右。有报道认为在 DVP 方案基础上加用 L - ASP 不影响 CR 率，但可以改善 DFS。在诱导缓解治疗中 L - ASP 可用，也可不用，但缓解后巩固治疗中最好能用。另外，诱导缓解中可提高蒽环类的药物剂量，如柔红霉素（DNR）45 ~ 60mg/（m² · d），用 2 ~ 3d。地塞米松代替泼尼松，因为地塞米松在脑脊液中浓度高，维持的半衰期长，有更好地预防 CNS - L 的复发和提高 DFS 的作用。

为了提高 CR 率，继而改善 DFS，在成人 ALL 中诱导缓解治疗中加环磷酰胺（CTX）可提高 T - ALL 的疗效，加用大剂量阿糖胞苷（HD - AraC）主要在于提高 DFS 以及有效预防 CNS 的复发。MD Anderson 癌症中心尝试 Hyper - CVAD 与甲氨蝶呤（MTX）联合 HD - AraC 方案交替使用，其 CR 率可达 92%。此外，替尼泊苷（VM26）、大剂量 MTX、米托蒽醌也被广泛应用于 ALL 患者的诱导缓解治疗。

成人 ALL 患者经诱导治疗，约 20% 未能达 CR，约 10% 成人患者在确诊和治疗开始后最初 8 周内死亡。死亡率与年龄相关，患者年龄 > 60 岁，约 2/3 死于感染，尤其在中性粒细胞减少期，各种广谱抗生素的大量使用使真菌感染机会明显增加。正规的标准剂量联合化疗 1 ~ 2 个疗程，未 CR 者属于难治性白血病，应改变化疗方案。

（2）缓解后治疗：ALL 在取得 CR 后应及时给予缓解后的强化治疗，进一步清除体内残留白血病细胞，防止复发，延长缓解期，使患者能长期存活。缓解后治疗可以采用大剂量化疗，应用诱导缓解时未曾应用的新的化疗药物，也可应用原诱导缓解或序贯的巩固化疗方案。如 CAM（CTX）1 000mg/m²，第 1 日，静脉滴注；Ara - C 1 000mg/m²，每 12h 一次，第 1 ~ 3 日，静脉滴注，用 6 次；巯嘌呤（6 - MP）50mg/m²，第 1 ~ 7 日，晚上顿服；VDL、VDLP 方案也可作为缓解后的巩固治疗。

大剂量化疗——主要是 HD - AraC 或 HD - MTX，已越来越多地应用于成人 ALL 的巩固治疗。HD - AraC 常用剂量为每次 1 ~ 3g/m²（每 12h 1 次，一般用 6 次），HD - MTX 为 2 ~ 3g/m²，对于预防全身和睾丸复发、治疗 CNS - L 具有肯定价值。MD Anderson 癌症中心 Hyper - CVAD 治疗方案是典型的 HD - AraC、HD - MTX、HD - CTX、大剂量糖皮质激素相结合的方案：Hyper - CVAD（第 1、3、5、7 疗程），CTX 300mg/m²，每 12h 1 次，第 1 ~ 3 日（美司钠等量解救）；VCR 2mg，第 4、11 日；多柔比星 50mg/m²，第 4 日；地塞米松 40mg/d，第 1 ~ 4、11 ~ 14 日。HD MTX - AraC（第 2、4、6、8 疗程），MTX 1.0g/m²，第 1 日；AraC 3.0g/m²，每 12h 1 次，第 2、3 日；甲泼尼龙 50mg，每 12h 1 次，第 1 ~ 3

日。中位随访时间为 63 个月，5 年生存率为 38%，5 年持续 CR 率为 38%。

ALL 患者强化巩固治疗后，继续进行维持治疗对于延长患者缓解期及 DFS 是十分重要的。目前成人 ALL 维持治疗的方法是参考儿童 ALL，基本方案是：6 - MP 75 ~ 100mg/m^2，晚上顿服；MTX 20mg/m^2，每周 1 次，口服或静注。此外，成人 ALL 的维持治疗也可间歇使用联合化疗方案，或单药持续给药与联合化疗间歇序贯应用，维持治疗期间的强化治疗多选用 COAD、VDLP、VDL + HD - AraC 方案。强化化疗的间隔则根据不同的危险度，高危患者维持治疗开始每 3 个月需强化 1 次；中危患者每半年强化 1 次；而标危患者在 CR 后 12 个月强化 1 次即可。维持治疗的持续时间往往为 2 ~ 3 年，至少不应少于 1 年。

（3）髓外白血病的防治：髓外白血病是指骨髓以外部位所发生的白血病，这些部位在常规化疗时化疗药物不能达到有效的杀伤浓度。除了 CNS 外，尚有睾丸、卵巢等。这些部位残留的白血病细胞是造成临床复发的主要原因。因此加强对髓外白血病的防治是使 ALL 患者持续缓解、避免复发甚至治愈的重要环节。

成人 ALL 初治时脑膜白血病的发生率 < 10%，但如不接受 CNS 预防措施，30% ~ 50% 成人 ALL 可发展为 CNS - L。发生 CNS - L 的相关因素主要是外周血白细胞增高，特别是处于增殖周期的白血病细胞比例较高。其次 B - ALL，尤其是 L3 型 CNS - L 的发生率高。

1）CNS - L 的预防和治疗：包括：①鞘内化疗：预防性治疗通常在诱导缓解期，外周血中原始细胞基本消失，血小板回升即可开始鞘内注射 MTX 10mg + 地塞米松 2.5mg（每周 1 ~ 2 次，连用 4 ~ 6 次）。如出现 CNS - L，则 MTX + 地塞米松隔日鞘内注射至脑脊液生化、常规达正常为止，以后每 4 ~ 6 周 1 次，随全身化疗结束而停用。若 MTX 效果不佳，也可使用或加用 AraC 30 ~ 50mg/次。②全脑照射 + 鞘内注射 MTX：全脑预防性照射剂量，标危组为 18Gy，高危组或已发生 CNS - L 者为 24Gy。因全脑照射后长期生存者的随访发现有智力降低、神经内分泌功能降低和继发性脑肿瘤，故目前全脑预防性照射只应用于高危患者。③全身化疗：CNS - L 是全身白血病的一部分，由于血脑屏障的存在，常规全身用药大多不能在脑脊液中达到足够浓度，无法起预防和治疗作用，故应使用能通过血脑屏障的药物，并大剂量给药，如中、大剂量 MTX 或大剂量 Ara - C。当中剂量 MTX（500 ~ 1 500mg/m^2）或大剂量 MTX（1 500 ~ 2 500mg/m^2）静脉用药时，脑脊液内浓度达 10^{-7} ~ 10^{-5} mol/L。一般认为 10^6 mol/L 浓度有杀灭白血病细胞的作用。临床上可以用大剂量 MTX 静注 + MTX（10mg/m^2）鞘内注射预防 CNS - L。大剂量 Ara - C 静脉给药能很快到达脑脊液，渗入脑脊液的比例较高，约为血清浓度的 40%，使其在脑脊液中的浓度与血浆达到平衡，以预防脑膜白血病。

2）睾丸白血病：睾丸白血病的发生率仅次于 CNS - L，也是 ALL 细胞最易浸润的"庇护所"之一。5% ~ 10% 长期生存的男性患者可发生睾丸浸润。生存越久，发生率越高，且多累及双侧睾丸，可根据临床表现和睾丸穿刺活检确诊。对睾丸白血病的治疗主要用局部放射治疗，同时加全身化疗，特别是大剂量化疗可明显提高疗效，还可用类固醇激素治疗。

3）卵巢白血病卵巢白血病十分罕见。在可能情况下以手术全切除为主，可配合全身化疗或局部放疗。

（4）Ph/bcr - abl 阳性 ALL 治疗：Ph/bcr - abl 阳性 ALL（在成人 ALL 中总的发病率为 25%，且随年龄增长而有所增加，50 岁以上患者发病率在 40% 以上）是一个预后最差的亚型。Ph/bcr - abl 阳性 ALL 的 CR 率加权平均值为 66%，然而只有不到 10% 患者在强烈诱导治疗后可达到分子遗传学的缓解，传统化疗甚至是包括大剂量化疗（如 HD - AraC）后中位缓解期很短（9 个月），2 ~ 3 年的 LFS 为 0 ~ 15%，非常差。目前最好的结果是在 CR1 时进行干细胞移植，最好是来源于 HLA 相合的同胞供者，也可以是无关供体或自体干细胞移植。

最近出现了一些新的分子靶向治疗手段，可直接选择性抑制 bcr - abl 基因。伊马替尼作为 Ph（+）ALL 的一线治疗的研究已逐渐开展。现一般认为：①在诱导和巩固阶段用化疗与伊马替尼联合有协同作用，CR 率达 95%，并有助于防止继发耐药。②化疗与伊马替尼同时使用有更高的 PCR 转阴率。③老年 Ph（+）ALL 的患者采用伊马替尼 600mg/d 和泼尼松诱导，也可获 90% 的 CR 率。④使用伊马替尼能更好地维持细胞和分子遗传学的缓解，减少复发。⑤CD20 - ALL 可加用抗 CD20 单抗。

（三）造血干细胞移植

ALL 患者用化疗能够获得长期 DFS，尤其是儿童 ALL，CR 率高，长期生存率也较高，这些并不急需在 CRI 时就进行干细胞移植。成人标危 ALL 在 CRI 时也不主张进行干细胞移植。目前欧洲骨髓移植协作组公布的 allo - HSCT 在 ALL 治疗中的适应证为：CR1 的高危/极高危患者（PH$^+$、诱导缓解化疗无效、T - ALL 且泼尼松反应不良、诱导化疗 6 周后 MRD $> 10^{-2}$ 等）；CR2 患者（CRI 持续时间 $<$ 30 个月或 CR1 期 MRD 持续高水平）。

（常新东）

第四节 急性髓细胞白血病

急性髓细胞白血病（acute myeloid leukemia，AML）是造血系统的一类恶性肿瘤，白血病细胞在骨髓和血液中大量积聚，浸润全身器官和组织。AML 是一个具有明显异质性的疾病群，它可以由正常髓细胞分化发育过程中不同阶段的祖细胞恶性增殖而产生，不同阶段祖细胞的 AML 具有不同特征，故 FAB 分型有 $M_0 \sim M_7$ 虽然 AML 有其异质性，但对其分子生物学特征和临床治疗方面除了急性早幼粒细胞白血病有比较深入的了解和针对靶基因采取诱导分化治疗外，其他髓系白血病仍以联合化疗为主。AML 总的缓解率可达 60% ~ 80%，但 5 年无病生存（DFS）率仍在 25% ~ 30%。

一、流行病学

美国 AML 每年发病率约为 3.6/10 万，男性略高于女性（1.2 ：1），随年龄增长，发病率逐渐升高，65 岁以下为 1.7/10 万，而 65 岁以上则为 16.2/10 万。过去 10 年间 AML 发病率迅速增加。我国近几年也呈上升趋势，20 世纪 80 年代末我国 22 个省进行了白血病年均发病率调查，总发病率为 2.76/10 万，其中 AML 为 1.85/10 万。与 ALL 不同的是，AML 以成人多见（成人急性白血病中 ALL 占 20%，AML 占 80%），其发病率随年龄增长渐次上升，20 岁以下年轻患者仅占全部 AML 的 5%，一般过 40 岁后发病增加，而 50% 以上 AML 年龄 ≥60 岁，中位发病年龄为 60 ~ 65 岁。男性发病率比女性略高，至老年期男性发病率明显高于女性。

二、病因和发病机制

AML 的病因和发病机制类似 ALL，主要为遗传因素、电离辐射、化学药物和某些职业相关因素，但病毒致 AML 还没有直接证据。

1. 遗传因素 体细胞染色体异常如 Down 综合征（21 - 三体）、Patau 综合征（13 - 三体）和 Klinefelter 综合征（XXY 畸形）的患者中，AML 的发生率增加。此外，一些常染色体遗传病如先天性血管扩张红斑病（Bloom 综合征）、先天性再生障碍性贫血（Fanconi 贫血）、先天性丙种球蛋白缺失症和 Kostmann 综合征等，AML 的发病率均较高。

2. 电离辐射 日本遭原子弹袭击后的幸存者中，AML 的发生率明显提高，爆炸 5 ~ 7 年后是发病高峰。单纯的放疗很少增加 AML 的患病率。

3. 化学因素 苯作为溶剂，应用于化工、塑料、橡皮和制药行业，它的致白血病作用已经肯定。吸烟、接触石油制品、燃料均会增加 AML 的患病率。抗癌药物，尤其是烷化剂可引起继发性白血病，多发生在接触后 4 ~ 6 年内，5 号和 7 号染色体异常多见。拓扑异构酶Ⅱ抑制剂相关的白血病发生在 1 ~ 3 年内，染色体异常表现为 11q23。乙双吗啉、氯霉素、保泰松亦可能有致白血病作用。氯喹、甲氧沙林可引起骨髓抑制，继而发展为 AML。

AML 的恶性克隆性增殖累及造血细胞的水平不一，可以是多能干细胞，也可以是粒 - 单核细胞祖细胞，白血病细胞失去进一步分化成熟的能力，阻滞在较早阶段。髓系造血细胞发生白血病变的机制可能还与染色体断裂、易位有关，使癌基因的位置发生移动和被激活，染色体内基因结构的改变可导致细胞发生突变。

三、临床表现

AML 的临床表型与 ALL 大致相同，但各有其特点。

1. 贫血　AML 患者起病急缓不一，有些自感乏力、心悸、气短、食欲下降和体重减轻，多数为轻至中度贫血。老年患者贫血更为多见，甚至为严重贫血，可能少数在确诊前数月或数年先有难治性贫血，以后再发展为 AML。

2. 出血　AML 患者起病时血小板减少极为常见，约 1/3 患者血小板数 $< 20 \times 10^9/L$，60% 初发患者有不同程度的出血，临床主要表现为皮肤瘀点和瘀斑、鼻出血、牙龈出血、口腔黏膜出血，少数患者有眼球结膜出血，女性患者常伴有月经过多。出血的主要原因是由于白血病细胞的异常增殖，使骨髓巨核细胞生成受抑，导致血小板减少；也可能是继发于 DIC 所致，这通常见于急性早幼粒细胞白血病患者，其表现为广泛皮肤、黏膜或注射部位、穿刺部位大片出血，甚至因颅内和消化道大出血而死亡。

3. 感染　10% 的 AML 患者，发热是首发症状，而感染是发热最常见的原因。几乎所有 AML 患者发病时中性粒细胞绝对值是下降的，同时伴粒细胞功能的缺陷。感染可发生在体内任何部位，约 25% 出现严重的软组织或下呼吸道感染，多数为细菌感染，极少数为真菌感染。

4. 白血病细胞浸润　AML 髓外浸润主要以 M_4 和 M_5 多见，白血病细胞可侵及牙龈，出现牙龈增生和肿胀，甚至表面破溃出血。皮肤浸润表现为斑丘疹、结节状或肿块。眼部浸润一般出现在原始细胞极度升高的患者，以视网膜浸润为主，有时在眼球后部位可见绿色瘤，主要是因瘤细胞内含大量髓过氧化物酶，使瘤体切面呈绿色。肝、脾、淋巴结肿大比 ALL 少，肝、脾通常肋下刚及，明显的肝、脾、淋巴结肿大者 ≤10%。中枢神经系统浸润方面，AML 明显低于 ALL，包括初发和复发患者，成人 CNS-L 发生率大约为 15%。极少数患者（2%～14%）首先发现有肿块，可出现在软组织、乳房、子宫、卵巢、硬脑（脊）膜、胃肠道、肺、纵隔、前列腺、骨骼或全身其他部位。肿块是由白血病细胞积聚而成，称为粒细胞肉瘤。肿块可以于 AML 诊断时被发现，亦可在 AML 诊断确立前即出现。这种粒细胞肉瘤多见于伴有 t（8；21）染色体易位的患者。

四、辅助检查

1. 血常规　AML 患者的白细胞均值约为 $15 \times 10^9/L$，约半数 AML 患者白细胞在（10～100）× $10^9/L$，而 20% 患者的白细胞 $> 100 \times 10^9/L$，25%～40% 患者白细胞计数 $< 5.0 \times 10^9/L$，少数患者白细胞数 $< 4 \times 10^9/L$，常为 M_3 型和老年患者。外周血分类中可见不同数量的白血病细胞，大约有 5% 患者外周血中很难找到原始细胞。外周血中性粒细胞吞噬和趋化功能削弱，形态有异常改变（核呈分叶状，缺乏正常的嗜天青颗粒）。大多数患者有不同程度的正细胞正色素性贫血，有些甚至出现严重贫血，网织红细胞常减少。75% 患者血小板计数 $< 100 \times 10^9/L$，而 25% 患者 $< 25 \times 10^9/L$，尤其是 M_3 型。血小板的形态和功能异常，巨大畸形含异常颗粒，失去正常的聚合、黏附功能。

2. 骨髓象　急性白血病的诊断依赖于骨髓穿刺和活检。多数患者骨髓象示细胞显著增多，白血病原始和（或）幼稚细胞占骨髓细胞的 30%～100%，取代了正常的骨髓组织。白血病细胞常有形态异常和核质发育不平衡，如胞质内出现 Auer 小体，则可确诊 AML 而排除 ALL。偶尔可见骨髓纤维化（M_7 多见）和骨髓坏死。

3. 其他实验室检查　在出现 DIC 时，除血小板减少外，可有血浆凝血酶原时间（PT）和活化部分凝血活酶时间（APTT）延长，血浆纤维蛋白原降低，纤维蛋白降解产物增加和 D - 二聚体升高。高尿酸血症常见于白细胞数增高和诱导化疗期的患者，往往与肿瘤溶解有关，表现为高钙血症、高钾血症、高尿酸血症、高磷酸血症和肾功能不全，这些症状往往出现在治疗开始后不久，不予适当治疗将危及生命，但 AML 的高尿酸血症发生率比 ALL 低。血清乳酸脱氢酶（LDH）可升高，在 M_4 和 M_5 中多见，但也比 ALL 轻。血清溶菌酶在 AML 患者中增高，以 M_4 和 M_5 型多见。

五、分型

根据白血病细胞的形态学、细胞化学、免疫表型、细胞遗传学及分子生物学的特点，可以将 AML 进行多种分类。

1. 形态学　典型 AML 白血病细胞直径在 $12 \sim 20\mu m$，形态有异常改变，如染色质粗糙、排列紊乱、核的形态异常（切迹、分叶），核仁明显，胞质中常含有嗜天青颗粒。AML 的一个重要特征是胞质中可见 Auer 小体，经 Wright - Giemsa 染色呈红色。法国、美国、英国协作组（FAB 协作组）根据形态学和组织化学将 AML 分为 8 个亚型：M_0、M_1、M_2 和 M_3 型是原粒细胞分化停滞在不同阶段，M_4 和 M_5 型白血病未成熟细胞为粒（单核）系，M_6 型为红系，M_7 型为巨核系（表 6 - 3）。

表 6 - 3　AML 的 FAB 分类

亚型	形态	POX	NSE	PAS	染色体改变
M_0，急性未分化型白血病	大小一致，未分化的原粒细胞	-	-	-	多样
M_1，急粒白血病未分化型	未分化的原粒细胞，无嗜天青颗粒	+/-	+/-	-	多样
M_2，急粒白血病部分分化型	含颗粒的细胞占主体，可见 Auer 小体	+++	+/-	+	多样；t (8; 21)
M_3，急性早幼粒细胞白血病	以多颗粒的早幼粒细胞为主	+++	+	+	t (15; 17)
M_4，急性粒-单核细胞白血病	原粒细胞和原单核细胞为主	+ +	+++	++	多样；Inv/del (16)
M_{4EO} 急粒-单核伴嗜酸性粒细胞增多	除 M_4 型特点外，含有嗜酸性粒细胞				
M_5，急性单核细胞白血病	原单核细胞为主	+/-	+++	++	多样；11q23 异常
M_{5a}，未分化型	原单核细胞≥80%				
M_{5b}，部分分化型	原单核细胞 >20%				
M_6，急性红白血病	原红细胞为主，巨大畸形红细胞可见	-	-	++	多样
M_7，急性巨核细胞白血病	原巨核细胞为主	-	+/-	+	多样

2. 免疫表型　根据细胞表面抗原对单克隆抗体的免疫反应，在一定程度上有助于 AML 进行分型。在 AML 的单克隆抗体检测中，未成熟的粒-单核细胞表面抗原可以与抗 CD13、抗 CD14、CD15、抗 CD33 和抗 CD34 结合，这种反应出现在 AML 患者的白血病细胞中。而 M_6、M_7 型表达红系、巨核系的免疫表型，M_6 型为抗血型糖蛋白 A，M_7 型表达抗血小板糖蛋白 CD41、CD42b、CD61。AML 同时表达 HLA - DR 抗原，但通常缺乏 T 细胞、B 细胞和其他淋巴细胞抗原。仅 10% ~20% AML 患者可表达 T、B 细胞等淋巴细胞抗原，这些患者淋巴细胞抗原的表达并不改变疾病的发展，但对化疗的反应可能较差。

3. 细胞遗传学和分子生物学　在 AML 中，不同的形态学表现和临床亚型往往有特征性的染色体异常。染色体异常包括数目异常、染色体多或少；更多见的是染色体易位、缺失和倒置。在诊断 AML 时进行细胞遗传学的检测成为预测患者预后及治疗方案选择的依据。50% ~60% 的初发成人 AML 骨髓可检测到染色体克隆的异常（至少 2 个细胞分裂中期的细胞有染色体结构异常或染色体三体，至少 3 个细胞分裂中期的细胞发现染色体单体）；10% ~20% 患者存在复杂核型，即至少有 3 种染色体异常；另有 40% ~50% 患者通过常规染色体显带技术检测不到细胞遗传学异常。一些协作研究已经提出在根据诊断时的核型变化，将 AML 分为预后良好、中等和不良三组。而且有资料证实，在诊断时即使只有 1 个中期细胞存在核型异常，但只要这种核型持续存在，就会导致更高的累积复发率及更低的 DFS 和总生存

（OS）。当急性白血病患者经过化疗达完全缓解（CR）期，染色体异常消失；而当疾病复发后，染色体异常将又出现。

在所有细胞遗传学分类中，正常核型的患者比例最高，为中等预后。但发现对此类患者采取相同的治疗方案，其效果并非相同，可能原因是正常核型的 AML 患者在分子水平上存在异质性。目前影响正常核型 AML 患者最重要的因子是 FLT₃ 基因的内部串联重复（FLT₃ – ITD），大约发生在 1/3 的患者中，提示预后不良，尤其是伴有不表达 FLT₃ 野生型等位基因或高度突变的 FLT₃ 基因的患者，预后更差。另外，在正常核型 AML 中有 5% ~ 10% 的 MLL – PTD 突变，另一些有 BAALC 和 ERG 的过度表达，这些突变和过度表达均提示其预后不良。相反，如出现 NPMI 和 CEBPA 突变，则提示其预后较好。

六、诊断

根据 AML 临床表型、外周血象及骨髓检查，一般均能给予明确诊断。随后结合骨髓涂片中的细胞化学、免疫学、染色体及分子生物学的检测，按照 FAB 或 WHO 分型进一步确立其分型。

七、鉴别诊断

1. 再障　白血病和再障都可表现为外周全血细胞减少，但再障的骨髓象示细胞增生低下或极度低下，无原幼细胞发现，淋巴细胞相对增多。

2. MDS　表现为外周血细胞减少，出现病态造血，骨髓中可见一系或多系病态造血，原始细胞 <20%。

3. 类白血病反应　严重感染可出现类白血病反应，外周血中可见幼稚粒细胞，但骨髓和外周血中以后期幼粒细胞为主，原始和（或）幼稚细胞增多不明显，一般 <10%，细胞化学染色 NAP 积分升高，经抗感染治疗后白细胞逐渐下降。

八、治疗

AML 诊断确立后，应迅速对患者病情作一评估，然后给予适当的治疗。除了判断 AML 的亚型，还应对患者的全身整体情况做出评判，包括心血管系统、呼吸系统和肝肾功能等。还应评定与预后有关的某些因素，这些将影响患者能否达到 CR 和维持缓解的时间。如患者同时伴有感染，因寻找原因，积极抗感染处理。某些患者存在严重的贫血和血小板减少，应及时给予输注红细胞和血小板。尤其是急性早幼粒细胞白血病，若并发 DIC，除积极治疗原发病外，可使用低分子量肝素，24h 内肝素剂量为 3 000 ~ 6 000U；若同时伴有凝血因子减少包括纤维蛋白溶解亢进所致，可输注相应的血浆制品如凝血酶原复合物、纤维蛋白原等。

约 50% 患者血清尿酸浓度轻度或中度升高，仅 10% 有严重升高。尿酸在肾内形成结晶引起严重的肾病是较少见的并发症。化疗将加重高尿酸血症，应立即给予患者别嘌醇，并嘱咐其多饮水并碱化尿液。

多年来成人 AML 的总体疗效逐步改善，目前仍以细胞毒化学药物治疗为土。AML 的化疗一般分为诱导缓解治疗和缓解后治疗两个阶段。诱导缓解治疗的目的是达到临床和血液学的 CR，而缓解后的治疗则是尽可能地减少机体亚临床的白血病细胞负荷，达到真正的治愈。

1. 诱导缓解治疗　目前非 APL 的 AML 诱导缓解经典方案为 DA "3 + 7" 方案：柔红霉素（DNR）45mg/m² 静脉注射，用 3d；阿糖胞苷（AraC）100mg/（m²·d）静脉滴注，用 7d，最好 24h 内持续静脉滴注。小于 55 ~ 60 岁患者的 CR 率为 60% ~ 75%，遗传学特征不良组（即核型差的成人 AML）CR 率在 55% ~ 58%。有许多随机研究在 AraC 用量不变的基础上比较了盐酸柔红霉素与伊达比星（idarubicin）、安吖啶（amsacrine）、阿柔比星、米托蒽醌，结果显示这些药物均优于 DNR（45mg/m²）。因此，目前主张采用比 45mg/m² 更大剂量的柔红霉素，或换用其他蒽环类，如伊达比星或米托蒽醌。伊达比星替代 DNR，组成伊达比星加 AraC 的 "3 + 7" 方案，伊达比星 12mg/（m²·d）静脉滴注，每日 1 次，连续 3d，而 Ara – C 的用法同上。此方案比 "DA 3 + 7" 方案有较高的长期 DFS 率。研究表明，此结果可能与伊达比星比 DNR 具有更好的中枢渗透性和在细胞内积蓄，以至不易被 P 糖蛋白（Pgp）泵出和与不易耐药有关。

近几年来有许多在"3+7"方案基础上的改良方案，通过增加 AraC 的剂量或加用依托泊苷来提高诱导化疗强度，对初始缓解率虽无明显提高，但 DFS 率得到改善，尤其对于 50 岁以下的患者。最近几年广泛的临床试验结果表明，在 AML 中具有潜在应用价值的其他新药包括以下 4 类：①核苷类似物：氟达拉滨（fludarabine）。②拓扑异构酶 I 抑制剂：托泊替康（topotecan）和一氨基喜树碱（9 - amino camptothecin）。③去甲基化制剂：氮杂胞苷（5 - azacytidine）相地西他滨（decitabine）。④铂和烷化剂类似物：卡铂（carboplatin）和 tablimustine。这些新药目前主要被用于难治性 AML 和复发 AML 的诱导缓解治疗。

2. 缓解后治疗　20 世纪 80 年代以前 AML 的缓解后治疗主要是长期地维持治疗。维持治疗的方案很多，多数由 2 种以上的药物构成，但总的细胞毒杀伤程度通常低于诱导缓解治疗，复发率比较高。近来缓解后治疗方案的选择主要依据细胞遗传学特征而定。

（1）预后好的遗传学特征组：这组患者对诱导缓解的初始反应率在 85% 左右，经过强烈缓解后治疗 5 年生存率 >50%。缓解后治疗的化疗方案有很多，但大多数认为年龄在 55 岁以下者，大剂量阿糖胞苷（HD - AraC）是缓解后治疗的有效方案。HD - AraC 的具体用法为：AraC 2.0 ~ 3.0g/m²，每 12h 一次，每次持续静滴 3h，第 1 ~ 3 日，共 6 次，根据骨髓造血功能恢复的快慢，每 35 ~ 42 日为一疗程，共 4 ~ 5 个疗程。主要毒副作用为皮疹、充血性结膜炎、胃肠道反应和中枢神经系统（常为小脑共济失调）毒性。CALGB 报道称对那些有 t（8；21）易位的患者，3 ~ 4 个疗程的 HD - AraC 是最合适的，这组患者 3 年 DFS 约为 60%。对本组患者缓解后是否需要进行自体造血干细胞移植尚有争议。自体造血干细胞移植后复发率明显下降，但移植相关死亡率为 18%，故总生存率无差别。而异基因干细胞移植治疗相关死亡率高，对这组患者不作为标准方案。

（2）预后中等的遗传学特征组：对 55 ~ 65 岁的患者，建议行 HLA 相合同胞的异基因移植，3 年生存率达 65%，3 年复发率为 18%。至于初次缓解期何时行异基因干细胞移植为宜，尚无前瞻性研究，IBMTR 的回顾性资料提示缓解后继续化疗无特别优点，如果有 HLA 相配的供体，应当尽快实施移植。无合适同胞供者，可接受 HD - AraC 方案，HD - AraC 的剂量为 1.5 ~ 3g/m²。有关核型中等 AML 患者的自体造血干细胞移植有相当多的报道。MRC 研究报道，接受自体移植的患者复发率为 35%，而接受强化疗的患者复发率为 55%，5 年生存率分别为 56% 和 48%。提倡移植前给予几个疗程强烈化疗以达到体内净化，或移植前加用抗 CD33 单抗。

（3）预后不良的遗传学特征组：含 3 种以上异常的复杂核型，这组患者长期以来被认为是 AML 中治疗效果最差的，虽然初始治疗反应可能 >50%，但无论缓解后治疗采用什么方案，总的长期生存很差。目前治疗趋势是，如果有 HLA 相合同胞供者，应当在诱导缓解后尽快行异基因造血干细胞移植，5 年生存率达 44%，而接受化疗组仅 15%。如无 HLA 相合同胞，可在第一次缓解后就接受 HLA 相合的无关供者或半相合同胞供者，长期生存仍可达 40% ~ 50%。无合适供者，则接受 2 ~ 3 个疗程 HD - AraC 或类似方案，再行自体造血干细胞移植。

3. 老年 AML 的治疗　老年 AML 的治疗仍是一个具有很大挑战的问题，因为细胞遗传学的预后分组主要是以年轻患者（年龄 <60 岁）的研究结果而定，某些染色体的异常对老年和中青年 AML 临床预后的影响是不同的。如 MDR 的表达，<56 岁的为 33%，而 >75 岁的为 57%；预后良好的核型在 <56 岁为 17%，>75 岁则降至 4%；而年龄 <56 岁和 >75 岁 AML 患者核型不良的分别为 35% 和 51%。且老年患者体能状态差，某些有 MDS 的病史，骨髓中伴有多系分化异常，因此要寻求新的治疗措施，以改善老年患者的生存。

有研究显示，化疗比单纯支持治疗的生存率有增加的趋势，但是年龄 >80 岁的老年患者不会从标准化疗中受益。多中心研究显示，老年患者用标准方案治疗后的 CR 率达 45% ~ 55%，但 3 年 DFS 率 <15%；尤其是对 60 岁以上患者，在诱导治疗和缓解后治疗中采用 HD - AraC，并不优于标准剂量 AraC。将依托泊苷、巯嘌呤等其他药物加到诱导化疗方案中，缓解率略有提高，但并不改善患者的 DFS。目前

尚无随机对照显示缓解后的治疗能够改善老年患者的预后，但有研究表明，老年 AML 患者进行诱导缓解和缓解后治疗可获得较长的 DFS，因此给予缓解后治疗是合理的。可以采用重复诱导缓解方案、减弱的诱导方案（DA："2 + 5"）或 AraC 单药治疗。

九、预后

AML 的预后因素主要与年龄、外周血白细胞和原始细胞数的高低，以及患者的全身状况、细胞遗传学改变及治疗疗效有关。

患病时的年龄是影响预后最重要的因素，因为年龄较大的患者对化疗耐受性差，难以达到 CR。同时老年患者的 AML 生物学特征与年轻患者不同。老年患者的白血病细胞常有 MDRI（多药耐药基因）的表达，对化疗药物有抗药性。随着年龄增加，对药物的抗药性也增加。老年 AML 患者合并慢性疾病或并发症，对治疗的耐受性下降，如果治疗前有其他急性疾病，也会降低生存率。同时老年患者的一般情况将影响其对化疗的反应和预后，白细胞计数较高是影响预后的又一独立因素，维持 CR 的时间与外周血白细胞计数、外周血白血病细胞绝对值呈负相关。患者白细胞数 $> 100 \times 10^9/L$，则早期中枢神经系统出血及治疗后复发比例较高，均会影响预后。FAB 分类诊断也会影响预后，其中 M_4 及 M_5 的预后较差，M_7 的预后最差。染色体异常是影响预后的一个独立因素。骨髓有多系细胞异常造血者，或在 AML 诊断前已有一段时间存在贫血、白细胞减少和血小板减少者，预后较差。此类患者可能由 MDS 演变而来。应用细胞毒性药物治疗其他恶性疾病而引起的继发性白血病预后亦差。

除了治疗前的因素，一些治疗时的因素也关系到能否达到 CR，如治疗后多久白血病细胞在外周血中消失。患者经过一个疗程即达到 CR，预后要好于通过几个疗程才能达到 CR。

（田双莲）

参考文献

[1] 强福林，杨俐萍，葛艺东．临床肿瘤学概论［M］．北京：科学出版社，2016.

[2] 李少林，吴永忠．肿瘤放射治疗学［M］．北京：科学出版社，2016.

[3] 林桐榆．恶性肿瘤靶向治疗［M］．北京：人民卫生出版社，2016.

[4] 吴凯南．实用乳腺肿瘤学［M］．北京：科学出版社，2016.

[5] 周际昌．实用肿瘤内科治疗［M］．北京：北京科学技术出版社，2016.

[6] 赫捷．临床肿瘤学［M］．北京：人民卫生出版社．2016.

[7] 蔡晶，李斌．临床肿瘤放射治疗学［M］．北京：科学出版社，2016.

[8] 王绿化．肿瘤放射治疗学［M］．北京：人民卫生出版社，2016.

[9] 茅国新，徐小红，周勤．临床肿瘤内科学［M］．北京：科学出版社，2016.

[10] 李桂源．现代肿瘤学基础［M］．北京：科学出版社，2015.

[11] 苏敏，马春蕾．血液与肿瘤［M］．北京：人民卫生出版社，2015.

[12] 张贺龙，刘文超．临床肿瘤学［M］．西安：第四军医大学出版社，2016.

[13] 罗荣城，李爱民．肿瘤生物治疗学［M］．北京：人民卫生出版社，2015.

[14] 于世英，胡国清．肿瘤临床诊疗指南［M］．北京：科学出版社，2017.

[15] 周彩存．肺部肿瘤学［M］．北京：科学出版社，2016.

[16] 万德森．临床肿瘤学［M］．北京：科学出版社，2016.

[17] 李少林，周琦．实用临床肿瘤学［M］．北京：科学出版社，2016.

[18] 周瑾．新编肿瘤微创治疗与护理［M］．北京：化学工业出版社，2016.

[19] 郑和艳，吕翠红，边兴花．肿瘤科疾病临床诊疗技术［M］．北京：中国医药科技出版社．2016.

[20] 韩俊庆．临床肿瘤学指南［M］．济南：山东科学技术出版社，2016.

[21] 李进．肿瘤内科诊治策略［M］．上海：上海科学技术出版社，2016.